AF532617

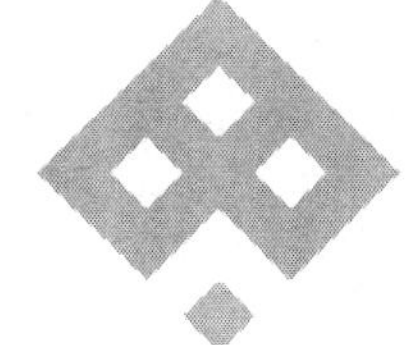

David Grand schöpft aus seiner reichhaltigen Erfahrung als Psychotherapeut in New York. Sein Engagement bei nationalen Katastrophen und seine Hilfe in internationalen Krisengebieten schärften seinen Blick für die Bedeutung des Einsatzes von EMDR. Anhand einer großen Zahl von Fallbeispielen führt der Autor ausführlich in die EMDR-Therapie ein und erläutert die Schritte des therapeutischen Prozesses. Neben den heilenden Anwendungen verweist er in weiteren Beispielen auf die Hilfsmöglichkeiten im Bereich des Sports und der Kunst. Auch für Alltagsprobleme wie Lampenfieber, Höhenangst oder Lernschwierigkeiten zeigt er Wege, mit EMDR zu arbeiten. Im Anhang stellt David Grand seine Weiterentwicklung des EMDR zu *Brainspotting* vor. Dieses Buch ist hilfreich für alle, die mit Menschen arbeiten wie Lehrer, Ärzte, Seelsorger oder Einsatzkräfte, aber auch für Studierende und Klienten.

David Grand, geboren 1952, arbeitet als Psychotherapeut in New York und lehrt die Methode des Brainspotting.

EMDR - EIN DURCHBRUCH IN DER PSYCHOTHERAPIE

PASSAGEN GESELLSCHAFT

David Grand
EMDR – Ein Durchbruch in der Psychotherapie

Aus dem Englischen von
Cäcilie Koßmann

Passagen Verlag

Deutsche Erstausgabe
Englischer Originaltitel: *Emotional Healing at Warp Speed. The Power of EMDR*
Aus dem Englischen von Cäcilie Koßmann

Die Deutsche Bibliothek verzeichnet diese Publikation in der Deutschen Nationalbibliografie; detaillierte bibliografische Daten sind im Internet über www.d-nb.de abrufbar.

ISBN 978-3-85165-971-9

www.passagen.at
Grafisches Konzept: Ecke Bonk
Umschlaggestaltung: Katharina Koßmann
Druck: Ferdinand Berger & Söhne GmbH, 3580 Horn

Inhalt

Vorwort

Das erste Mal begegnete ich David Grand 1998 bei einer von ihm, Francine Shapiro, Mark Grant und Roger Salomon geleiteten Seminarwoche in einem Strandhotel in Rehoboth Beach, einem kleinen Städtchen an der Atlantikküste von Delaware. Zum zweiten Mal traf ich ihn 2002 beim EMDR-Kongress in London, wo er als einer der Hauptredner über EMDR sprach.

Die entscheidende Qualität eines Psychotherapeuten ist wohl eine menschliche, aber welche? Ist es die Fähigkeit, dem Klienten in der therapeutischen Beziehung eine sichere Bindung erfahrbar zu machen? David Grand schätzt die Kraft der therapeutischen Bindung in höchstem Maße. Deshalb ist es für ihn selbstverständlich, Provokationen, Spaltungen und Täterübertragungen mit menschlicher Wärme und Humor zu begegnen. Wie konnte er aber solche Fähigkeiten entwickeln?

War das Entscheidende seine Prägung durch wirkliche Vorbilder? Während in Deutschland die „Brigitte" mit „Die Töchter schweigen nicht mehr" von Alice Miller der Fachdiskussion den Anstoß gab, war die Diskussion über psychische Traumafolgen in den USA schon zehn Jahre weiter. So war die psychoanalytische Ausbildung von David Grand in New York bereits viel offener für äußere Ursachen psychischer Traumatisierungen als entsprechende Schulen in Deutschland. Prägend für seine Arbeit waren die Werke Sigmund Freuds, Carl Rogers, Erik Ericksons und Sergejewitsch Stanislawskys. Kurz nachdem Francine Shapiro EMDR entwickelt hatte, begegnete er ihr, erlernte von ihr EMDR und arbeitete schon bald eng mit ihr zusammen. Später begegnete er Peter Levine, um von ihm Somatic Experiencing zu erlernen und schließlich mit EMDR zum „Natural Flow EMDR" zu integrieren.

Oder ist für einen Therapeuten etwa die Kreativität entscheidend, in jeder Sekunde der therapeutischen Arbeit eine individuell passende Vorgehensweise zu erfinden? David Grand behandelt gern schwierige Fälle, weil sie ihn an die Grenzen seines Könnens führen. Dabei zeigt er die Beobachtungsgabe eines Naturforschers, der seine Meinung nicht zu bestätigen sucht, sondern sich am liebsten jedes Mal neu von der Realität überraschen lässt.

Ist dann der Forschergeist entscheidend, Klienten voller Neugier beobachten und diese Beobachtungen systematisieren zu können? David Grand möchte Menschen nicht nur helfen, sondern die Heilungsprozesse auch erkunden und verstehen. Das vorliegende Buch beschreibt die innere und äußere Entdeckungsreise, die ihn schließlich zu einer von ihm neu entwickelten Therapiemethode führt: Brainspotting.

Ist es aber womöglich das selbst bewältigte Leid, das einen Therapeuten immer wieder für neue Möglichkeiten öffnet? Leid hat David Grand dafür genug erlebt und bewältigt. Während Somatic Experiencing die schärfsten Abgründe vermeidet und EMDR zu rigiden Strukturen neigt, findet David Grand durch seine ständige Auseinandersetzung mit sich selbst und seinen Klienten immer genauere Methoden, um das für eine optimale Traumaverarbeitung nötige Gleichgewicht zwischen Ressourcen und Konfrontation ausbalancieren zu helfen.

Berlin, den 15. Oktober 2010

Oliver Schubbe

I. Erste Erfahrungen mit EMDR

1. Einführung in EMDR

Ich ging ohne besondere Erwartungen hin. Mein Freund Uri Bergmann, Psychotherapeut wie ich, aber experimentierfreudiger als ich, hatte eine neue psychotherapeutische Methode kennen gelernt, genannt EMDR – Eye Movement Desensitization and Reprocessing. Er war von den Therapieerfolgen beeindruckt, die er mit ihr erreicht hatte, besonders bei einem bestimmten Fall, und wollte nun noch mehr darüber erfahren. Er fragte mich, ob ich ihn für ein Wochenende zum ersten Grundkurs in New York begleiten wollte. Ich stimmte etwas widerstrebend zu.

Das war im Jahr 1993. Ich war vierzig Jahre alt. Mein Leben sollte sich dadurch für immer verändern.

Wir waren etwa achtzig Leute in einem Vortragssaal – einige kamen von auswärts, wie ich später hörte – wir alle blickten ziemlich verwundert auf die bemerkenswerte, groß gewachsene, dynamische, vierzigjährige Frau namens Francine Shapiro, die mit Überzeugung und Klarheit über die neue psychotherapeutische Methode sprach, die sie entwickelt hatte.

Ich gebe zu, ich begriff das meiste nicht sofort. Ihre Überlegungen entstammten der kognitiven Verhaltenstherapie, vereinfacht gesagt: Was du fühlst, ist die Folge dessen, was du denkst, während ich als ausgebildeter Psychoanalytiker an den Einfluss früher Kindheitserlebnisse auf die Bildung der Persönlichkeit, auf die Konflikte und das Selbst glaubte. Ihr Vortrag war hoch technisch, voller Wörter und Sätze, die ich erst später einordnen konnte, aber ich war beeindruckt von ihrem Engagement sowie von der Lebendigkeit ihrer Worte und ihrer Gestik. Während des gesamten Tages schien sie in ihrem Element zu sein und lehrte ihre neue Methode mit großer Selbstsicherheit.

Wir machten eine Mittagspause. Ich erinnere mich, dass ich zu

Uri sagte, ich sei weder beeindruckt noch nicht beeindruckt. Diese Frau war eindeutig ernst zu nehmen und obwohl ich es mir als schwierig vorstellte, ihre Methode bei meinen eigenen Patienten anzuwenden, konnte ich mein Interesse an der Herangehensweise nicht verhehlen. „Bleib da bis zu den Übungen am Nachmittag", sagte er, obwohl ich nicht hatte gehen wollen.

Nach dem Mittagessen trug Francine Shapiro eine weitere Stunde lang vor. (Nun wurde ich ungeduldig.) Nach einer Pause wurden die Stühle im Raum neu verteilt. Die Handanleitung in der Hand fanden wir uns in Dreiergruppen zusammen – *Patient, Therapeut, Beobachter* –, um die praktische Übung zu beginnen. Zu unserer Unterstützung war ein Supervisor anwesend, jemand der in EMDR-Technik erfahren war und der uns anleiten und unsere Fehler korrigieren sollte.

Es war empfohlen worden, die praktische Übung nicht zusammen mit einem Freund durchzuführen. Dennoch schafften Uri und ich es, zusammen zu bleiben. Vielleicht ahnten wir, dass das dritte Gruppenmitglied ein Mann mit einem beträchtlichen Bedarf an Unterstützung war, der offenkundig so nervös war, dass sein Stift für Notizen in seiner Hand sichtbar zitterte. Uri und ich tauschten Blicke voller Sorge darüber, wie er die Aufgabe meistern würde.

In der ersten Runde war bedauerlicherweise er der *Therapeut.* Ich sollte der *Klient* sein, Uri der *Beobachter.* Nach 45 Minuten sollten wir die Rollen tauschen. Dann kam der Supervisor und gab uns einführende Anweisungen. Er war ein sechzigjähriger Herr aus Südkalifornien mit einer lässigen Herangehensweise. Ich war beunruhigt. „Pech gehabt", dachte ich, „ein verletzlicher Therapeut und ein Laissez-faire-Supervisor." Zudem war es im Raum laut und die Stühle unbequem, nicht gerade die ideale Umgebung und die förderliche Atmosphäre für optimales Lernen und ein Beweis dafür, dass wir uns nicht immer das Beste aussuchen können.

Der erste Schritt in der EMDR-Therapie ist, dass der Patient mit Unterstützung des Therapeuten ein Thema aussucht, einen belastenden Aspekt aus der Vergangenheit oder Gegenwart, den er bearbeiten möchte. Ein traumatisches Erlebnis, wie zum Beispiel ein schwerer Unfall oder der Tod eines Angehörigen, wäre ein solches Thema oder auch etwas weniger Dramatisches wie eine ärgerliche Erinnerung oder ein Traum, der sich über Jahre wiederholte.

Das Thema, das ich auswählte, war etwas, was wir in der Psychoanalyse eine *Deckerinnerung* nennen, etwas, das nicht besonders bedeutend zu sein scheint, das aber wie ein Traum tieferes und signifikanteres Material verbirgt, das darunter liegt.

In dieser Erinnerung muss ich etwa vier oder fünf Jahre alt gewesen sein. Es ist Nachmittag. Meine Mutter ist im Krankenhaus, ich weiß nicht weshalb, und ich werde nicht von Mrs. Kenneth, meiner gewohnten Babysitterin, betreut, einer älteren Frau, die ich liebte und der ich vertraute, auch nicht von meiner Großmutter, an der ich hing, sondern von einer seltsamen Frau in weißer Tracht und mit großer weißer Brille wie ein Clown und einem Ausdruck von Feindseligkeit und Missbilligung. Das mit Gras bewachsene Gelände hinter unserem Appartementhaus stieg leicht nach oben an. Sie ist oben und ich befinde mich unten, geduldig wartend, dass ich zu einem nahe gelegenen Kinderspielplatz gehen dürfte. Die fremde Frau reagiert nicht nur feindlich auf meine Bitte, sondern gibt mir irgendwie das Gefühl, dass ich *ungezogen* bin, weil ich mich einsam fühle. Ich bin verängstigt, fühle mich verletzlich und verwirrt. Ich wünsche, meine Mutter wäre zu Hause.

Die Erinnerung ist in ihren Details bemerkenswert lebendig geblieben und ich beschrieb sie ohne Stocken. Uri sah mich mit seiner üblichen analytischen Nachdenklichkeit an, während der hilflose *Therapeut* ausdruckslos in seine Handanleitung starrte.

„Was ist deine negative Selbstüberzeugung (negative Kognition), die mit dieser Erinnerung verbunden ist?", las er mechanisch vor. Wie ich im 2. Kapitel genau erklären werde, bezieht sich *negative Selbstüberzeugung* eher auf einen irrationalen, verzerrten Gedanken („Ich bin wertlos." oder „Ich bin dumm.") als auf einen realitätsnahen („Das geschah in der Vergangenheit und jetzt bin ich in Sicherheit."). „Es ist mein Fehler.", antwortete ich.

Nachdem die Durchführung des *Protokolls* so weit gediehen war – ich werde die Einzelheiten im 2. Kapitel darstellen –, vergaß der *Therapeut* das Wichtigste des weiteren Vorgehens. (*Protokoll:* In einem von Shapiro vorgeschriebenen Ablauf der Stunde protokolliert der Therapeut die einzelnen Schritte.) „Sollten wir nicht Handbewegungen machen?", fragte ihn Uri. „Sollte der Klient nicht diesen Handbewegungen mit den Augen folgen?"

Ja. Der *Therapeut* hatte das vergessen. Nun kam der Supervisor und zeigte uns die korrekte Technik. Uri und ich übten die Handbewegungen. Uri musste dem *Therapeuten* geduldig erklären, was der nächste Schritt sein sollte und ihn ermutigen fortzufahren. Aber der Fokus, der sich mir gezeigt hatte, war längst verschwunden. Ich erinnere mich, dass ich frustriert, verärgert und genervt war.

Wir begannen noch einmal. Noch einmal holte ich die Erinnerung zurück, aber dieses Mal folgte ich mit den Augen den Handbewegungen des *Therapeuten.* Links - rechts, links - rechts, links - rechts. Völlig unerwartet, *„päng!"*, tauchte ein Gefühl aus dem Nirgendwo auf.

Ich fühlte, wie sich etwas um meinen Hals legte. Der Griff schien mich zu ersticken, ich schnappte nach Luft. Ich war schockiert!

Obwohl ich ganz gerade auf meinem Stuhl saß, fühlte ich buchstäblich, wie mein Rücken gegen eine Wand gequetscht wurde. Adrenalin wurde durch meine Adern gepumpt, meine Brust wurde zusammen gedrückt. Ich keuchte, als ob ich meilenweit gerannt wäre. („Deine Nasenflügel haben sich gebläht wie bei einem Rassepferd", sagte mir Uri später.)

Abgesehen von dem Schrecken war ich restlos verwirrt. Was oder wer schockierte mich? War dies eine Erinnerung an meine Geburt, als die Nabelschnur mich fast erwürgte? Plötzlich sah ich verschwommen ein Gesicht mit ausdruckslosen Augen. War das mein Nachbar oder der Rabauke aus dem Nachbarhaus mit seinen Händen um meinen Hals? Ich fühlte mich wie im Angesicht des Todes!

Die Szene war so lebendig wie eine Rückblende in einem Film. Beides, die Bilder und die körperliche Empfindung, waren zum Anfassen deutlich. Ich war in der Lage, beides gleichzeitig zu erleben, innerhalb der Erinnerung zu sein und zugleich außerhalb, als Betroffener und als Beobachter. Für jeden anderen wäre das ein durchaus bemerkenswertes Erlebnis gewesen. Für mich als Psychoanalytiker war es unfassbar.

Als das Bild verblasste, hörte ich Musik, erst schwach dann deutlicher: Jackson Brown's *Doctor, my Eyes.*

Doctor, my eyes
Cannot see the sky.
Is this the prize
For having learned not to cry?

(Doktor, meine Augen
können den Himmel nicht sehen.
Ist dies der Preis dafür,
dass ich gelernt habe, nicht zu weinen?)

Als das erste *Flashback* verblasst war, folgte ihm unmittelbar ein weiteres und noch ein weiteres und noch zwei weitere, fünf Erinnerungen insgesamt. Alle gleich lebendig, gleich stark. (Ein *Flashback* ist eine im Wachzustand unwillentlich auftretende Erinnerung an eine Situation aus dem Traumaerlebnis.)

- Ich gehe in die Cafeteria des Gymnasiums. Zwei starke Jungen, weitaus größer als ich, ergreifen ohne Vorwarnung meine Arme, stoßen mich rückwärts gegen einen Pfeiler und halten meine Arme hinten zusammen. Sie sagen nichts, sie lachen, während sie versuchen, mich zu quälen, ich aber bin ausgeliefert und hilflos. Das Schlimmste dabei ist, dass andere Schulkameraden vorbei kommen und sich entweder nicht kümmern oder vorgeben, nicht zu sehen, was passiert. Das erinnert mich daran, dass ich im Kindergarten oder in den ersten Schuljahren nicht vor Rabauken geschützt wurde. Am Ende kann ich meine Arme befreien und mich losreißen. Ich renne zu meinem gewohnten Tisch und setze mich. Meine Freunde haben nichts bemerkt. Ich bin allein. Nachdem die Erinnerung verblasst, springe ich sofort in die nächste.
- Ich bin mit einem Freund in einem Park, wir sind beide neun Jahre alt. Meine Familie war gerade in New York in einen anderen Stadtteil gezogen, in einen Arbeiterbezirk, in dem wenige Juden lebten. Wieder werde ich von älteren, größeren Jungen bedroht, die mich fragen, ob ich getauft sei. Ich antworte nicht, weniger aus Widerspruch als aus Angst. Sie halten meinen Freund und mich fest, fesseln unsere Arme hinten zusammen und gießen uns Schmutzwasser über den Kopf und ins Gesicht. Ich schaue einem von ihnen direkt in die Augen und frage, warum sie das mit uns machen. Er ist über meinen Versuch, mit ihm zu argumentieren, kurz erstaunt, aber macht gleich darauf weiter, uns mit Schmutzwasser zu übergießen. Mehrere Erwachsene sind im Park und ignorieren den Vorfall, als ob nichts geschähe. Die Szene endet abrupt und die nächste beginnt.
- Ich bin etwa zwanzig und fahre in einem Bus auf einer kurvenreichen Straße in Martinique. Es ist ein alter, überladener Bus und der

Fahrer fährt mit Schlenkern, nach rechts und links, um einem wild fahrenden Auto auszuweichen. Der Bus gerät außer Kontrolle. Da entsteht plötzlich eine absolute Stille, die sich wie zehn Sekunden anfühlt, wir wissen alle, was gleich passieren wird. Der Bus überschlägt sich und stürzt in einen Graben. Jetzt ist er voller Schreie, obwohl ich selbst nicht schreie. Während des Bruchteils einer Sekunde, als mein Kopf gegen die Metalldecke katapultiert wird, schießen die Worte „Das war's dann", durch meinen Kopf. Ich glaube, ich erlebe die letzten Augenblicke meines Lebens. Das Bild gleitet zurück ins Dunkel und es taucht das nächste auf.

• Ich bin neunzehn und arbeite als Betreuer in einem Jugendcamp. Ich möchte schnorcheln, also lege ich eine geliehene Ausrüstung an und springe von einer Plattform in den See. Nachdem ich mich an der Sicht unter Wasser erfreut habe, tauche ich auf und denke, dass der Tubus außerhalb des Wassers ist. Ich nehme einen tiefen Atemzug, sauge dabei Wasser in meine Lungen. Lähmung überkommt mich. Panik ergreift mich. Ich bin am Ersticken. Ich rudere im Wasser mit meinen schwächer werdenden Armen. Sechs Meter trennen mich von meiner Rettung. Die letzten paar Meter waren die härtesten. Irgendwie ziehe ich mich auf die Plattform hinauf und breche zusammen, versuche, meinen Atem wieder zu finden. Sobald ich wieder stehen kann, torkele ich zum Ufer, wo ich für etwa eine halbe Stunde mit dem Gesicht nach unten liegen bleibe, während mein Kopf bei dem Gedanken dröhnt, dass ich fast ertrunken wäre. Keiner hat etwas bemerkt und niemand wird es auch erfahren, wenn ich es ihnen nicht sage. Wieder allein.

„Die Zeit ist vorbei", unterbrach der Supervisor. „Wir müssen jetzt die Rollen für den nächsten Durchgang tauschen."

Ich war wie betäubt, als ich langsam in die reale Welt zurückkehrte. Uri sah mich an, sein Ausdruck: Pokerface. Mein *Therapeut*, in Schweiß gebadet, war beides, überwältigt und verblüfft. Er war auf einer unerwarteten Fahrt durch diese Serie meiner traumatischen Erinnerungen mitgerissen worden. Der Stift war ihm aus der Hand gefallen und die Handanleitung lag verkehrt herum auf seinen Knien. Uri erinnerte uns an den letzten Schritt: zum Ausgangsthema zurückzugehen.

Und dann – ein Wunder! Ich war kaum in der Lage, mir die Ausgangssituation wieder ins Gedächtnis zurückzurufen, ganz zu schweigen von den Gefühlen, die ursprünglich vorhanden gewesen waren. Es war, als hätte der Babysitter niemals existiert. Der Kummer und der Schrecken hatten sich aufgelöst. Das Bild war verschwunden. Die lebhaften Flashbacks und die traumatischen Erinnerungen, die ich jahrelang mit mir herumgeschleppt hatte, waren aus ihrer Schattenwelt aufgetaucht und befreit worden. Nachdem die Erinnerungen und die mit ihnen verschränkten Pfade der Erinnerung verarbeitet worden waren, hatte die ursprüngliche Situation ihre Schärfe verloren. Die emotionale Belastung war aufgehoben. Uri mischte sich ein und leitete die letzten Augenbewegungen für mich an. Ich sah, wie ich selbst meine Hände von meinem eigenen Hals löste. Zum ersten Mal bemerkte ich, auf welche Weise ich selbst in meinem bisherigen Leben meine Lebenskraft, meine Gefühle, meine Kreativität und meine Liebe zu mir selbst ausgebremst hatte. Als ich geendet hatte, hörte ich Bob Marley diese Zeilen des Erlösungsliedes singen:

> Emancipate yourself from mental slavery
> None but ourselves can free our mind.
>
> (Emanzipiere dich selbst von mentaler Sklaverei.
> Niemand, außer wir selbst, können unseren Geist befreien.)

Eine Stunde später verließen Uri und ich das Hotel. Wir gingen schweigend, zu überwältigt, um darüber zu sprechen, was ich erlebt hatte. Ich wusste, dass ich etwas Tiefes erlebt hatte, etwas Transzendentales. Meine erste Begegnung mit EMDR hatte meine Welt erschüttert. Meine Gedanken jagten weit voraus, sprangen von Klient zu Klient. Ich überlegte, wie jeder von ihnen auf diese neue Therapieform reagieren würde. Ich war aufgewühlt von der Herausforderung, die vor mir lag.

Wie *wahr* waren diese Flashbacks? Habe ich mich an Vorfälle erinnert, die es wirklich gegeben hatte?

Ich war mit Sicherheit in einem Bus in Martinique gewesen, der sich überschlagen hatte, ich war von Jungen an meinem Gymnasium angepöbelt worden, ich bin während eines Sommercamps fast ertrunken und drei Kids haben mich mit Schmutzwasser *getauft*, zu meiner tiefen Beschämung. Aber es war mir nicht bewusst gewesen, dass ich von diesen Vorfällen noch traumatisiert war. Aber was das Ersticken anbetrifft, das Eindrücklichste der Flashbacks, ist es wirklich passiert? Könnte es auch eine Erinnerung an meine schwierige Geburt gewesen sein? Hat mich möglicherweise jemand gewürgt? War es ein Angehöriger, ein Freund oder ein Fremder? Das Gesicht in jenem Bild war undeutlich. Das Gefühl von Händen, die meinen Hals zudrückten, war es nicht. Der Schrecken war so greifbar wie das nach Luft Schnappen meiner Lungen. Vielleicht war es der Nachbarsjunge, der mir gegenüber immer feindlich war. Ich bin wirklich nicht sicher. Erinnerungen können unzuverlässig sein. Die Einzelheiten sind jedoch weniger wichtig als die Bedeutung des Flashbacks.

Ich brauchte einige Tage, bis ich erkannte, dass alle Flashbacks ein ähnliches Thema hatten: meine Unfähigkeit zu atmen oder dem Gewürgtwerden zu entkommen, während andere apathisch zuschauten. Ich brauchte noch länger, bis ich verstand, dass jedes Flashback eine Metapher dafür war, auf welche Weise ich mich an Aspekte aus meiner Kindheit erinnerte.

Wie alle Eltern sahen auch meine ihre Lebensaufgabe darin, zu heiraten und Kinder aufzuziehen. Mein Vater, dessen eigener Vater herrisch und aufbrausend war, wurde in seiner großen Familie dafür geachtet, dass er sich gut benehmen konnte und lernbegierig war. Während seine vier Brüder Geschäftsleute wurden, verfolgte er eine Karriere in jüdischem Erziehungswesen und drehte auch kleine Filme für eine Reihe von jüdischen Organisationen. Während des zweiten Weltkrieges verweigerte er den Kriegsdienst aus Gewissensgründen und arbeitete als Holzfäller in New Hampshire und später als Krankenpfleger in einem psychiatrischen Krankenhaus. Es war hart für mich als Kind, wenn meine Klassenkameraden damit prahlten, wie ihre Väter während des Krieges in der Armee oder der Marine gedient hätten. Manchmal, wenn ich unter Druck geriet, behauptete ich, dass mein Vater in der Navy gewesen sei, berichtete aber keine Details. Erst als Erwachsener konnte ich seine beeindruckende Gewissensentscheidung verstehen.

Meine Mutter, zehn Jahre jünger, war zugänglicher als mein Vater. Sie war sowohl verletzlich als auch unverwüstlich. Ihr Vater, ein liebevoller, freundlicher Mann, war ein Apotheker, der sieben Tage in der Woche arbeitete, um seine Apotheke zum Florieren zu bringen, nur um dann zusehen zu müssen, wie sie durch den Bau der Triborough Brücke entfernt werden musste. Sein Lebensmut war zerbrochen. Er starb an einem Herzinfarkt, als meine Mutter einundzwanzig war. Deren Mutter, meine Großmutter, war eine glänzende Hausfrau und Köchin und obwohl liebevoll, konnte sie mutlos und kritisch sein. So jagte sie meine Mutter aus der Küche, weil sie *leymene hent* (zwei linke Hände) habe. Kurz nach dem Tod ihres Mannes, meines Großvaters, bekam sie Kehlkopfkrebs und starb. Bald nach dem Tod meiner Großmutter entwickelte meine Mutter eine Klaustrophobie und die Angst, nicht mehr atmen zu können. Sie hatte Angst, im Bus oder in der U-Bahn eingeschlossen zu sein. Im Kino konnte sie nur auf den Randplätzen sitzen. Schwer getroffen durch den Tod ihrer Eltern, genas sie allmählich, wurde aber seitdem von Ängsten vor Krankheit und Tod verfolgt.

In meiner Kindheit erinnere ich mich an liebevolle und glückliche Zeiten mit meiner Mutter, die aber durch ihre Traurigkeit und ihre Ängste unterbrochen wurden. Ich übernahm die Rolle des emotional Fürsorglichen, denn ich hasste es, sie kummervoll zu erleben und zugleich versuchte ich, selbst stabiler zu werden. Obwohl lebenslustig und neugierig, war ich ein schüchternes, unsicheres Kind. Als Heranwachsender war ich oft ängstlich, in der Schule weniger leistungsfähig, als zu erwarten gewesen wäre und neigte zu Kopfschmerzen.

Meine Mutter hatte einen Abschluss als Erzieherin und obwohl sie nach der Geburt meiner Schwester aufgehört hatte zu arbeiten, hat sie die Kreativität meiner Schwester und meine eigene wundervoll gefördert. Als wir noch kleiner waren, saß sie mit uns am Esstisch und unterstützte uns bei unseren Kunstwerken und beim Erzählen von Geschichten. Obwohl mir gegenüber voll Liebe und Zuneigung, kämpfte sie später gegen meinen natürlichen Wunsch nach Unabhängigkeit.

Dahingegen gab es bei meinem Vater vieles, was ich nicht verstand. Als ich älter wurde, erkannte ich, dass er ein zutiefst spiritueller und emotionaler Mensch war, der sich in sein inneres Leben zurückgezogen hatte. Mein Vater besaß einen hohen Anspruch an sich selbst, insbesondere bezüglich Moral und Gelehrsamkeit. Ich hörte selten lobende oder liebevolle Worte von ihm. Ich wuchs auf, ohne seiner Liebe sicher zu sein. Meine Mutter versicherte mir zwar, dass er vor seinen Freunden mit Stolz über mich spreche, aber warum, so wunderte ich mich, konnte er es mir nicht selbst sagen? Wenn ich mich im Spiel scherzhaft an ihn schmiegte, wehrte er mich oft ab: „Komm mir nicht nahe.“ Bei jenen seltenen und aufregenden Momenten, wenn er Fangen mit mir spielte, verlor er schnell das Interesse.

Mein Vater hat nie bemerkt, wie sehr mich seine Distanz verletzt hat. Inzwischen habe ich meine eigene innere Brücke zu ihm gebaut, indem ich mich mit seiner Beharrlichkeit und seinen innovativen Fähigkeiten identifiziere. Ich bin seinen Fußstapfen gefolgt, indem ich ein Autor und Dozent wurde.

Die Beziehung zu meiner Schwester war sowohl liebevoll als auch von Konkurrenz geprägt. Sie war drei Jahre älter und wir teilten uns ein Zimmer bis zum Alter von neun Jahren. Sie war ein lebendiger und einfallsreicher Spielkamerad. Schließlich führte sie mich in die Welt des *Rock and Roll* und der *Rendezvous* ein. Sie schwankte jedoch zwischen liebevoller Zuneigung und Rivalität. In ihren gelegentlichen Anfällen von Eifersucht nutzte sie ihren Vorsprung im Alter und Wissen zu ihrem Vorteil.

Das war nicht völlig einseitig. Ich hegte die üblichen rivalisierenden Gefühle ihr gegenüber. Aber die beste Verteidigungsstrategie ihr gegenüber war, für meine Eltern das leichter zu handhabende Kind zu sein. Das war meine Art der Verbindung zu ihnen. Aber Zeit und Reife lassen diese Erinnerungen verblassen.

Seit frühester Kindheit suchte ich nach Wegen, meine schmerzlichen Gedanken und Gefühle zu unterdrücken. Als Halbwüchsiger waren die meisten meiner positiven Gefühle durch die negativen überdeckt, die ich in mir trug. Meine Selbststrangulierung hatte ihre volle Stärke erreicht. Das führte dazu, dass meine Reife als Heranwachsender hinter der vieler meiner Altersgenossen zurückblieb. Ich ließ mich ziellos durch das Queens College treiben und hielt während des Studiums weiter das Verhaltensmuster der schwachen Leistungsfähigkeit aufrecht. Ich traf ab und zu Verabredungen mit Mädchen und hatte meine erste größere Beziehung mit einem Mädchen, das vier Jahre jünger war. Ich versuchte es mit Marihuana – für mich ein Schritt zur Unabhängigkeit und Normalität – und ich erinnere mich, wie ich völlig zugekifft in einen Studentenclub ging, um ein Computerspiel zu spielen, als Eric Clapton's *Crossroads* aus den Lautsprechern dröhnte.

Der Vietnamkrieg war in vollem Gange. Mein Vater unterstützte mich darin, aus Gewissensgründen den Kriegsdienst zu verweigern. Ich hatte Angst, ihn zu enttäuschen und war gegen Krieg, aber ich war auch kein Pazifist und als die Frage im Fragebogen kam: „Bist du gegen Krieg in jeder Form?“, antwortete ich „nein“ und damit war ich wehrtauglich.

Mit Rücksicht auf mein Studium stellte man mich zurück, und in meinem Abschlussjahr beendete Präsident Nixon die Einberufungen. Ich fuhr gerade nach Philadelphia, als ich im Autoradio die Nachricht hörte. Ich musste anhalten, um die Nachricht aufzunehmen. Ich war gerettet, wusste aber, dass hunderttausende anderer Männer nicht so viel Glück hatten. Sie kamen zurück per Schiff in Leichensäcken, auf Krücken und mit gemarterter Seele. Jahrzehnte später erhielt ich durch einen Zufall die Ehre und das Glück, ihr Trauma mit EMDR heilen zu dürfen.

Es mussten Entscheidungen über meine Laufbahn und über die Wahl meines Universitätsstudiums getroffen werden. Die Suche nach einem für mich überzeugenden Weg führte zu dem Wunsch, Psychotherapeut zu werden. Für das Vollstudium der Psychologie an der Universität hatte ich nicht den erforderlichen Notendurchschnitt als Aufnahmevoraussetzung. Ich bewarb mich daher um einen Studienplatz an der *Yeshiva University School of Social Work,* Fachbereich Sozialwesen im Magisterprogramm, ein alternativer Weg in der Psychotherapie, und wurde genommen. Die Vorlesungen habe ich genossen, jedoch bekam ich zunehmend Probleme bei meiner praktischen Ausbildung in einer psychiatrischen Klinik. Mein Tag begann um neun Uhr morgens und pünktlich, wie nach der Uhr, entwickelte ich jeden Nachmittag um zwei Uhr Bauchschmerzen, als hätte ich einen Schlag in den Magen erhalten. Meine unterdrückten Emotionen forderten Aufmerksamkeit. Mein Supervisor wies mir Mängel in meiner Arbeit mit meinen Klienten nach, von denen ich nichts geahnt hatte. Es wurde so schlimm, dass man mir das erste Semester nur unter der Bedingung anerkennen wollte, dass ich eine Therapie beginnen würde.

Zwei Wochen nach Therapiebeginn, als ich einen Prozess der Selbstexploration und der Heilung begann, der bis heute weiter anhält, verschwanden meine Magenschmerzen. Ich schloss mit Auszeichnung ab. Ich bekam meine erste bezahlte Arbeit als Sozialarbeiter in einem beruflichen Rehabilitationszentrum – mit fürstlichen 12 700 $ im Jahr – und mietete ein kleines Appartement in Queens. Bei meiner Arbeit lag das geistesgestörte Verhalten eher auf Seiten der Verwaltung der Klinik als bei den emotional gestörten Patienten, aber es war eine Feuerprobe, bei der ich ungeheuer viel über die Arbeit mit Menschen aus zerrütteten Verhältnissen lernte. Die Sozialarbeiterkollegen hielten zusammen, um sich gegenseitig zu stützen und von einander zu lernen. Eine von ihnen war Nina Cohen, die mich durch ihre Schönheit, ihre Freundlichkeit und ihre Klugheit entzückte. Drei Jahre später wurde ich leitender Sozialarbeiter, später Direktor einer Klinik in einem Beratungscenter in Long Island. Nina und ich heirateten, zogen in ein Haus im Vorort und bekamen ein Kind, Jonathan, der unser Glück ist.

1981 gründete ich eine private Praxis in Teilzeit und ein Jahr später verließ ich die Klinik und wurde ein privat arbeitender Psychotherapeut auf Vollzeitbasis. Ich wurde in eine Ausbildung als Psychoanalytiker aufgenommen, die drei Jahre Studium und eine eigene Analyse vorschrieb. Dies wurde die Grundlage meiner Kenntnisse über Formen komplexer psychischer Problematik und darüber, wie man denen helfen konnte, die um Hilfe nachsuchten.

Über siebzehn Jahre setzte ich meine Studien fort. Ich verdiente mehr als zum angemessenen Leben notwendig war. Ich betrachtete mich selbst als zufrieden, wenn auch nicht wirklich ausgefüllt. Ich konnte Gefühle empfinden, konnte mit Vergnügen und Freude umgehen, konnte Freunde, Bekannte und Fremde treffen, konnte sogar öffentlich sprechen und voll Selbstvertrauen auf Cocktailparties gehen.

Ich war, kurz gesagt, für etwas bemerkenswertes Neues bereit. Ich war bereit für EMDR.

Mit vierzig Jahren mag man alt erscheinen, um die eigentliche Berufung zu finden. Die Welt ist voller Menschen, die ihre Fähigkeiten in ihren Dreißigern oder in mittlerem Alter vervollkommnen. (Thomas Mann zum Beispiel schrieb seinen ersten Roman mit neununddreißig Jahren.) Vielleicht war ich nicht in der Lage, meine Kenntnisse auszuweiten, bevor ich lernte, meinen Emotionen ins Gesicht zu blicken, anstatt zu versuchen, ihnen auszuweichen, eine Entwicklung, die all diese Jahre angedauert hat. Vielleicht musste ich ganz einfach auf Francine Shapiro treffen und von ihr inspiriert werden.

Wie auch immer, dank EMDR wurde ich von einem Menschen, der ein erfolgreicher Psychotherapeut in Long Islands war, zu jemandem, der international Erfolg hatte, von einem Mann, der sein Zuhause nur widerstrebend verließ, zu jemandem, der nach Belfast ging, um den Bürgern der Stadt zu helfen, die Folgen von fünfundzwanzig Jahren Bürgerkrieg zu überwinden. EMDR hat mich in die Lage versetzt, Opfer schwerer Traumatisierungen zu behandeln, angefangen von Zeugen und Opfern von verheerenden Zugunglücken bis zu Opfern der gefährlichen Straßen des New Yorker Stadtteils Bedford-Stuyvesant. Ich habe intensiv die Auftritte von Berufssportlern unterstützt.

Ich habe außerdem eine einzigartig wirksame Methode entwickelt, eine Weiterführung des EMDR. Zusammen mit anderen habe ich auf der Grundlage von Shapiros Erkenntnissen einen neuen noch effektiveren Weg entwickelt, mit einer weiter gefassten Anwendung auf die Anforderungen des Lebens. In diesem Buch werde ich einige meiner dramatischsten Begegnungen beschreiben, werde Sie zu den Höhen mitnehmen, die durch EMDR erreicht werden können und werde beweisen, dass ein Trauma keine lebenslangen Wunden verursachen muss, dass ein Trauma geheilt werden kann, *manchmal innerhalb von wenigen Stunden!* In den Fällen eines schweren Kindheitstraumas kann die Heilung allerdings Monate oder auch Jahre benötigen, wie wir sehen werden.

Im Verlauf meiner beruflichen Entwicklung und im Rahmen meiner praktischen Arbeit, insbesondere seit ich EMDR gelernt habe, habe ich viele Wahrheiten entdeckt:

- Es ist heilsam für Therapeuten, offen zu sein und mit der Tatsache zurechtzukommen, dass sie selbst ebenso wie ihre Klienten, die ihre Hilfe suchen, verletzlich und nicht frei von Fehlern sind. Es ist für den therapeutischen Prozess abträglich, wenn sich der Therapeut hinter seiner überlegenen Position im Kräfteverhältnis versteckt.
- Therapie wirkt am besten, wenn zwei Menschen ihren Weg gemeinsam finden, derjenige, der Hilfe bei der Lösung eines Problems benötigt und der andere, der als Begleiter bei der Problemlösung dient, wobei sich beide in jeder Hinsicht auf gleicher Augenhöhe begegnen.
- Ein guter Therapeut ermöglicht es dem Patienten einerseits, Erfahrung durch die Begegnung mit einem anderen Menschen in der

Person des Therapeuten zu machen. Er ermöglicht es andererseits auch dem Klienten, Zugang zu seiner eigenen Erfahrung zu gewinnen.

• Ein Therapeut, der nicht auch von seinen Klienten lernt, tut seine Arbeit nicht richtig.

• Das Gehirn hat die Fähigkeit, hartnäckig wiederkehrende schmerzhafte Erinnerungen, Emotionen und Überzeugungen zu heilen, so wie der Körper physische Verletzungen heilen kann. Das Gehirn tut dies spontan, wenn das Hindernis, das das Heilen verhinderte, beseitigt wird.

• Die einzige sinnvolle Antwort liegt in dem Fühlen, dem Körper und dem Geist des Klienten selbst. Therapeuten können niemals alleine dem nahe kommen, was die zentrale Bedeutung eines Erlebnisses für einen Klienten ist - wir stehen immer abseits. Eine optimale Therapie ermöglicht es dem Klienten, Antworten in sich selbst zu finden und sie zu nutzen, ohne externe Beeinflussung durch den Therapeuten.

• Wir dürfen nicht akzeptieren, dass jemand lebenslang in schmerzhaften Symptomen, in schädigender Selbstüberzeugung oder einem schwachen Selbstbild stecken bleibt, die sich in Endlosschleifen wiederholen. Ein geradezu wundersamer Wandel, der früher für unmöglich erachtet wurde, ist jetzt möglich, gelegentlich sogar blitzschnell, *at Warp Speed!*

Auf der Grundlage dieser universellen Wahrheiten ist jedoch die richtige Methode, zumindest aber EMDR, von größerer Wirkung als es ein einzelner Therapeut sein kann. Alle Therapeuten, die diese Methode benutzen, können für ihre Klienten hilfreich sein. Allen Klienten, die diese Methode annehmen, kann geholfen werden.

Aber was *ist* die Methode EMDR? Was hat sich verändert und wie hat sie sich ausgebreitet? Warum bin ich so überzeugt von ihrer Wirksamkeit?

Der beste Weg auf die Fragen eine Antwort zu geben, ist, die Leser mitzunehmen zu den Grundlagen von EMDR: zu seiner Entwicklung, seiner Theorie und seiner Anwendung. Dabei will ich die Anwendung von EMDR zeigen und dann meine eigenen Erfahrungen mit den Lesern teilen, die mich von einem respektvollen und tief bewegten Lernenden zu einem erfahrenen Anwender werden ließen.

2. Theoretische Grundlagen des EMDR

Die Tatsache, dass Augenbewegungen von links nach rechts und von rechts nach links physiologische und psychologische Auswirkungen haben, ist schon lange bekannt. Hypnotiseure nutzen dies, um Trancezustände zu induzieren. Der kontrovers eingeschätzte Psychiater Wilhelm Reich unterstrich, dass das *Lockern* der Augen ein Weg sei, nicht ausgedrückte Emotionen und Gefühle frei zu geben. Der Vorgang des Lesens selbst vertieft das Verständnis des Gelesenen. In Gedanken versunkene Menschen bewegen ihre Augen oft, ohne es zu bemerken.

In der Tat, jede bilaterale Bewegung, nicht nur die Augenbewegung, hat Einfluss auf das Gehirn. Manchmal stimulieren sie das Gehirn, manchmal entspannen sie es oder befreien es von Ängsten und Stress. Afrikanisches Trommeln, je nach Rhythmus, können ein Auditorium aufpeitschen oder beruhigen. Töne haben eine weitaus größere Wirkung, wenn sie stereophon anstatt monophon ausgeführt werden. Langläufer, deren Beine sich in regelmäßigem Rhythmus bewegen, berichten über einen veränderten Bewusstseinszustand beim Laufen und über erhöhte Fähigkeiten beim Lösen von Problemen. Bilaterale Stimulierung erlaubt es, das Wichtigste in den Gedanken ans Tageslicht zu bringen und hilft, zu einer entspannten Antwort zu gelangen.

Es war die geniale Idee von Francine Shapiro, dass dies Phänomen therapeutisch nutzbringend angewendet werden kann.

Die Ursprünge

Der Keim des EMDR habe sich 1987 an einem Sommernachmittag entfaltet, als Francine Shapiro in einer Arbeitspause einen Spaziergang um einen kleinen See machte, so berichtet sie 1997 in ihrem Buch *EMDR: The Breakthrough Eye Mouvement - Therapy for Overcoming Anxiety, Stress, and Trauma.* Sie habe bemerkt, dass sich ihre Augen unwillkürlich hin und her bewegten, sobald bei ihr ein belastender Gedanke auftauchte. Sie hätten sich schnell auf einer Diagonale von links unten nach rechts oben bewegt. Gleichzeitig habe sie bemerkt, dass danach der belastende Gedanke aus ihrem Bewusstsein verschwunden war. Und wenn sie sich ihn wieder in Erinnerung gerufen habe, habe er sie weniger belastet als zuvor.

Sie wiederholte den Versuch, diesmal absichtlich, wählte einen Angst verursachenden Gedanken und bewegte ihre Augen. Das Resultat war dasselbe. Sie versuchte es bei Freunden und Bekannten. Wieder wirkte der Vorgang auf dieselbe Weise, obwohl sie oft die Augenbewegungen durch Bewegung der Finger unterstützen musste. Doch wenn auch ihre Angst abnahm, verschwand die Angst nicht gänzlich. Sie schloss daraus, dass sie ein Vorgehen entwickeln müsse, um Angst wirkungsvoller aufzulösen. Sie habe gelernt, erklärte sie, dass sie den Betreffenden bitten müsste, den Fokus seiner Aufmerksamkeit zu verändern - zu einem anderen Aspekt als dem, der ihn belastete - oder sie habe ihn angeleitet, seine Augen in anderer Weise zu bewegen, vielleicht horizontal oder schneller oder langsamer. Je mehr sie experimentiert habe, desto mehr habe sie die Notwendigkeit erkannt, Alternativen zu entwickeln, um den sonst so plötzlich eintretenden positiven Effekt wieder in Gang zu bringen, falls er zum Stillstand gekommen sei.

Damit war die Hauptvorgehensweise zur Bearbeitung einer belastenden Ausgangssituation oder mehrerer Ausgangssituationen - bei längerer Dauer der Therapie - entstanden. Aber bevor ich diese Methode beschreibe und bevor ich erkläre, wie EMDR in der Therapie angewendet wird, ist es wichtig, etwas mehr über das Gehirn zu wissen.

Linke Gehirnhälfte, rechte Gehirnhälfte

Wir kennen die Funktion der beiden Gehirnhälften, die rechte ist bei Rechtshändern für die Emotionen und die Kreativität zuständig, die linke für das kognitive Denken. Diese Darstellung ist sehr vereinfacht, denn es besteht eine permanente Interaktion zwischen allen Teilen des Gehirns. Die Vernetzungen im Gehirn sind ein hoch komplexes System von Neuronen und Synapsen, davon besitzt das Gehirn etwa sechshundert Billionen. Ihre Funktionen kennen wir bisher erst in einer sehr begrenzten Weise.

Das Gehirn ist ein unglaublich komplexes System, das aus einer Vielfalt von Strukturen besteht, viele davon sind gleichermaßen in der linken als auch der rechten Hälfte vorhanden. In einer anderen Sichtweise, unter Berücksichtigung der Entwicklung in der Evolution, wird das Gehirn in drei verschiedene Segmente geteilt: das menschliche Gehirn, das Gehirn der Säugetiere und das reptilische Gehirn. Das menschliche Gehirn wird auch Vorderhirn oder Großhirn (Neokortex) genannt oder denkendes oder kortikales Gehirn. Das Säugetiergehirn wird Zwischenhirn genannt oder emotionales oder limbisches Gehirn. Das Reptiliengehirn an der Schädelbasis wird Stammhirn genannt. Diese Region ist für die *automatischen Funktionen* wie den REM-Schlaf, die Reflexe, den Blutkreislauf und die Atmung zuständig. Das zu unterst liegende Stammhirn ist mit dem Rest des Nervensystems am oberen Ende der Wirbelsäule verbunden. Dies ist die eigentliche Verbindung zwischen Körper und Denken, da alle Informationen, die durch den Körper und durch den Rücken zum Gehirn gelangen, durch diese Pforte geleitet werden.

Obwohl der Wirkungsweise des Gehirns in den letzten Jahrzehnten viel Aufmerksamkeit gewidmet worden ist, geben die Experten unter den Neurologen zu, dass sie noch sehr wenig über seine Funktionsweise wissen. Unser Verständnis darüber, wie EMDR funktioniert, ist dementsprechend begrenzt. Es wurden viele Theorien aufgestellt. Die einfachste unter ihnen besagt, dass die bilaterale Stimulierung die Kommunikation zwischen der rechten und der linken Gehirnhälfte verbessert. Dieser Theorie zufolge intensiviert der schnelle wirkungsvolle Ablauf des EMDR-Prozesses die zuvor schon bestehende Kommunikation zwischen allen mit einander verbundenen Gehirnteilen. Die Parallelen zwischen den Augenbewegungen beim EMDR und denen des REM-Schlafes sind offensichtlich, da der Verarbeitungsprozess während beider Vorgänge weiter läuft. Robert Stickgold, ein Hirnforscher an der Harvard University, hat vermutet, dass der Informationsfluss vom *Hippocampus* (der die Informationen speichert) zum Neokortex (der die Informationen analysiert) im EMDR wie in den REM-Schlaf-Zyklen von unten nach oben im Körper verläuft, also *bottom-up*, also in umgekehrter Richtung im Vergleich zu der traditionellen sprechenden Therapie, in der *bottom-down* gearbeitet wird. Durch die Richtung wird es dem Gehirn ermöglicht, die Informationen neu zu bewerten, die *eingefroren* wurden, wenn traumatische Erfahrungen das Gehirn überschwemmt haben und nicht mehr verarbeitbar sind. Andere glauben, dass EMDR wirkt, weil die alternierende Stimulierung permanent eine unerwartete, überraschende Antwort entstehen lässt, wodurch dem Gehirn neue Möglichkeiten der Einschätzung und der Verarbeitung dysfunktional abgespeicherter Informationen ermöglicht werden. Beide Theorien erscheinen sinnvoll und sind wie Steine eines viel umfangreicheren Puzzles, das wir gerade erst beginnen zusammenzufügen.

Der Verlauf einer EMDR-Therapiestunde, dargestellt anhand des Standardprotokolls

Die ersten Schritte in der Therapie

Natürlich muss ein Therapeut längere Zeit mit einem Patienten arbeiten, bevor er mit der bilateralen Stimulierung und der komplexen Aktivierung des Gehirns beginnen kann. Üblicherweise nimmt der Therapeut die Lebensgeschichte des Patienten in den ersten Stunden auf. Dieser grundlegende Schritt aller Therapeuten-Klienten-Beziehungen ist hier besonders wichtig, weil EMDR-Therapeuten wissen, wie stark die Reaktion eines Klienten auf EMDR sein kann. Damit soll abgesichert werden, dass der Klient nicht *überschwemmt* wird. EMDR hilft unmittelbar bei mittelmäßig traumatisierten, ängstlichen oder gestressten Menschen. Es kann jedoch bei zu früher oder falscher Anwendung zerstörerisch auf schwer Traumatisierte wirken. Der Therapeut muss in einem solchen Falle besonders umsichtig und langsam vorgehen.

Nachdem die Anamnese erhoben worden ist, erklärt der Therapeut, wie der Prozess wirkt und was zu erwarten ist. Der Klient wird informiert, dass ein weniger komplexes Problem, wie zum Beispiel ein einmaliges traumatisches Erlebnis im Erwachsenenalter (zum Beispiel ein Autounfall oder ein Überfall), in einigen wenigen Sitzungen aufgelöst werden kann, dass aber ein komplexeres Problem, das im allgemeinen aus einem Kindheitstrauma oder einem Missbrauchserlebnis entsteht, tief im System verwurzelt ist und Monate oder gar Jahre bis zur völligen Heilung benötigen kann. Ein Klient, der ein verborgenes Trauma bei sich erahnt, wird informiert, dass verborgene Traumata aus früheren Lebensjahren auftauchen und den Behandlungsprozess verkomplizieren und verlängern können.

Das Thema auswählen

Dann bittet der Therapeut den Klienten, ein Ausgangsthema auszuwählen, einen belastenden Vorfall, eine Erinnerung, ein Bild oder auch ein spezielles Gefühl wie Panik oder Traurigkeit. Für den Therapeuten ist es einfacher, mit einem einzelnen Vorfall zu arbeiten. Wenn die Beschwerde allgemeinerer Art ist („Ich leide unter Panikattacken"), muss der Therapeut versuchen, die Ursache des Gefühls aufzuspüren. „Wann haben Sie diese Panik zum ersten Mal gespürt?", wird er fragen. „Was passierte in Ihrem Leben zu dieser Zeit?" Eine der effektivsten Herangehensweisen von Francine Shapiro ist es, dem Klienten drei Fragen zu stellen: Wann hatten Sie dies Gefühl zum ersten Mal? Wann war es am schlimmsten? Wann tauchte es das letzte Mal auf? Sicher können alle drei Antworten als Ausgangsthema genommen werden, aber wir beginnen meist mit dem, das am meisten belastet. Der Therapeut muss dabei immer beachten, den Klienten weder zu beeinflussen, noch ihn in irgendeine Richtung zu lenken. EMDR ist eine klientenzentrierte Methode. Es ist die Aufgabe des Therapeuten, den Klienten anzuleiten, sein eigenes Thema zu finden und zu formulieren. Im Gegensatz zu anderen Therapieverfahren arbeitet EMDR nicht mit Vorannahmen.

Ist ein Thema gefunden, wird der Klient angeleitet, sich den schlimmsten Moment oder den am stärksten emotional aufgeladenen Aspekt, den schlimmsten *intrusiven* Sinneseindruck der Erinnerung, zu visualisieren (intrusiv: ein unwillentlich aus der Erinnerung aufschießender, emotional belasteter Teil des Trauma-Erlebnisses). Das Bild aktiviert den Aspekt der Erinnerung, der im *occitipalen Cortex*, in der Hirnrinde des Hinterhauptlappens, gespeichert ist. Dieser ist im Gehirn für das Sehen zuständig. Der Klient wird auch gefragt, ob es Gerüche oder Geräusche gibt, die in Verbindung mit den visuellen Erinnerungen auftauchen.

Die negative Selbstüberzeugung finden

Der nächste Schritt ist, die *negative Selbstüberzeugung (negative Kognition)* zu identifizieren, die mit dem Ausgangsthema verbunden ist. Ein Vergewaltigungsopfer glaubt, dass es seine *Schuld* sei oder dass es *schmutzig* sei. Beide Sichtweisen sind gute Beispiele für eine verzerrte Sichtweise und eine irrationale Überzeugung. Irrationalität ist das Wesentliche an einer negativen Kognition. Diese Überzeugungen sind *gedankliche Symptome* des Traumas. „Ich hätte nicht nach Mitternacht durch den Park gehen sollen", zum Beispiel, ist eine rationale Vorstellung und ist somit keine negative Kognition in dem Sinn, wie wir den Begriff hier benutzen.

Die Kunst des Therapeuten liegt darin, herauszufinden, was der Klient wirklich *glaubt,* denn was er *denkt,* ist keine wirkliche Überzeugung. Der Therapeut muss dem Klienten helfen, die besten Worte zu finden, um dies auszudrücken. Ein Therapeut würde oft selbst nicht den negativen Satz eines Klienten mit dem Ausgangsthema in Verbindung bringen, aber wenn der Klient diese Verbindung herstellt, ist sie *richtig.* Wenn zum Beispiel ein Klient als vorderster in einer Reihe von Autos - und damit ohne sein Verschulden - in einen Auffahrunfall verwickelt worden ist, könnte es sein, dass er sagt - irrational, denn er war es, der sich vorne in der Reihe von Unfallwagen befand, „Es war mein Fehler, dass wir den Zusammenstoß hatten." Aber wenn er stattdessen sagt, „Ich bin total unfähig", könnte das überraschen. Es gibt jedoch die wirkliche negative Kognition des Klienten wieder und der Therapeut sollte das nicht verändern.

Die negative Kognition muss aufgelöst werden. Das ist das Ziel von EMDR. Das denkende Gehirn weiß, was daran verzerrt ist und was nicht. EMDR erlaubt dem Klienten, die Verzerrung zu erkennen und sie durch etwas Passenderes zu ersetzen. *Ich habe nun Angst beim Autofahren,* ist ein angemessener Gedanke. Der Klient möchte nicht noch einmal einen Unfall haben. Aber *Ich bin dazu bestimmt, jedes Mal, wenn ich Auto fahre, einen Unfall zu machen* oder *Mir passie-*

ren immer schreckliche Dinge, sind verzerrte Gedanken. Es ist die Effektivität von EMDR, dass es dem Klienten erlaubt, die negative Kognition aufzugeben.

Der Therapeut muss dem Klienten vermitteln, was eine negative Kognition ist und ihm helfen, sie zu finden. Der Therapeut legt dem Klienten nicht die Worte in den Mund, unterstützt ihn aber dabei, die im Innersten verborgenen Gedanken oder Überzeugungen auszudrücken. Das Ausgangsthema und seine begleitende Symptomatik sind neurologisch miteinander verflochten. Sie kommen jedoch aus verschiedenen Regionen des Gehirns des Klienten. Das anfängliche Suchen des Themas ist eine Bemühung, Licht in einen oder mehrere Teile des Gehirns zu bringen, in denen das Bild oder die Erinnerung *feststeckt.*

Nach weiteren Erklärungen und Einschätzungen (wie sie weiter unten erläutert werden), beginnt der Therapeut mit der bilateralen Stimulierung. Sie wirkt wie eine Art zerebraler Schrittmacher, der Gedanken aktiviert und sie in Bewegung bringt. Wissenschaftler wissen durch Scanneraufnahmen des Gehirns, dass Depressionen, Ängste, Panikattacken und Traumata mit erhöhter Durchblutung der rechten Seite des Gehirns einhergehen. Wenn das Trauma und seine Symptomatik geheilt sind, zeigt die Scanneraufnahme, dass sich die Aktivität und - damit die Durchblutung - in beiden Seiten des Gehirns angeglichen hat.

Zusammenfassend sei gesagt, EMDR normalisiert den gedanklichen Fluss des Gehirns. Durch bilaterale Stimulierung verbleiben die verarbeiteten (prozessierten) Erinnerungen oder Bilder nicht mehr in ihrem *eingefrorenen* Zustand, sondern bewegen sich aus dem Zustand einer traumatischen Erinnerung heraus - aus dem Gefühl, als ob es jetzt gerade passiert ist oder gleich passieren wird heraus -, um zu Erinnerungen zu werden, die der Vergangenheit angehören. Sind diese eingefrorenen Erinnerungen einmal aufgelöst, wird der Klient nicht wieder dorthin zurückkehren und nie wieder dasselbe Bild oder die damit verbundene Belastung durchleben.

Teds negative Selbstüberzeugung

Ted, ein Mann in den Vierzigern, kommt in einem depressiven Zustand in meine Praxis. Er ist ein erfolgreicher Geschäftsmann, ist gut gekleidet und sieht gut aus. Er glaubt, er könne seine Ehe nicht aufrechterhalten und fürchtet ständig, seinen Job zu verlieren. Er sei, sagt er mir, der Jüngere von zwei Söhnen und habe immer das Gefühl gehabt, dass seine Eltern seinen Bruder ihm vorgezogen hätten.

Ich erkläre ihm das Konzept des Ausgangsthemas und bitte ihn, eines auszuwählen. „Mein Bruder hat mich immer geschlagen", sagt er mir. Das ist ein guter Anfang, aber ich benötige mehr.

„Wann hat das angefangen?", frage ich ihn.

„So lange wie ich mich erinnern kann."

„Wann war das zum letzten Mal?"

„Vor zwanzig Jahren, bevor ich zum College fort ging."

„Wann war das schlimmste Mal?"

Er hält für einen Moment kurz inne. „Ich war fünfzehn Jahre, er war achtzehn. Er schlug mich so sehr, dass er mir einen Zahn ausbrach."

„Können Sie dies als Bild sehen?"

„Ich kann es", sagt er, aber die Antwort ist nicht nötig, denn ich sehe am Aufblitzen seiner Augen und an der plötzlich - wie defensiv - vorgebeugten Körperhaltung, dass er es sehen kann. „Ich kann das Blut schmecken und auch den Schmerz im Mund spüren", fügt er hinzu.

„Wenn Sie dies Bild sehen, welcher negative, verzerrte, selbstkritische, irrationale Gedanke fällt Ihnen dazu ein?"

Ich frage nach der negativen Kognition. „Etwas, das Sie immer noch mit sich herumtragen, obwohl Sie wissen, dass es nicht wahr ist. Und erinnern Sie sich: Es geht nicht darum, was Sie damals dachten, sondern darum, was Ihnen *jetzt* dazu in den Sinn kommt."

Er antwortet ohne zu zögern: „Ich bin schwach."

Sein Körperbau entspricht nicht diesen Worten. Ich könnte ihm widersprechen, aber das wäre ein therapeutischer Fehler. *Ich bin schwach* birgt psychologische und physische Implikationen. Wenn er gesagt hätte, *ich war schwach,* dann wäre das die Aussage einer Tatsache gewesen, ungeeignet für unsere Arbeit.

„Ist das wahr?", frage ich, um eine weitere Einschätzung zu erhalten. Er denkt noch einmal nach. „Uh . . . nein."

Seine Verneinung kommt zu schnell. Es sieht so aus, als könnte er tiefer eintauchen. „Wenn es das nicht ist, was würde dem mehr entsprechen?"

„Ich bin traurig."

Selbst wenn dies in einigen Fällen eine verzerrte, negative Einstellung des Sprechenden zu sich selbst sein könnte, in Teds Fall ist sie offensichtlich wahr. Er ist traurig. Ich forsche weiter.

„Was macht Sie traurig?"

„Niemand liebt mich. Und sie haben Recht. Ich bin wertlos."

Am Ende der Arbeit hat Ted die am tiefsten in ihm verborgene *negative Kognition* gefunden, ebenso wie den Punkt der Blockierung in seiner Geschichte.

Es ist damit an der Zeit, den nächsten Schritt im Protokoll zu besprechen.

Die positive Selbstüberzeugung finden

Sobald die negative Kognition - eine Einschätzung bezüglich der Vergangenheit, die aus der Sicht der Gegenwart heraus getroffen wird - gefunden wurde, ist der nächste Schritt, dem Klienten ein Ziel für die Zukunft zu geben, das er anstreben kann - etwas Positives, Bestätigendes. Dies ist ein Weg, die Sprachbereiche des linken präfrontalen Hirnlappens zu aktivieren. Damit spricht man einen optimistischen Bereich des Gehirns an.

Die positive Selbstüberzeugung (positive Kognition) muss nicht unbedingt das Gegenteil der negativen Kognition sein. *Ich bin stark* ist nicht das Gegenteil von *ich bin schwach,* ebenso wenig wie *ich bin großartig* die gegensätzliche Aussage zu der negativen Kognition *ich bin wertlos* darstellt. Eine positive Kognition muss ein Gedanke sein, den der Klient im Hier und Jetzt als völlig realistisch ansehen kann. Das Gehirn muss in der Lage sein, ihn als wahr und zutreffend anzunehmen und ihn zu glauben. Für Ted könnte *ich kann es jetzt selbst schaffen* eine passende positive Kognition sein, denn dies ist eine ernst zu nehmende rationale Überzeugung. Aber noch einmal, die positive Kognition muss vom Klienten selbst gefunden werden. Der Therapeut muss sich davor hüten, dem Klienten seine eigenen Worte unterzuschieben.

Der Gebrauch von Bewertungsskalen (Rating Scales)

Nun kommen wir zum wichtigsten therapeutischen Teil von EMDR. Nachdem wir die negative und die positive Kognition gefunden haben, müssen wir die Tiefe, das Maß des Zutreffens der Kognitionen und ihrer Wirkung, deutlich fassbar bestimmen. Dieser Ratingprozess (Einschätzungsprozess) muss (wir wundern uns nicht darüber!) vom Klienten selbst geleistet werden. Der Therapeut kann ihn jedoch dabei unterstützen, indem er ihm eine Skala anbietet, auf der er die Intensität seiner Belastung einschätzen kann.

Es werden zwei verschiedene Skalen benutzt. Francine Shapiro hat eine Skala entwickelt, mit der das *Zutreffen der positiven Kognition* eingeschätzt wird, die *Validity Of Cognition*, der VOC-Wert. Dort wird der Klient gefragt, „Wie zutreffend fühlt sich die positive Kognition eben jetzt gerade für Sie an, wenn Sie sie mit dem schlimmsten Bild / dem schlimmsten intrusiven Sinneseindruck zusammenhalten?" Die Einschätzung wird in Zahlen auf einer Skala von 1 bis 7 vorgenommen, wobei 1 *völlig falsch* und 7 *völlig zutreffend* bedeutet. Ted schätzte zu Beginn seine positive Kognition, nach der er es selbst schaffen könnte, bei 2 ein – als fast völlig falsch.

Die andere Skala, die *Subjective Unit of Disturbance Scale* (SUD-Scale), eine Skala für die *subjektive Einschätzung der Belastung*, hat der Verhaltenstherapeut Joseph Wolpe entwickelt. Der Therapeut bittet den Klienten, das schlimmste Bild mit der *negativen* Kognition zusammenzuhalten und zu beobachten, welche Gefühle auftauchen und wie stark sie ihn belasten. Der Therapeut braucht weder zu verstehen, warum ein spezielles Bild oder eine negative Kognition die auftauchenden Gefühle verursacht, noch muss er glauben, dass die Gefühle zu dem Trauma gehören. Noch einmal, die negative Kognition ist die des Klienten, und wenn er dies so fühlt, kann die SUD-Skala auf sie angewendet werden. Die Gefühle, die mit der Kognition verbunden sind, können Angst, Traurigkeit, Neid, Panik oder sogar Freude sein – alles, was auch immer spontan auftauchen mag.

Der Therapeut nutzt die SUD-Skala und fragt, „Wenn Sie auf der Skala von Null bis Zehn angeben müssten, wie sehr belasten Sie die Gefühle und der schlimmste intrusive Sinneseindruck eben *jetzt*, wenn Zehn die schlimmste mögliche emotionale Belastung bedeutet und wenn Null für neutral stehen würde, welche Zahl passt zu

Ihrer Belastung?" Ich bin immer wieder überrascht, wie schnell die Antwort kommt: „Sechs." „Neun." „Fünf ein halb." Die Antworten werden oft mit einem Gesichtsausdruck und einer Körperhaltung gegeben, die die emotionale Belastung und die damit verbundenen Gefühle widerspiegeln. Wenn das Gefühl Traurigkeit ist, fließen oft Tränen.

Das Ziel von EMDR ist es, den SUD-Wert auf 0 zu senken und den VOC-Wert auf 7 anzuheben. Manchmal, sogar bei schweren Traumata, ist dies in einer einzigen Sitzung möglich, also *mit unerhörter Geschwindigkeit*. Daher steht im englischen Originaltitel dieses Buchs *at Warp Speed*.

Bevor der Therapeut mit der Desensibilisierung und damit mit der bilateralen Stimulierung beginnt, muss noch eine weitere Frage beantwortet werden: „Wo in Ihrem Körper fühlen Sie die Belastung *jetzt*?" Wenn der Klient Schwierigkeiten hat, die Empfindungen zu lokalisieren, leitet ihn der Therapeut an, den Körper vom Kopf bis zu den Fußspitzen oder umgekehrt durchzufühlen. Das führt zu dem Nachweis der Geist-Körper-Verbindung, nämlich dass sich Emotionen fast immer in Körperempfindungen ausdrücken. Noch einmal, es ist für den Therapeuten nicht wichtig, die Bedeutung der Antwort zu verstehen (einer meiner Patienten antwortete mir einmal: „Oberhalb meiner Schädeldecke"), aber es ist notwendig, dass der Klient einen Ort im Körper für seine zutiefst verborgenen Gefühle findet. Am Ende des EMDR-Prozesses soll der Körper völlig von Belastung befreit worden sein.

Kurz bevor nun die Rechts-Links-Stimulierung beginnt, erklärt der Therapeut, dass die Gedanken des Klienten während des Prozesses ganz von alleine in Bewegung kommen. „Versuchen Sie nicht, Ihre Gedanken zu beeinflussen, lassen Sie es einfach geschehen." Der Klient wird dadurch aufgefordert, seine Gedanken und damit den Prozess einfach *fließen* zu lassen. „Es ist, als ob man aus dem Zugfenster schaut und einfach beobachtet, was draußen vorbei zieht. Beobachten Sie einfach nur", sagt Shapiro.

Die bilaterale Stimulierung

Es gibt drei Arten, bilateral zu stimulieren: die alternierende Augenbewegung, die taktile Stimulierung – durch Berühren – und die akustische Stimulierung – durch Klänge. Bei der Augenstimulierung bewegen sich die Augen im Allgemeinen horizontal, von links nach rechts und von rechts nach links, und folgen dabei dem Finger des Therapeuten. Bei der taktilen Stimulierung klopft oder presst der Therapeut erst die eine Hand des Klienten, dann die andere, oder er klopft an oder auf die Knie des Klienten, in einem regelmäßigen Rhythmus. Bei der auditiven Stimulierung trägt der Klient einen Kopfhörer und lauscht der Musik oder den Klängen, die, in der Lautstärke alternierend, erst ein Ohr, dann das andere erreichen. Obwohl Francine Shapiro mit den Augenbewegungen begann, sind doch alle drei Arten wirkungsvoll. Viele Klienten haben ihre individuelle Vorliebe. Der Vorteil bei der Berührung und beim Hören, den mehr passiven Zugangsformen gegenüber den Augenbewegungen, ist, dass der Klient die Augen schließen und die Aufmerksamkeit ganz auf seine inneren *Bilder* lenken kann. Wenn der Klient mit geschlossenen Augen prozessiert, muss der Therapeut besonders gut darauf achten, dass der Klient nicht von seiner Traumasymptomatik *überflutet* wird. Bei der Arbeit mit Augenbewegungen, also bei der Arbeit mit geöffneten Augen, kann in diesem Falle der Therapeut schneller eingreifen. Ich habe alle drei Methoden benutzt, sowohl einzeln als auch in Kombination, abhängig von dem, was mir am geeignetsten schien. Alle drei Arten sind wirkungsvoll.

Dem Klienten wird gesagt, er solle den Prozess fließen lassen und einfach hinschauen, was passiert. (Man erinnere sich an meinen Bericht im 1. Kapitel über die schnelle Bilderfolge während meiner eigenen ersten EMDR-Sitzung.) Nun beginnt der Therapeut mit der Stimulierung, um das belastende Material auf seinen verschiedenen Ebenen zu verarbeiten, also durchzuprozessieren.

Es sollen mehrere Serien von jeweils etwa 25 wechselseitige Bewegungen – Rechts-Links-Stimulierungen – durchgeführt werden. Nach jeder Serie soll unterbrochen werden, um dem Klienten Gelegenheit zu geben, über seine inneren Erlebnisse zu sprechen, wenn er das möchte. Der Therapeut kann hier fragen: „Was ist zuletzt aufgetaucht“ oder „Was ist jetzt?“ Bei taktiler oder auditiver Stimulierung werden oft längere Sets benötigt, ehe beim Klienten ein neues Bild entsteht. Diese Unterbrechung ist wichtig, denn während der Unterbrechung werden im Gehirn Reizleitungen erneut verbunden, die zuvor unterbrochen waren. Das bedeutet, das Gehirn reorganisiert sich.

Während der Serien der bilateralen Stimulierung wendet sich die innere Aufmerksamkeit des Klienten drei Dingen gleichzeitig zu:

1. Dem *schlimmsten Bild* oder dem *schlimmsten intrusiven Sinneseindruck* (bezogen auf das Ausgangsthema). Das bedeutet, dass nicht das Ausgangsthema selbst durchprozessiert wird, sondern der schlimmste intrusive Sinneseindruck, der mit der Ausgangssituation verbunden ist,
2. der *negativen Kognition* und
3. dem *Ort im Körper*, an dem die *Emotionen* gefühlt werden.

Dies geschieht in einem organisch ablaufenden Ganzen und ohne dass der Klient sich bewusst darum bemüht. („Halten Sie diese drei Dinge zusammen und beobachten Sie einfach, was geschieht.“) Der Klient wendet sich nach innen, beobachtet, ohne zu sprechen, oft von Lachen oder Weinen begleitet, ist oft tief bewegt. Mit dem Therapeuten sprechen soll der Klient möglichst nur zwischen den Sets, wobei er so viel oder so wenig von seinen Erlebnissen berichtet, wie er möchte. Bewegung und Entscheidung geschehen innerlich, unabhängig von der Wahrnehmung des Therapeuten. Der Prozess gehört dem Klienten.

Der Klient verbalisiert also während der Unterbrechungen der Stimulierungsserien, was sich innerlich inzwischen bei ihm *gezeigt* hat und was er erlebt hat, Gefühle, Körperempfindungen, Erinnerungen. Dabei wird er ermuntert, weiter zu machen, angeleitet durch den Therapeuten „Gehen Sie da weiter“ oder „Bleiben Sie dabei“. Ein solcher Prozess kann bis zu drei Stunden dauern, abhängig von dem verabredeten Zeitrahmen der Sitzung und von der Menge des Materials, das auftaucht. Erst wenn der Klient die Lösung gefunden zu haben scheint, führt der Therapeut ihn zum Ausgangsthema zurück (Achtung! *Nicht* zum schlimmsten intrusiven Sinneseindruck beziehungsweise dem schlimmsten Bild des Ausgangsthemas zurückgehen sondern zum Ausgangsthema selbst, um den Fortschritt im Prozess und den augenblicklichen Belastungsgrad festzustellen.) Wenn nun der Klient zur Ausgangssituation zurückgeht, zeigt sich oft, dass diese an Deutlichkeit verloren oder sich in der Perspektive verändert hat. Nun wird unter Anwendung der SUD-Skala der jetzige Belastungsgrad eingeschätzt, indem der Klient das Ausgangsthema mit der ursprünglichen negativen Kognition zusammenhält. „Wenn Sie die Ausgangssituation mit Ihrer negativen Kognition zusammenhalten, wie belastend ist das jetzt noch für Sie?“ Wenn sich die Belastung bei 0 oder bei 1 befindet, ist der Prozess beendet oder nahezu beendet. Wenn die Zahl noch höher ist, wird der Prozess an dem dann vorhandenen Punkt weitergeführt.

Wenn sich die Belastung aufgelöst hat, ist es an der Zeit, erneut die positive Kognition aufzurufen, die jetzt vom Gehirn angenommen und verstärkt werden kann. An dieser Stelle sollte der Therapeut nachfragen, ob sich die erste positive Kognition noch richtig anfühlt oder ob sich eventuell inzwischen eine neue ergeben hat, die jetzt wahrer als die erste ist. Der VOC-Wert (Zutreffen der positiven Kognition) wird überprüft, indem der Klient die Ausgangssituation mit der positiven Kognition zusammenhält und auf einer Skala von 1 bis 7 einschätzt, wobei 1 *nicht zutreffend* und 7 *völlig zutreffend* bedeutet: „Wenn Sie die Ausgangssituation mit Ihrer positiven Kognition zusammenhalten, wie wahr ist jetzt die positive Kognition?“ Die Einschätzung ist jetzt zweifelsohne höher und oft nahe oder bei 7, dem höchsten Wert. Die positive Kognition wird nun durch bilaterale Stimulierung verankert und zwar so lange, bis sie sich wirklich als wahr anfühlt. Dieses wird im Allgemeinen in kürzester Zeit erreicht.

Falls der VOC-Wert nicht völlig auf 7 eingeschätzt wurde, kann gefragt werden, was dem entgegensteht, dass der VOC-Wert auf 7 geht. Es kann verschiedene Gründe dafür geben, zum Beispiel, wenn die reale Bedrohung durch einen aggressiven Partner weiter besteht oder wenn es erst ausprobiert werden muss, in wie weit die neue Einschätzung in der Wirklichkeit standhält. Das darf dann dabei bleiben. Es muss nicht gewaltsam versucht werden, den Wert weiter auf 7 anzuheben. Das könnte sonst eine erneute Traumatisierung hervorrufen, wenn der Therapeut das Ergebnis nicht respektieren würde.

Am Ende des Prozesses wird der Klient gebeten, den Körper durchzufühlen mit der Frage, ob jetzt noch eine Belastung durch die Ausgangssituation vorhanden sei. Wenn noch eine Belastung vorhanden ist, erfolgt erneute Stimulierung. Wenn die Belastung

zweimal verneint wird, ist der Prozess abgeschlossen und das positive Ergebnis wird mit einer kurzen Stimulierung verankert.
Zwei Dinge wirken hier:

- Die vollständige und andauernde Desensibilisierung einer traumatischen Erinnerung oder eines belastenden Gefühls oder einer Überzeugung beseitigt den anfänglichen Belastungsgrad des Ausgangsereignisses, was in der Arbeit mit anderen Psychotherapiemethoden selten so tiefgründig gelingt. Mit einer negativ besetzten Vergangenheit kann abgeschlossen werden.
- Die positive Kognition zu verankern und sie zu vertiefen, bedeutet, dass der negative, verzerrte Glauben durch die positive, realistische Überzeugung ersetzt wird. Es wurde im Gehirn eine positive Zukunftsvision installiert.

Wenn der Prozess abgeschlossen ist, hat das Gehirn die verzerrten, subjektiven Erfahrungen beseitigt, die den Klienten überschwemmt hatten und die im Nervensystem wie *eingefroren* gewesen waren. Das Gehirn hat sie durch eine positive Sicht aus einer jetzt neuen Realität ersetzt. Technisch gesehen bringt der EMDR-Prozess bisher nicht zusammenpassende oder unverbundene neuronale Netzwerke zusammen und verbindet sie dadurch mit der Realität. Einer neuen zutreffenden Information wird es nun ermöglicht, durch das Bewusstsein des Klienten zu fließen entlang von Pfaden, die bisher blockiert gewesen waren.

Ebenso wie das Immunsystem des Körpers erholt sich auch das neurophysiologische System, wenn die Hindernisse für seine Heilung beseitigt worden sind. Unser Gehirn beschützt uns normalerweise und hält uns im Gleichgewicht. Ein Trauma unterbricht diesen Prozess. Ein Flashback, ein erneutes Durchleben eines überflutenden Erlebnisses, zeigt, dass eine nicht prozessierte, nicht aufgelöste Information im Nervensystem vorhanden ist, die wie eingefroren ist. EMDR vermag die Region (oder die Regionen), in der das Trauma festsitzt, zu erreichen und wieder zu aktivieren. Durch die bilaterale Stimulierung kann diese Region wieder mit anderen Teilen des Gehirns verbunden werden. Dabei löst sich das Trauma auf. Aber nicht die bilaterale Stimulierung allein bewirkt die Heilung - sondern der gesamte Prozess. Das ist die außerordentliche Effizienz, das *Wunder* von EMDR.

Es ist mehr als zwanzig Jahre her, dass Francine Shapiro 1987 ihren Spaziergang um den See machte. Dank ihrer Lehre, ihrer inspirierten und engagierten Überzeugungsarbeit und ihrer Fähigkeit, dem ihr durch die wissenschaftliche und akademische Welt entgegen gebrachten Spott standzuhalten, aber auch Dank letztendlich ihrer eigenen Effektivität wird EMDR heute fast überall angewendet. In den ersten fünf Jahren hat Francine Shapiro jede Trainingssitzung innerhalb und außerhalb der USA persönlich geleitet und hat dabei betont, wie wichtig es sei, dem Protokoll und seinem Ablauf sorgfältig zu folgen. Seit 1987, dem Jahr der Veröffentlichung ihres Buches *Eye Movement Desensitization and Reprocessing*, wurden weit über 40 000 Therapeuten am EMDR-Institut von Francine Shapiro ausgebildet. Eine neue Generation von praktizierenden Therapeuten integriert die neue wirkungsvolle Methode des EMDR in ihre bisherige Arbeit und entwickelt sie weiter.

Ich habe die Verwendung von bilateraler Musik und von Naturklängen hinzugefügt, die kontinuierlich während der Sitzungen über den Kopfhörer mitlaufen und zwar anstelle der unterbrochenen Sets von Augenbewegungen. Ich habe Protokolle erarbeitet, die speziell auf öffentliche Auftritte, auf Theaterarbeit und andere Kreativberufe zugeschnitten sind. Einige sehen meine Erweiterung der von Shapiro gesetzten Grenzen als Ketzerei an, andere als Anregung. Im Anhang soll meine Weiterentwicklung *Brainspotting* dargestellt werden.

Es war Francine Shapiro jedoch nicht genug, nur ihre Behandlungsmethode zu entwickeln, die weltweit die Arbeit an seelischen Traumata revolutioniert. Als wahre Visionärin hat sie schon bald erkannt, dass die Wirkkraft des EMDR, Traumata schnell zu heilen, weltweiten humanitären Einsatz ermöglicht. Sie hat gesehen, dass der Kreislauf der Gewalt heutige Opfer in potentielle Täter von morgen verwandeln kann, und hat erkannt, dass Heilung diesen Teufelskreis durchbrechen kann. Sie hat außerdem verstanden, dass diejenigen, die die Hilfe am meisten benötigten, sie aus ökonomischen oder sozialen Gründen am wenigsten erhalten konnten.

Mit Unterstützung durch andere EMDR-Pioniere entwickelte sie das Humanitäre Hilfsprogramm, HHP, (Humanitarian Assistance

Programm, HAP), das für die Betroffenen kostenlos Training und Behandlung in Katastrophengebieten bereitstellt, so geschehen in Oklahoma City nach dem Bombenanschlag auf die Regierungsgebäude und in Homestead, Florida, nach dem Hurrikan Andrew und in Leidensgebieten rund um die Welt, in Bosnien, Ruanda, Zentral- und Südafrika. Es hat auch Behandlungen für Veteranen aus Vietnam und anderen Kriegsgebieten ermöglicht. Francine Shapiros Vorbild und ihre Unterstützung ermutigten mich, humanitäres Training in Nordirland ebenso wie in dem oben erwähnten Bedford-Stuyvesant, einer innerstädtischen Gemeinde von Brooklyn, durchzuführen. Dies waren außerordentliche Erfahrungen für mich. Dass ich EMDR-Therapie sowohl selbst erhalten als auch weiter geben konnte, hat mich aufgeschlossen gemacht und hat den Verlauf meines Lebens in einer Weise verändert, die ich zuvor nie für möglich gehalten hätte.

EMDR hat mir persönlich geholfen. Es ermöglicht mir, auch anderen zu helfen. Und von Anfang an hat mich die Entdeckung Francine Shapiros davon überzeugt, dass *Wunder* möglich sind.

3. Wie ich lernte, EMDR anzuwenden

Mein Weg zum EMDR-Therapeuten verlief anfangs nicht ohne Komplikationen. Durch ein intensives Trainingswochenende, das mir eine umwerfende persönliche Begegnung mit EMDR beschert hatte, war ich doch noch nicht wirklich hinreichend auf seine Anwendung vorbereitet. Am ersten Tag nach diesem Training, als ich wieder in meine Praxis kam, war ich neugierig, wie ich die neue Methode bei meinen Klienten ausprobieren könnte, denn ich kannte sowohl das Protokoll als auch seine Wirkung in der therapeutischen Anwendung. Nun war es an der Zeit, die Methode in der Praxis zu erproben.

Philip: Der Rechtsanwalt

Ich hatte an diesem Tag acht Klienten in meinen Kalender eingetragen. Ich beschloss, bei dreien von ihnen EMDR anzuwenden, sobald eine traumatische Erinnerung ihren therapeutischen Fortschritt blockieren sollte. Der erste war Philip, ein Mann Anfang Vierzig, ein Rechtsanwalt, mit dem ich schon eineinhalb Jahre gearbeitet hatte, ein sanfter, etwas zwanghafter Mann, der viel Lob und Unterstützung benötigte und der häufig unter Schüben von Angst und Depression litt, insbesondere wenn er kritisiert worden war. Er hatte durch Medikamente und Therapie Fortschritte machen können und wusste inzwischen, dass sein herrischer Vater in seiner Kindheit die Ursache für seine Ängste und seine Passivität als Erwachsener war. Es bestand jedoch weiterhin noch eine Depression in einer milderen Form und eine bevorstehende Konfrontation brachte ihn noch aus der Fassung.

Ich erklärte ihm, dass ich eine neue therapeutische Technik gelernt hätte und fragte, ob er sie ausprobieren wolle. Er stimmte so prompt zu, dass ich befürchtete, er könne mögliche innere Widerstände überspringen. Da ich etwas völlig Neues ausprobierte, folgte ich Francine Shapiros Anweisungen Wort für Wort. Ich fragte ihn, welches Ausgangsthema er bearbeiten wolle.

„Ein Treffen mit einem meiner Partner letzte Woche", antwortete er mir. „Er wollte, dass ich die Geschäftsbücher eines Klienten *frisiere* und als ich das ablehnte, fiel er über mich her wie der Zorn Gottes. Natürlich war das, was er wollte, illegal, aber das störte ihn nicht. Er beschuldigte mich, kein Teampartner zu sein." Philip unterbrach sich, sein Atem ging schnell und sein Gesicht war krebsrot. „Selbst wenn ich ihm nur vorsichtig widerspreche, macht er mich völlig fertig. Er sagt mir, ich hätte nicht das Zeug dazu, ein erstklassiger Rechtsanwalt zu sein und ich hätte nie Rechtsanwalt werden dürfen, ich würde nie ein Partner sein. Und das ist nicht fair. Es ist *überhaupt nicht fair*!" Er senkte den Kopf. Er konnte nicht fortfahren.

„Können Sie jetzt seine Stimme hören?", fragte ich.

„Oh, ja!"

„Welche negative Selbstüberzeugung begleitet das Ausgangsbild und wie ist der Klang seiner Stimme?"

Seine Antwort kam wie aus der Pistole geschossen. „Es ist wahr. Ich bin inkompetent."

„Welche Emotionen begleiten das Bild und die negative Selbstüberzeugung?"

„Angst, Schuldbewusstsein, Scham."

„Wo fühlen Sie das in Ihrem Körper?"

„Mir dreht sich der Magen um."

Als dann Philip begann, sich innerlich völlig aufmerksam zu beobachten, fing ich an, meine Hand zu bewegen – fünfundzwanzig mal nach rechts und links –, wie es von Francine als Grundsatz gelehrt worden war. Seine Stimmung hellte sich auf. Er erinnerte sich an andere Vorfälle, bei denen er von Partnern in seiner Firma schikaniert worden war, danach an Vorfälle, bei denen er von seinem Vater verbal attackiert worden war. Als er fortfuhr, bemerkte ich, dass ich einige technische Fehler machte, aber ich unterbrach ihn nicht – die Bilder folgten zu schnell nach einander, als dass wir hätten innehalten können. Als er schließlich ruhiger geworden war, führte ich ihn zu seinem Ausgangsthema zurück.

„Es ist weg", sagte er.

Trotz allem, was ich am Vortag gelernt hatte, war ich ungläubig.

„Weg?"

„Ja. Ich kann es nicht mehr hoch holen."

„Und die negative Selbstüberzeugung?"

„Sie macht jetzt überhaupt keinen Sinn mehr. Ich bin nicht inkompetent. Ich bin einer der besten Rechtsanwälte der Firma."

Er schüttelte den Kopf vor Erstaunen über seine eigenen Worte.

„Und wie fühlt es sich in Ihrem Körper an?"

„Entspannt."

„Im Magen?"

„Friedlich."

Unmittelbar nachdem er gegangen war, spielte ich gedanklich noch einmal durch, was vorgegangen war. Über eines war ich mir sicher: Dies glich nichts, was ich jemals zuvor als Therapeut erlebt hatte. Die Geschwindigkeit, mit der sich Philip verändert hatte, und der Grad seiner Veränderung hatten mich völlig verblüfft. Ich hatte Zugang zu einer neuen und wirkungsvollen Methode erhalten und es schien zu gut, um wahr zu sein.

Polly: Die Studentin

Die Erfolge bei meiner zweiten Klientin, wenn auch nicht ganz so spektakulär, verstärkten mein Erstaunen. Polly war eine zwanzigjährige Studentin mit einem runden, lieblichen Gesicht, dunklem Haar und Augen, die mit fortwährendem Staunen auf die Welt zu blicken schienen. Sie war in einer selbstschädigenden Beziehung mit einem jungen Mann verstrickt, was für sie eine ihr vertraute Beziehungsform war. Sie war seit einigen Monaten bei mir in Behandlung. Sie nannte sich einen *Serienmasochisten,* denn sie konnte sich nicht von dem Mann befreien, der ihr untreu war, dessen war sie sich sicher. Sie wählte als Ausgangsthema ein kurz zurück liegendes Ereignis. Das Bild zeigte sich ihr flashartig. Sie hatte am Telefon mit ihrem Freund gesprochen, nachdem sie den ganzen Tag schon auf seinen Anruf gewartet hatte. Er sagte ihr, es habe sich etwas ereignet und er könne sie nicht treffen. Sie war sich sicher, dass er jemand anderes treffen wollte. Als sie aufgelegt hatte, hatte sie ein intensives Gefühl von Scham und Entwürdigung.

„Welches negative Bild gehört zu diesem Bild?“, fragte ich.
„Ich verdiene nichts Gutes.“
„Ihre Emotionen?“
„Schuld, Scham.“
„Welcher Belastungsgrad?“
„Zehn.“
„Was fühlen Sie im Körper?“
„Das Gefühl eines Schlags in den Magen.“

Wieder führte ich die vorgeschriebene Anzahl von Augenbewegungen durch, aber ich fühlte mich wie ein Jongleur, der gelernt hat, drei Bälle in der Luft zu halten und plötzlich mit acht Bällen zurecht kommen muss. Vom EMDR angestoßene Bilder schossen durch Pollys Sinn: Eine Freundin, die sie hänselte, als sie sieben war. Ihr großer Bruder, der mit ihr Doktorspiele spielte, als sie zehn war. Sie konnte nicht alles wiedergeben, was ihr durch den Kopf ging. In einer früheren Therapie hätten wir nur eine Situation in den Fokus genommen, nicht einen ganzen Haufen. Es war für sie eine erste Erfahrung, für mich schon die zweite, und alle beide waren wir verwirrt von der Schnelligkeit des Prozesses. Nichtsdestotrotz, als ich sie zum Ausgangsthema zurück führte, berichtete sie, dass es *verblasst* sei, dass die negative Selbstüberzeugung davon *losgelöst* schien, weniger schmerzvoll und objektiver sei und dass sich ihr Körper entspannt anfühle.

Als Polly gegangen war, war ich erneut verwirrt. Philips Bild war verschwunden, ihres war verblasst. Bei der Erkenntnis allerdings, dass ich in der Lage war, dazu anzuleiten, dass sich eine schmerzvolle Erinnerung in so kurzer Zeit so weit auflösen konnte, dass keine Belastung mehr vorhanden war, kam ich mir wie ein fremdes Wesen von einem anderen Stern auf einer intergalaktischen Reise vor.

Maggie: Die Schauspielerin

Vielleicht als Folge meiner Verwirrung wartete ich bis zu meiner letzten Klientin, bevor ich erneut EMDR ausprobierte. Maggie, achtunddreißigjährig, war eine redegewandte Schauspielerin, darin ausgebildet, sich gut in Szene zu setzen. Sie arbeitete als Verkäuferin, um sich eine Laufbahn als Schauspielerin zu ermöglichen. Trotz ihrer kreativen Begabung und ihrer fast erstaunlichen Fähigkeit, in jeden Charakter zu schlüpfen, untergrub sie ihre eigenen Bemühungen, Erfolg auf dem Theater zu haben. Ihr mutiges Gesicht war von einer ganzen Serie von Enttäuschungen geprägt. Sie hatte, ebenso wie Polly, unter einer Reihe von destruktiven Partnerschaften gelitten und obwohl wir fünf Jahre lang zusammen gearbeitet hatten, waren wirklich greifbare Ergebnisse eher wenig vorhanden. Maggie verbarg sich hinter einem Panzer, (was viele Therapeuten als einen wirksamen narzistischen Schutz betrachten) und daher wunderte ich mich, dass sie weiter zu mir kam. Wenn es nicht wegen ihrer Beharrlichkeit und meiner Dickköpfigkeit gewesen wäre, die es mir nicht erlaubte, jemanden wegzuschicken, der sich bemühte, hätte ich sie zu einem anderen Therapeuten geschickt. Aber ich erkannte, dass eine tiefe Wunde unter ihrer äußeren Schale verborgen liegen musste. Ihr Vater hatte sie als kleines Kind geschlagen, ihre Mutter war krank und oft nicht ansprechbar und Maggie selbst litt unter Depressionen und Panikattacken. Dies alles wissend, konnte ich sie nicht wegschicken. Aber selbst nach fünf Jahren war ich immer noch nicht in der Lage, das Ausmaß des Traumas zu erkennen, das sie offenbar quälte.

Heute schien Maggie ungewöhnlich nervös zu sein. Ich fragte mich: „Hat sie etwas von meiner Unsicherheit gespürt?" Ihre Stimme klang bedrückt, als sie der neuen therapeutischen Technik zustimmte. Als ich mit meinen Fragen begann, starrte sie mich richtig aufsässig an.

Das schlimmste Bild des Ausgangsthemas, das auftauchte, war, dass ihre ältere Schwester, sie hatte insgesamt drei, sie aufs Bett hinunter stieß und nicht wieder hochkommen ließ.

„Was ist Ihre negative Selbstüberzeugung?"

„Ich bin hilflos."

Ihre Stimme wurde zu der eines kleinen Mädchens. „Ich *bin* völlig hilflos."

Die Aussage *ich bin hilflos* ist verschieden zu der sonst üblicheren *ich bin wertlos*, enthält sie doch keine Selbstbeschuldigung, sondern zeigt einen Kontrollverlust an. Es war das erste Mal in all den Jahren, dass ich mit der eigentlichen, der inneren Maggie, in Kontakt kam. Sie wurde in diesem Moment schon sichtbar, obwohl wir noch nicht mit den Augenbewegungen begonnen hatten. Panik erfülle ihre Brust, sagte sie.

„Auf einer Skala von Null bis Zehn, wie hoch ist der Belastungsgrad?“, fragte ich.

„Eine Neun“, sagte sie, obwohl ich sie nach der panischen Angst in ihren Augen eher weit über den obersten Wert der Skala hinaus einschätzte.

Dann begannen wir. Sie durchlebte Erinnerungen ihrer Hilflosigkeit mit ihren Eltern, auf der Bühne, mit ihren Schwestern. Es zeigten sich viele Bilder von verbalem und körperlichem Missbrauch. Ihr Verstand arbeitete mit ungeheurer Schnelligkeit, *at Warp Speed*, bis alles in ihr zur Ruhe kam. Ich leitete sie zum Ausgangsthema zurück. Wir hatten nicht länger als zehn Minuten gearbeitet.

„Es ist verschwunden“, sagte sie.

„Das ist unmöglich, nicht derart schnell“, dachte ich. Dann fragte ich sie nach dem Belastungsgrad.

„Null“, bestätigte sie tatsächlich.

Unmöglich! Ich fragte verschärft nach und überprüfte die Symptome, überzeugt davon, dass diese *Verstecken* spielten. Ich versuchte zu verstehen, was wie ein therapeutisches Wunder zu sein schien. Fünf Jahre ein Weiterkommen nur im Schneckentempo, nach zehn Minuten mit EMDR ein Durchbruch!

Ich fragte Maggie noch einmal nach ihren Schwestern, noch einmal nach der Szene auf dem Bett. Dieses Mal gab es weder Abwehr noch Verletztheit des Kindes. Sie war in der Realität anwesend und bei sich. Wir sprachen, als ob wir uns über das Wetter unterhielten.

Ich war buchstäblich wie betäubt. Ich vermochte nicht, rational zu denken. Mein Gehirn schoss sich auf die einzig mögliche Erklärung ein: *Die drei Klienten haben mich reingelegt. Sie haben sich am Telefon verabredet - sie haben in geheimer Absprache gehandelt.*

So absurd diese Gedanken auch waren, ich konnte sie für kurze Zeit nicht abschütteln. Aber natürlich, in Wirklichkeit kannten sich Philip, Polly und Maggie nicht. Und selbst wenn sie sich gekannt hätten, hätten sie diesen grotesken Plan nicht aushecken können. Nein, ich hatte einen Crash-Kurs in der Wirkung von EMDR durchlaufen.

Als Maggie in der Woche danach wiederkam, erwähnte sie nichts davon, was vorgefallen war, obwohl ihre Angst verschwunden war. Wir hatten eine umfangreiche und tiefgreifende Therapiestunde.

Es drängte mich, sie nach der vorigen Sitzung zu fragen und schließlich konnte ich mich nicht länger zurückhalten. Ihre Antwort zeigte mir, dass einerseits die Veränderung in ihr tiefgründig war, dass es aber andererseits, wie bei einer Wunde, die heilt und nun nicht mehr schmerzt, für sie schwierig war, die Veränderung zu erkennen.

„Würden Sie gerne noch einmal mit EMDR arbeiten?“, schlug ich vor.

Sie sah mich leicht überrascht an. „Oh, mit diesem dummen Zeug?“, sagte sie, indem sie mit ihrer Hand hin und her wedelte. Man könnte jetzt glauben, dass ich nach den wundersamen Ergebnissen des ersten Tags diese Technik immer angewendet hätte, aber eine Anzahl von Faktoren hielt mich davon ab. Ich konnte die Wirkungsweise des EMDR nicht erklären, was mir zu schaffen machte und mich verwirrte. Meine eigenen Klienten spielten die Wirkung von EMDR herunter. Und ich hatte außer Uri keinen Kollegen, mit dem ich hätte über die theoretische oder praktische Seite bei meinen Fällen sprechen können. Unter diesen Umständen hielt ich mich zurück. Wenn ich EMDR anwendete, wich ich vom Protokoll ab und traute den Erfolgen nicht. Es sei zwar ein wertvolles therapeutisches Werkzeug, so dachte ich, aber es sei zu weit entfernt von mir selbst und von allem, was ich gelernt hatte.

Sechs Monate später besuchte ich den Level-II-Kurs. Aber sogar das war nicht genug, mich anzutreiben oder völlig zu verpflichten, EMDR konsequent anzuwenden. Obwohl einige meiner Klienten schon EMDR-Erfahrungen gesammelt und dabei dramatische Veränderungen erlebt hatten, baten mich ironischerweise nur sehr wenige um eine solche Behandlung. Sie reagierten auf mein fehlendes Vertrauen zu EMDR und erkannten nicht die Art und Bedeutung ihrer eigenen organischen Veränderung. Obwohl ich in Gefahr geriet, ein EMDR-Aussteiger zu werden, hielt ich doch irgendwie durch, auch wenn ich dabei vor-mich-hin-stolperte.

Glücklicherweise sagte mir mein guter Freund Uri, dass er zusammen mit einem Kollegen, Mark Dworkin, auch einem Long-Island-Therapeuten, nach Los Angeles ginge, um ein Training als EMDR-Supervisor zu absolvieren. Das sind diejenigen, die die Methode als unterstützende Begleiter beim praktischen Teil der EMDR-Ausbildung lehren. Sie fragten, ob ich mitkommen wolle. Ich zögerte, dachte nach. „Das ist die letzte Chance. Sie schließen die Liste für Supervisoren im Staat New York", sagte mir Mark. Da beschloss ich hinzugehen. Es war eine gute Entscheidung.

So flog ich achtzehn Monate nach meinem Level-I-Kurs mit Uri und Mark zu einem Supervisoren-Training nach Los Angeles. In der Nacht vor dem Kursbeginn benahmen wir uns in unserer Hotelsuite wie Teenager, ließen mit körperlichen Rempeleien und blöden Witzen Druck ab. Ich stand kurz davor, ein Supervisor zu werden. Ich erinnerte mich an meine ersten überwältigenden Erlebnisse und fühlte eine schwere Verantwortung bei der Übernahme der Rolle eines Lehrenden.

Bei dem Training in Los Angeles waren eine Reihe von erfahrenen EMDR-Supervisoren anwesend. Sie sollten uns lehren, sollten unsere Arbeit supervidieren, sollten sich in der Klientenrolle von uns mit EMDR behandeln lassen, um unsere Fähigkeiten einzuschätzen. Sie waren alle spitzenmäßig.

Francine Shapiro war auch da. In meinen früheren Trainingstagen hatte ich ihre Brillanz, ihre Fähigkeit zu Klarheit und den inspirierenden Tenor ihrer Anmerkungen bewundert. Die Methode war damals neu für mich gewesen. Obwohl ich in der praktischen Übung über meine eigene Reaktion auf diese Methode sehr erstaunt war, hatte ich doch nur Bruchstücke und Teile dessen aufgenommen, was sie gesagt hatte.

Dieses Mal war es anders. Nun habe ich es wirklich erfasst. Wenn sie vortrug, war es, als flössen ihre Worte direkt in mein Gehirn. Was ich nun verstand, war das, was Francine bei ihrem Spaziergang um den See entdeckt hatte: die wesentlichen Bestandteile ihrer Therapieform, wie sie ineinander greifen und wie sie wirken. Ich verstand die große Einfachheit, die zu der tiefgründigen Veränderung in unserem Verständnis der menschlichen Seele und zur Heilung ihrer Traumata beitragen kann.

Dieses Verständnis sollte sich in den kommenden Jahren vertiefen und ausweiten und es mir ermöglichen, meine eigenen Interpretationen, meine eigenen Techniken auf der Grundlage der Pionierarbeit von Francine zu entwickeln. Bei diesem Kurs in Los Angeles fühlte ich mich von Inspiration erfüllt. Die Wirkkraft von EMDR erschien mir nicht länger als ein Rätsel. Es schüchterte mich auch nicht mehr ein, sondern zeigte sich mir als ein therapeutisches

Werkzeug, das weitaus wirkungsvoller war als alle Werkzeuge, denen ich bis dahin begegnet war. Ich entwickelte neues Vertrauen in meine Fähigkeit, EMDR als Technik zu meistern.

Als ich nach Hause zurückkam, begann ich, bei all meinen neuen Klienten EMDR anzuwenden. Schritt für Schritt vermochte ich auch, es in die schon laufende Behandlung meiner Klienten zu integrieren. Zwei Monate nach der Reise nach Los Angeles arbeitete ich als Supervisor bei Shapiros Level-II-Kurs und meine Lernkurve ging weiter in die Höhe. Es begeisterte mich, dass ich die Theorien und Techniken, mit denen ich jahrelang erfolgreich gearbeitet hatte, nicht verwerfen musste. Ich konnte EMDR in meine psychodynamische Herangehensweise in der Therapie integrieren. Francine Shapiro hatte mich nicht nur mit ihren Ideen inspiriert, sondern auch mit ihrer Fähigkeit, das neue mit schon vorhandenem Wissen zu verbinden und damit etwas Neues entstehen zu lassen.

Ralph: Der Maler

Einige Wochen später behandelte ich meinen ersten schweren Traumafall. Ralph war ein leise sprechender, sechsunddreißigjähriger Mann mit blauen Augen, kräftigem Körperbau und hellblondem Haar. Er hatte als Maler im Keller eines Mietshauses in einem Vorort gearbeitet, als ein elektrischer Kurzschluss in der Nähe stehende Terpentinbehälter in Flammen setzte. Innerhalb von Sekunden stand der gesamte Raum in Flammen und nur weil er das Glück hatte, sich in der Nähe eines Souterrainfensters zu befinden, war es ihm möglich, hinaus zu kriechen und sich zu retten.

Trotzdem trug er schwere Verbrennungen davon, litt unter Rauchvergiftung und musste schnellstens zum nächsten Krankenhaus gebracht werden. Als ob der Schock durch das Feuer nicht schon ausgereicht hätte, ließ man ihn mit fürchterlichen Schmerzen stundenlang auf Versorgung warten. Er durchlebte dabei in seiner Hilflosigkeit und seiner Verlassenheit die schlimmsten Ängste. Diese Mißachtung empfand er als ebenso traumatisierend wie das Feuer.

Zwei Jahre später überwies sein Arzt ihn zu mir. Ralf war immer noch nicht in der Lage zu schlafen oder zu arbeiten. Er litt unter akuten und chronischen Stresssymptomen, unter Flashbacks, Alpträumen, Hypervigilanz und Übererregung – dem Vollbild der

Posttraumatischen Belastungsstörung (PTBS). Er hatte die Hoffnung auf emotionale Heilung schon aufgegeben.

Sein Ausgangsthema war das Sehen, das Hören und das Riechen der Explosion und des Feuerballs. „Ich bin jetzt tot“, stieß er hervor. Seine Panik lag oberhalb des höchsten Wertes der SUD-Bewertungsskala.

Ich leitete ihn mit EMDR durch eine Reihe von Körper-Gefühls-Erinnerungen. Er sah den Feuerball explodieren, hörte das Krachen, atmete die Dämpfe ein, fühlte die intensive Hitze, den Aufprall, der ihm die Füße wegriss und sah sich aus dem Fenster kriechen, sah die Ambulanzen ankommen, fühlte die Schmerzen, als er auf die Bahre gelegt wurde. Dann sah und roch er den Geruch des Erstehilferaums und der Station für Brandverletzungen, in der zu liegen er gezwungen war. Er *erinnerte* sich nicht nur an das Trauma, er *durchlebte* es ganz direkt. Es tauchten auch eine Reihe von Bildern auf, in denen er als Kind unversorgt geblieben war.

Als schließlich keine Bilder, Gerüche und Geräusche mehr auftauchten, bat ich ihn, zum ursprünglichen Thema zurückzukehren und zu sehen, was sich zeigen würde. Nichts zeigte sich mehr! Sein Überschwemmtwerden durch Körperempfindungen war beendet. Seine Gedanken eilten weiter zu dem Augenblick, als er durch das Fenster entkommen war, und diesmal fühlte er Erleichterung. „Ich bin glücklich, dass ich am Leben bin.“ Die belastenden Gefühle und die negative Selbstüberzeugung waren nicht mehr vorhanden. Hätte es das EMDR nicht gegeben, hätten diese ihn mit Sicherheit für den Rest seines Lebens verfolgt.

Wie die meisten meiner Klienten ging auch Ralph mit dem Gefühl weg, nicht recht zu wissen, was eigentlich passiert war und mit dem Zweifel, ob diese *Atempause* von Dauer sein würde.

Wir verabredeten einen Termin für die darauf folgende Woche, und als er wieder kam, berichtete er, er habe zum ersten Mal seit dem Feuer tief und fest geschlafen. Er berichtete weiter, dass er keine Panikattacken mehr gehabt habe, dass er sogar in den Keller eines Nachbars hinabgestiegen sei, um auszuprobieren, was geschehen würde und dass nichts geschehen sei und dass seine Stimmung aufgehellter sei als jemals in den letzten zwei Jahren.

Ich sah ihn noch einige Male in der Folge, wendete EMDR an, um ihm zu helfen, mit der abrupten Veränderung seiner Symptomatik zurecht zu kommen und sein Leben weiterzuführen. Keine weitere Arbeit war notwendig. Er war traumafrei.

Ralphs erste Sitzung hatte eineinhalb Stunden gedauert. Ich fühlte mich während der gesamten Sitzung kompetent, selbstsicher und voll Vertrauen in die wundervolle Technik, die zu lernen ich das Privileg gehabt hatte. Sein traumatisches Erlebnis war nicht das schrecklichste, dem ich begegnet bin - bei weitem nicht. In den darauf folgenden Monaten und Jahren wurden viele Menschen in meine Praxis geschickt, die durch einen traumatischen Vorfall fast völlig *zerstört* worden waren und die mit der Hoffnung auf Hilfe und Heilung kamen. Eine überraschend große Anzahl von ihnen waren Lokomotivführer.

II. Das Unmögliche ermöglichen: Traumata mit EMDR heilen

4. Geschichten von der Eisenbahn

Als Kind war ich von Autos und Eisenbahnen fasziniert. Mit drei Jahren konnte ich die meisten Autos an ihren Markenzeichen und an den Radkappen identifizieren. Ein großer Nervenkitzel in meiner Kindheit war es, an einem Bahnübergang im Auto zu sitzen oder an den Gleisen zu stehen und Güterzüge vorbei fahren zu sehen. Erst habe ich den Zugführern zugewinkt, dann die Waggons gezählt und die exotischen Namen an den Seiten gelesen: Chesapeake & Ohio, Rock Island, Burlington - und so weiter und so weiter, bis der Zug vorbei war. In meiner Phantasie stand ich mit dem Lokomotivführer in der Führerkabine und rollte zu weit entfernten Orten.

Es war mir immer eine besondere Freude, mit meiner Familie mit dem Zug durch Europa zu fahren. Wie aufregend war es doch, in den Schweizer oder Italienischen Alpen mit der Zahnradbahn eine Steigung von fast fünfundvierzig Grad hinauf zu fahren und in Colorado in der Royal Gorge im Sightseeing-Bus von unten durch die Sichtfenster im Verdeck zum Himmel hochzusehen, während wir zu unbekannten Orten rumpelten.

Später, als ich von der Langeweile in der jüdischen Schule in Forest Hills, Queens, wie benommen war, schaute ich aus dem Fenster zu den vorbei fahrenden Zügen der Long Island Rail Road und zählte zum Zeitvertreib die Waggons. Die Züge unterstützten meine Phantasien, aus den Einengungen und den Frustrationen meines Alltags auszubrechen.

Erst später, als Traumatherapeut, kam ich zu der Einsicht, dass das Leben eines Lokomotivführers voller Gefahren ist. Ein Zug ist eine mächtige Waffe. Er durchtrennt rücksichtslos alles, was auf seinen Schienen liegt. Er erfasst wahllos sein Opfer. Zu oft sehen verzweifelte Menschen Züge als eine Möglichkeit an, ihrem Leben ein

Ende zu setzen. Ironischerweise waren viele Lokomotivführer, die ich später behandelte, in Selbstmorde auf derselben Bahnstrecke involviert, die so nahe an meiner jüdischen Schule vorbei führte. Als Erwachsener und Therapeut waren meine Träume, Lokomotivführer zu werden, längst hinter dem Horizont verschwunden. Aber über EMDR wurde ich eng mit denselben Lokomotivführern verbunden, die mir in meiner Kindheit zurück gewinkt hatten und deren Berufstrauma ich zu heilen vermochte und denen ich nun ihre Hoffnung und ihre Träume wieder zurückgeben konnte.

Traumata der Lokomotivführer

Wenn jemand Lokomotivführer werden möchte, erwartet er nicht, dass gewaltsamer Tod ein Teil der Arbeit sein würde. Polizisten oder Feuerwehrleute oder medizinisches Personal in Einsatzwagen wissen, dass sie mit Tod oder schwerwiegenden Verletzungen konfrontiert werden können. Sie sind erschüttert aber nicht überrascht, wenn es geschieht. Lokomotivführer verstehen und akzeptieren die Verantwortung und den Stress, den die Arbeit mit sich bringt, aber sie antizipieren nicht, dass sie in ihrer Kabine Aug in Aug mit dem Tod konfrontiert werden.

Ein Lokomotivführer hat die Aufgabe, den Zug zu fahren und Passagiere oder Güter von einem Ort zum andern zu bringen. Er ist für den Komfort der Passagiere und für den Fahrplan verantwortlich. Er hat den Oberbefehl. Einen suizidalen Menschen, einen Betrunkenen, einen Psychotiker oder gar einen verhängnisvoll Unvorsichtigen plötzlich vor seiner Tod bringenden Lokomotive auftauchen und buchstäblich vor seinen Augen explodieren zu sehen, das ist ein Alptraum, aus dem er nie wieder aufwacht.

Man stelle sich vor, man sei ein Polizist, der gerade ruhig hinter seinem Schreibtisch einen Bericht schreibt. Dann taucht plötzlich und ohne Vorwarnung ein Mann auf, der an den Wachtposten des Gebäudes und an der eigenen Sekretärin vorbei kommen konnte, der mit dem Kopf voraus auf den Schreibtisch knallt, sich in diesem Augenblick erschießt, wodurch Gehirnmasse und Blut quer durch den Raum spritzt. Es ist wahr, dass ein Lokomotivführer etwas besser darauf vorbereitet sein würde, denn über fünfzig Prozent aller

Lokomotivführern geht es so, dass sie schuldlos in Unfälle verwickelt werden oder einer solchen Situation gerade noch entkommen. Bob Franke, von dem man gleich hören wird, hat Pionierarbeit bei der Eisenbahngesellschaft geleistet, indem er seine Lokomotivführerkollegen vor dieser Gefahr gewarnt hat. Aber aller Wahrscheinlichkeit nach wäre sein Schock ebenso lang anhaltend gewesen. Vor fünf Jahren wäre die einzige Zuflucht der traditionelle Saufabend in einer Bar des Ortes gewesen mit den gut gemeinten Ratschlägen der Kollegen, alle Mitglieder einer großartigen Bruderschaft, sich das aus dem Kopf zu schlagen, alles zu vergessen.

Heute kann man mit EMDR daran arbeiten. Wenn jedoch ein Trauma nicht verarbeitet wird, kann es unendlich lange weiter bestehen, kann in Träumen auftauchen oder sich in Form von Depressionen oder Panikattacken zeigen.

EMDR heilt einen Lokomotivführer

Am 21. Mai 1995 erschien in der *Long Island Newsday* eine Geschichte über einen Lokomotivführer namens Bob Franke, der eine schwangere Frau nahe der Schienen wahrgenommen hatte, kurz vor der nächsten Station. „Sie ging auf mich zu", zitierte ihn der Artikel. „Sie sah traurig aus. Sie sah aus, als trüge sie das Gewicht der gesamten Erde auf ihren Schultern ... Sie wendete sich den Schienen zu und ging langsam auf sie zu. Ich begann zu schreien, ‚Tu's nicht! Tu's nicht!'"

Aber sie tat es, sie warf sich vor den Zug. Genau um ein Uhr nachmittags beendete eine 38 Jahre alte Frau am 29. März ihr Leben. Und Bob Franke kämpfte immer noch damit, die Angst als Lokomotivführer zu überwinden. Diese Frau war der sechste Mensch, den er innerhalb seiner 27 Dienstjahre mit seinem Zug überfahren hatte. „Ich kann immer noch sehen, wo die Frau stand!", sagte er. „Ich kann immer noch den Aufprall hören, wie sie unter dem Zug aufschlug."

Bis zu dieser Zeit hatte ich schon seit zwei Jahren EMDR bei Klienten angewendet. Ich hatte noch nie mit einem Lokomotivführer gearbeitet, auch nicht mit einem Fall, bei dem es gleich um sechs schwere Traumata ging, aber als ich die Geschichte gelesen hatte, dachte ich: „Ich glaube, ich kann ihm helfen." Der Artikel handelte von Posttraumatischer Belastungsstörung. Ich hatte diese Krankheit bei vielen meiner Klienten festgestellt. Ich war sicher, dass EMDR, das den andern geholfen hatte, auch Bob Franke helfen würde.

Ich war es gewohnt, mit Problemen umzugehen, die Vertrauen und angemessenes Verhalten erforderten. Daher zögerte ich, mich direkt an ihn zu wenden und rief den Leiter des Hilfsprogramms der Eisenbahngesellschaft zur Unterstützung ihrer Angestellten an und fragte, ob er den Kontakt mit Bob für mich herstellen könnte. Dieses Programm existierte seit mehreren Jahren und unterstützte zunehmend Lokomotivführer, die in Todesfälle verwickelt waren. Etwa zwanzig Menschen begingen pro Jahr Selbstmord, indem sie vor Züge der Eisenbahngesellschaft sprangen, nicht eingerechnet Fälle von zufällig eingetretenem Tod oder von Verletzungen, wenn Autos auf Bahnübergängen stecken geblieben waren oder von Todesfällen von Kindern, die einfach nur auf den Schienen gespielt hatten. Der Leiter sagte mir, er habe von EMDR gehört und er glaube, es sei wohl schon in früheren Fällen angewendet worden, aber er hatte nichts über die Ergebnisse erfahren. Er war froh, Bob mit mir in Verbindung bringen zu können. Wenn der Lokomotivführer zustimmen würde, könnte ich ihn treffen. Bob stimmte zu. Wir verabredeten uns für den darauf folgenden Sonntagmorgen, weil ich so viel Zeit zur Verfügung haben wollte, wie ich brauchte, um damit umzugehen, was auch immer geschehen würde. Bevor Bob kam, stellte ich nichts desto trotz einige Nachforschungen an und machte mir viele Gedanken.

Eisenbahnen gibt es seit der ersten Hälfte des 19. Jahrhunderts und genauso lange wurden Menschen überfahren. Ein Lokomotivführer sitzt vorne vor tausenden Tonnen von Stahl, fährt mit hoher Geschwindigkeit, oft mit mehr als 100 km/h. Anders als ein Auto kann ein Zug nicht auslenken, um einen Zusammenstoß zu vermeiden. Er hat auch keine Bremsen, die schnell genug reagieren könnten, um einen Aufprall zu verhindern. Stattdessen gibt der Lokomotivführer, wenn er die Gefahr erkennt, ein Warnsignal und bremst dann den Zug herunter, indem er die Hand vom Knauf der *Totmannssicherung* nimmt, wodurch automatisch die Notbremsung eingeleitet wird. Er benötigt im Allgemeinen mehr als 400 Meter, um den Zug zu stoppen, insbesondere bei Kurven oder schlechter Sicht bei rauem Wetter. Obwohl der Zug gar nicht abrupt abgebremst werden kann, glauben Lokomotivführer oft, dass es ihre Schuld sei, weil sie nicht schnell genug reagiert hätten oder weil ihre Augen zu schlecht seien. Dies ist eine verzerrte negative Selbstüberzeugung, aber kein Lokomotivführer, mit dem ich gearbeitet habe, ist zu Beginn der Arbeit frei davon. Im Gegensatz zu einem Autofahrer, der nach dem Unfall eine andere Fahrstrecke wählen kann, muss der Lokomotivführer jeden Tag den Ort des Unfalls erneut passieren. Einen Zug zu fahren, ist der *Job* des Lokomotivführers.

Ich wusste, dass der Fall von Bob der schwierigste war, dem ich jemals begegnet war, nicht nur wegen der Anzahl der Traumata, auch wegen der langen Zeit, über die sich diese Vorfälle ereignet hatten.

Ich betrat unbekanntes Terrain. Allerdings hatte ich genug Erfahrungen erworben, die mir helfen könnten, damit zurecht zu kommen. Bob war erfüllt von Erinnerungen und Qualen und hatte nur den einen Wunsch, dass es ihm wieder gut gehen möge.

Als ich an jenem Sonntag bei meiner Praxis ankam, wartete Bob schon in seinem geparkten Auto. Er war ein großer stämmiger Mann in den späten Fünfzigern, mit rotbraunem Haar und einem buschigen Schnurrbart, der mich an einen bekannten Schauspieler aus der Werbung erinnerte. Er trug Jeans und ein Flanellhemd über einem Shirt und obwohl er sich offensichtlich unwohl fühlte, war da ein Blitzen in seinen Augen beim Händeschütteln. Er sprach mit schroffer Stimme und mit einer Intensität, die ich beeindruckend fand, sogar ein wenig einschüchternd. Später bemerkte ich, dass unter seinem rauen Äußeren ein Herz steckte, das seine Kollegen mit großer Zuneigung als *goldenes Herz* beschrieben.

Wir betrachteten uns gegenseitig argwöhnisch. Bob war mir gegenüber misstrauisch. Ich vermutete, dass er mich für einen *Ivy-League-Schul-Absolventen* hielt, reich - stimmt nicht - und unfähig, mit ihm Beziehung aufzunehmen und seine Gefühle zu verstehen - stimmt nicht. „Ich dachte zuerst, Sie seien einer von der Art von Kerlen, für den ich am Ende arbeiten würde", sagte mir Bob einige Monate später nach einer Sitzung. „Ich dachte, Sie würden sich nicht für mich einsetzen." Aber er erklärte sogleich, obwohl ich ihn nicht kritisiert hatte: „Nicht einmal eine Tasse Kaffee ist umsonst". Ich lernte schnell, dass Lokomotivführer eine einzigartige Spezies sind, stolz auf ihren Beruf und auf ihr Erbe, mit einer eigenen Sprache und einer besonderen Kameradschaft. Bob gehörte zu diesem Schlag von Menschen.

Zuerst erfragte ich die chronologische Abfolge der Traumata und nahm dann seine persönliche Geschichte auf. Er war das älteste von sieben Kindern. Schon als kleiner Junge übernahm er die Fürsorge für seine Geschwister, eine Rolle, die ihm gefallen hatte und die er auf seine Lokomotivführerkollegen, seine *Brüder*, übertrug.

„Sie fragen mich um Rat“, sagte er mir, offensichtlich eine Tatsache, keine Prahlerei. Wie alle jungen Lokomotivführer, die einen tödlichen Unfall vor ihrem Zug erleben, war er in die Bruderschaft durch Mediation aufgenommen worden, einem Ritual ähnlich dem der Corpspraxis der Polizisten, in welchem der Betreffende zum Komasaufen mitgenommen wird, um zu vergessen. Aber Bob hatte längst schon vor dem ersten der sechs Unfälle, die ihn später zu mir geführt hatten, aufgehört zu trinken. Ich fragte ihn nach seinen Symptomen.

Er habe schreckliche Flashbacks, sagte er mir, in denen er jedes Detail eines jeden Unfalls so deutlich sehen könne wie im dem Augenblick, als es zuerst passiert sei. Er habe Angst vor dem Schlafengehen aus Sorge vor den Alpträumen, und er leide häufig unter Angst und Panikattacken. Das Schlimmste von allem sei sein Gefühl, dass jederzeit ein weiterer Unfall passieren könne. Er habe Angst, seine Arbeit zu tun, in der er doch ein Experte war, und er denke daran, alles aufzugeben, um eine weniger gefährliche Arbeit zu finden, vielleicht in seinem früheren Beruf als Metzger.

All seine Symptome stimmten mit den Symptomen der Posttraumatischen Belastungsstörung überein (Retraumatisierung, Hypervigilanz - übermäßige Aufmerksamkeit -, Übererregbarkeit, Teilnahmslosigkeit und Konzentrationsstörung), Symptome, die ich bei mir selbst kannte. Ich wusste auch, dass eine PTBS durch EMDR aufgelöst werden kann. Aber konnte sie auch bei einem Mann aufgelöst werden, der so viele Traumata erlitten hatte und der durch die Art seiner Arbeit gezwungen war, alle die Unfallorte täglich wieder zu sehen?

„Meine Frau möchte wissen, ob Sie aus mir einen neuen Mann machen werden“, scherzte er, einerseits um meine Reaktion zu testen und andererseits, um seine Nervosität angesichts der ihm noch unbekannten Behandlung, die ihm bevorstand, herunterzuspielen.

„Wer weiß? Möglicherweise gebe ich ihr den alten zurück", antwortete ich, „den von vor den Unfällen, nur ein bisschen älter und jetzt ein bisschen weiser."

In meinem Büro gibt es eine Couch, drei Stühle und einen Schreibtisch mit Erinnerungsstücken von Klienten wie Briefbeschwerer und Bilder. Wir saßen weit von einander entfernt mit dem Schreibtisch zwischen uns. „Womit wollen Sie beginnen? Mit dem letzten, dem ersten oder dem schlimmsten Unfall?", leitete ich ihn an.

„Mit dem letzten", entschied er und begann ihn zu beschreiben.

„Da war ein Teenager – später fanden wir heraus, dass er behindert war –, der auf den Schienen stand. Entweder hörte er nicht, dass der Zug kam, oder es kümmerte ihn nicht. Er stand mit dem Rücken zum Zug. Der Zug traf auf ihn auf, und er verschwand, als ob er irgendwohin weggeflogen sei, und alles was ich wusste, war, dass ich ihn getroffen hatte, aber ich wusste nicht, ob er tot sei oder weggegangen war. Ich hielt den Zug an – es schien ewig zu dauern – und obwohl ich die Eisenbahnregeln kannte, die besagen, dass ich das nicht durfte, sprang ich hinaus und suchte nach dem Jungen im Gebüsch entlang der Schienen. Wer hätte das nicht gewollt? Ich wollte sehen, ob ich irgendetwas tun konnte. Irgendetwas. Der Schaffner war mit mir ausgestiegen und sehr bald fanden wir den Jungen gute neun Meter entfernt im Gebüsch, noch etwas am Leben aber blutend, blutend, als ob er mehr Blut in seinem Körper hätte, als sein Körper fassen konnte. Sein halber Hintern war abgetrennt. Ich wusste, dass er am Leben war, obwohl er weder schrie noch sonst etwas tat. Er musste sich unter Schock befinden. Wie auch immer. Ich rannte zum Zug zurück, um Hilfe und eine Decke für ihn zu holen, und wir deckten ihn damit zu und ich wartete, bis die Sanitäter kamen. Sie kamen schnell, was ihm wahrscheinlich das Leben gerettet hat."

Er machte nur eine kleine Pause. „Und danach – danach. Die Polizei kam und tat ihre Arbeit. Sie stellten eine Menge Fragen und ließen mich die gesamte Geschichte von Anfang bis zum Ende erzählen, noch einmal und noch einmal. Das Gemeine daran war, dass ich alles sofort wieder durchleben musste, mich an alles erinnern, während ich noch völlig benommen und nicht in der Lage war, es irgendwie in den Griff zu bekommen. Alles was ich wollte, war nach Hause zu gehen, aber selbst das war schwer." Bob erzählte mir seine Geschichte stockend aber mit enormer Intensität und großer innerer Beteiligung. Es war nun an der Zeit, mit dem EMDR-Protokoll zu beginnen:

„Was ist das schlimmste Bild, das mit diesem Erlebnis für Sie verbunden ist?"

„Der Junge, der mit dem Rücken zu mir auf den Schienen stand", sagte er ohne zu zögern.

„Gibt es irgendwelche Geräusche oder Gerüche, die damit verbunden sind?" „Ja, der dumpfe Schlag, als der Zug auf ihn traf."

„Welche negative Selbstüberzeugung ist mit dem Unfall verbunden?"

Bob sah mich direkt an und sagte mit großem Ernst. „Ich bin ein schrecklicher Mensch. Ich bin schuldig."

Trotz des eindeutigen Gegenteils beharrte er auf dem irrationalen Gedanken, dass er verantwortlich dafür sei, dass der Junge vom Zug angefahren worden war. Bis dahin hatte ihn der Glaube *ich bin ein Mörder* vom ersten tödlichen Unfall an verfolgt und war von jedem darauf folgenden noch verstärkt worden. Die Bürde der Selbstbezichtigung war über alle diese Jahre immer schrecklicher zu tragen gewesen.

Wir schätzten seinen SUD-Wert ein: wie erwartet, 10. Wo fühlte er das in seinem Körper? „Überall." Dann gingen wir zur bilateralen Stimulierung über. Ich bevorzugte damals noch eine Lichtleiste, bei der Leuchtpunkte der Reihe nach an- und ausgehen, von links nach rechts, dann von rechts nach links, während ich heute im Allgemeinen Klänge benutze. Bob starrte auf diese Punkte, als ob er sie mit seinen Augen zum Schmelzen bringen wollte.

Die Zeitspanne, wie lange ein Trauma zurück liegt, bestimmt die Geschwindigkeit, mit der es im Kopf des Klienten durchgearbeitet und aufgelöst werden kann. Wenn EMDR sehr kurz nach einem Ereignis eingesetzt wird, sieht der Klient es meistens Bild für Bild, als ob er einen laufenden Film betrachtet. Bobs Erlebnis war erst zwei Monate her, und als er es durchprozessierte, liefen die Bilder in seinem Gedächtnis der Reihenfolge nach ab. Sie begannen sich zu überlagern, wodurch die Erinnerung weniger intensiv wurde, wenn auch immer noch schrecklich.

Nachdem Bob den Vorfall völlig durchprozessiert zu haben schien, führte ich ihn zum Ausgangsthema zurück. Das Bild war verschwunden. Ich leitete Bob weiter an: „Sehen Sie nach, was jetzt passiert, wenn Sie das Ausgangsthema mit dem negativen Glaubenssatz zusammen halten: „Ich bin ein schrecklicher Mensch. Ich bin schuldig."

Bob ging zum Ausgangsthema zurück und bewegte seine Augen nach rechts und nach links, und folgte dabei den Lichtpunkten, die an dem Balken hin und her liefen. Ich ließ ihn das drei Minuten lang tun, bis ein entschlossener Ausdruck in seinem Gesicht auftauchte.

„Was ist gerade passiert?", fragte ich.

„Meine Gedanken liefen noch einmal durch alles hindurch, aber es war sehr wenig übrig geblieben. Keine Geräusche, verblasste Bilder, kaum Emotion. Mein Körper fühlt sich entspannt an. Ich habe nicht nur erkannt, dass ich nicht verantwortlich bin, sondern dass ich wahrscheinlich dem Jungen sogar das Leben gerettet habe."

„Gehen Sie da weiter!"

Nach weiteren zwei Minuten mit dem sich bewegenden Lichtpunkt sprach Bob weiter, diesmal hatte er Tränen in den Augen. „Es ist vorbei. Alles Vergangenheit. Ich kann jetzt weiter arbeiten."

„Richtig", sagte ich, selbst sehr berührt. „Sie können jetzt weiter arbeiten."

In einer halben Stunde hatten wir das erste Trauma besiegt. Fünf waren noch übrig. Da das erste Durcharbeiten so gut abgelaufen war, ermunterte ich Bob, die anderen Traumata sofort weiter zu bearbeiten. Wir würden nur unterbrechen, wenn er erschöpft wäre oder wenn es keine Entwicklung mehr gäbe.

Wir gingen zum ersten Erlebnis zurück, das ihm vor 15 Jahren zugestoßen war. Drei Teenager hatten auf den Schienen gespielt. Einer hatte sich quer über die Schienen gelegt wie eine Figur aus einem Film. Sein Kopf ragte auf der einen Seite über die Schienen hinaus und die Füße auf der anderen Seite, nur dass er nicht, wie im Film, an die Schienen gefesselt war. Seine Freunde hatten ihn offenbar dort zurückgelassen, und er war eingeschlafen. Der Zug enthauptete ihn und trennte seine Beine komplett ab. Er war sofort tot.

Obwohl der Vorfall so viele Jahre zurück lag und der Tod des Jungen offensichtlich ein Unfall war, machte ihn die Erinnerung völlig fertig. Jetzt geschah sogar etwas noch Erstaunlicheres: Er arbeitete die Erinnerung in weniger als fünfzehn Minuten durch. Kein Bild, kein Geräusch, keine negativen Kognitionen, keine emotionale oder körperliche Belastung blieben zurück!

Das nächste Vorkommnis, zwar immer noch nicht das Schlimmste, aber trotzdem das Schwierigste, bezog sich auf einen Selbstmord. Es war dieser Fall, der die Aufmerksamkeit der Zeitung *Long Island Newsday* auf sich gezogen hatte.

„Da stand eine Gestalt auf den Schienen", sagte er. „Zuerst konnte ich nicht unterscheiden ob Mann oder Frau, aber sie ging direkt auf den Zug zu und ziemlich schnell, dann - aber zu spät - konnte ich erkennen, dass es eine Frau war, eine schwangere Frau. Mein Gott, David, sie sah wie meine Tochter aus! Sie kniete auf dem Schienenbett nieder und starrte zu mir nach oben. Ich konnte ihre Augen sehen. Ich versuchte krampfhaft, den Zug zu stoppen, aber natürlich konnte ich das nicht. Sie sah mich an, nahm Augenkontakt mit mir auf, so als ob sie sich wünschte, dass ich ihr Leid erkennen sollte. Ich konnte den Aufprall hören. „Es gab keine Möglichkeit, den Zug zu stoppen", sagte er mit erstickter Stimme, „es gab keine Möglichkeit, den Zug zu stoppen!"

Manchmal experimentieren Menschen, die Schlaftabletten nehmen oder sich die Pulsadern aufschneiden, mit dem Selbstmord, hin und her gerissen zwischen dem Wunsch zu sterben und der gleichzeitigen Hoffnung, gerettet zu werden. Diese Ambivalenz kann man bei dem Mann erkennen, der damit droht, aus dem Fenster zu springen oder bei der Frau, die ihr Auto absichtlich von der Straße herunter lenkt. In diesem Fall aber war es eindeutig, dass das Opfer zum Selbstmord entschlossen war. Ihre Handlung zeigte große Entschlossenheit. Da gab es nichts, was Bob oder ein anderer daran hätte ändern können.

Ich fragte ihn, was das schlimmste damit verbundene Bild sei.

„Sie auf den Schienen zu sehen. Zu erkennen, dass sie schwanger war. Der Augenkontakt."

„Und die negative Selbstüberzeugung?"

Ähnlich wie bei den anderen: „Ich bin ein Mörder."

Ich bin immer wieder erstaunt, wie ein Trauma die Gedanken bei einem sonst vernünftigen Menschen *verzerrt*. Die Frau *wollte* sterben. Es gab für Bob keine Chance, den Zug anzuhalten. Seine Schuld am Tod der Frau war nicht größer als Ihre oder meine.

Erneut war seine Emotion das Gefühl von Entsetzen und Schuld. Der Belastungsgrad lag wieder bei über zehn. Er fühlte eine Enge vom Hals hinab durch die Brust bis zum Magen.

Auch das Bild und das Entsetzen dieser Erinnerung konnte in fünf Minuten durchprozessiert werden! Es verlor seine Farben, die Geräusche verschwanden und die damit verbundenen körperlichen Empfindungen ließen nach und verschwanden schließlich. Eine Kraft schien zu entstehen, die alle noch verbliebenen Traumata wegwischte. Während des Verlaufs dieses Rundumschlags hatte sich Bob Schicht um Schicht durch seine Gefühle gekämpft. Nach der anfänglichen Angst und Schuld ging er über zu Ärger auf die Frau, die ihm ihren Selbstmord aufgeladen hatte, danach tauchten Mitgefühl und Kummer auf. „Ich fühle mich traurig", sagte er mir, und seine Augen wurden feucht. „Die arme Frau! Sich so umzubringen! Ich wünschte, ich hätte etwas tun können, um das zu verhindern, aber sie hat sich nicht weggerührt, als sie das Signal hörte. Sie wollte sich umbringen. Ich habe alles getan, was ich konnte."

Wir kamen dann zu der schlimmsten der Tragödien, ein Vorkommnis, das zwei Jahre vor unserem Treffen stattgefunden hatte.

Es war eine eisige Schneenacht. Ein Autofahrer hatte den Motor auf einem Bahnübergang abgewürgt genau jenseits einer Anhöhe, die die Sichtweite für Bob einschränkte, und sein Zug bohrte sich von der Seite in das Auto. Es explodierte und Teile des Autos flogen wie Schrapnelle am Zug hoch und gefährdeten Bobs eigenes Leben. Aber er kümmerte sich nicht um die eigene Sicherheit. Er hörte nicht nur die Gewalt der Explosion sondern auch die spitzen Schreie. Da waren Menschen im Auto, als es getroffen wurde. Kleine Kinder!

Es gelang ihm, den Zug 400 Meter weiter anzuhalten, rannte dann zum Auto zurück, das noch immer brannte. Der Rettungswagen kam und Bob konnte sehen, wie die Helfer Körper - nein, Körperteile - aus dem Wrack zogen. Er erkannte einen kleinen Arm, einen Fuß. Er konnte das brennende Fleisch riechen. Es waren ein Vater und zwei Kinder im Wagen gewesen, ein und drei Jahre alt. Sie waren alle zu Asche verbrannt. Bob sagte, er habe diesen Alptraum beobachtet, als befinde er sich selbst außerhalb seines Körpers.

„Damit war es noch nicht zu Ende", führte Bob weiter aus. „Die Familie verklagte mich und die Eisenbahngesellschaft. Ich musste nacheinander zu zwei Anhörungen gehen und die Fragen von drei verschiedenen Rechtsanwälten beantworten. Außerdem bin ich im nächsten Monat wieder vor einen weiteren Gerichtshof geladen – zwei Jahre später! Jedes Mal muss ich aussagen. Sie behandeln mich wie einen Kriminellen. Die Eisenbahngesellschaft stand zu mir und alle meine Kumpel waren auf meiner Seite. Sie wussten, ich konnte den Zusammenstoß nicht verhindern". Seine Stimme versagte und er hob den Kopf, um mich anzusehen. „Es ist der Geruch", sagte er. „Sogar heute noch, nach all diesen Monaten, kann ich noch zu keinem Barbecue gehen."

Als Bob geendet hatte, verspürte ich als erstes die Sorge, ob er weiter in seinem Job würde arbeiten können. Ich war bis dahin noch nie einem Trauma solchen Ausmaßes begegnet. In den kommenden Jahren sollte ich noch weitere Erlebnisse dieser Art behandeln. Ich war zuversichtlich, dass EMDR Bob helfen könnte, die Folgen der Traumata zu überwinden. Zugleich war ich auch voller Anerkennung seiner menschlichen Haltung, die er angesichts einer derart unbeschreiblichen Tragödie bewiesen hatte.

Diesmal brauchte Bob nur fünfzehn Minuten, um das Material durchzuprozessieren: Die Sicht, der Knall, der Geruch, die Schuldgefühle, der Horror und der verzerrte Glaubenssatz, alles war verschwunden. Bob war von einer neuen emotionalen Entschlossenheit erfüllt. „Diese Leute, all diese Rechtsanwälte, sie sind Arschlöcher", sagte er wütend. „Ich kann ihnen vor Gericht standhalten, weil ich nichts Schlechtes getan habe. Wenn sie glauben, ich hätte es absichtlich getan – und das unterstellen sie mir eindeutig –, dann müssen sie sich jetzt auf einen wütenden Lokomotivführer gefasst machen!"

Wir benötigten nur jeweils weitere fünf Minuten für die letzten drei Unfälle. Bob verabschiedete sich mit einem Hochgefühl und einer letzten Sorge.

„Ich fühle mich jetzt großartig", sagte er, als wir uns an der Tür die Hand schüttelten. „Aber wird das alles nicht zurückkehren? Sind die Erinnerungen für immer verschwunden?"

Wir hatten so viel in so geringer Zeit geschafft, dass nicht sicher war, ob der Erfolg andauern würde. „Das werden wir sehen", sagte ich. „Die Zeit wird uns das lehren. Aber es ist sehr gut möglich, dass Ihre Frau den alten Bob zurück erhält."

Drei Tage später rief er an. „Das Allererstaunlichste ist eingetreten.“ Seine Stimme war freudig erregt. „Ich war als Lokomotivführer auf meiner gewohnten Strecke unterwegs, hin und zurück. Aber es ist mir erst auf der Fahrt nach Hause aufgefallen. Ich war an all diesen Stellen vorbeigekommen, an allen Orten, wo die Unfälle passiert waren, und ich hatte kein Flashback, kein einziges. Ich habe nicht einmal mehr daran gedacht. Und im Auto, als ich mich daran zu erinnern versuchte, konnte ich es nicht mehr.“ Er lachte. „Und am Jahrestag, raten Sie, was ich, meine Frau und meine Kinder getan haben.“ Ich strahlte und war zutiefst glücklich. „Ich kann es mir nicht denken.“ „Nun“, sagte er, „wir sind zu einem Barbecue gegangen.“

In den darauf folgenden Jahren habe ich Bob noch oft getroffen. Er wurde einer meiner besten Freunde und unsere Familien standen sich nahe. Wir arbeiteten als Team, um anderen Lokomotivführern zu helfen, die ebenfalls Opfer ähnlicher Traumata geworden waren, sicher über hundert an der Zahl. Er kontaktierte zuerst die Lokomotivführer, erklärte ihnen die Behandlungsmethode und dass diese schon so vielen Kollegen geholfen habe. Dann fragte er, ob sie einverstanden seien, seinen Freund David anzurufen, der das weitere erklären würde. Weil er so großen Respekt genoss und bei seinen Kollegen so beliebt war, war es ihm möglich, mir die Tür zu öffnen, damit ich ihnen helfen konnte. Es ist kaum vorstellbar, aber einige von diesen Fällen waren sogar noch schwerwiegender als der von Bob und einige benötigten mehr Zeit, aber überall war das Ergebnis am Ende dasselbe.

Vor zwei Jahren war Bob in einen Autounfall verwickelt und erlitt eine ernsthafte Verletzung. Seine Kollegen waren todunglücklich und umgaben ihn mit einer Anteilnahme und Liebe, die mich oft zu Tränen rührte. Bob überstand die Verletzung langsam und ist heute zu 98% Prozent wieder genesen, aber er verabschiedete sich vom Fahren der Züge und verbringt nun einen guten Teil seiner Zeit damit, erreichbar zu sein, um seine Lokomotivführerkollegen anzuleiten, zu unterstützen, insbesondere Berufsanfänger, und auf die traumatischen Situationen vorzubereiten, denen sie möglicherweise begegnen würden. Heute hält dieser hoch geschätzte Mann, der damals im sozialen Umgang so unbeholfen war, Reden, die mit Standing Ovations enden.

Ich versuche, ihn dafür zu loben, was er tut. „Ich weiß nicht, was ich sagen soll", sagt er schüchtern.

„Die übliche Antwort auf ein Kompliment ist ‚danke'", antworte ich mit gespieltem Ernst.

Dank der Vermittlung von Bob Franke sah ich immer häufiger Lokomotivführer in meiner Praxis. Alle sind es wert, dass man sie nicht vergisst, aber drei Fälle, außer dem von Bob selbst, sind mir am lebhaftesten in Erinnerung, vielleicht aus zwei Gründen, wegen der immensen öffentlichen Aufmerksamkeit, die sie erregt haben, und wegen der Komplexität der Vorkommnisse.

EMDR hilft weiteren Lokomotivführern

Bill, Steve und Chip: Sich überkreuzende Traumaerlebnisse

Bill kam zu mir wegen eines, wie er es nannte, Standard-Traumas *eines Selbstmordes vor einer Lok.* In diesem Fall sprang ein Mann in den Vierzigern aus dem Gebüsch und sprang vor den mit Höchstgeschwindigkeit fahrenden Zug. Bill war Mitte fünfzig, etwa ein Meter fünfundsiebzig groß, dünn und muskulös, grau meliertes Haar. Obwohl er ein erfahrener Lokomotivführer war, war dies sein erster Unfall. Der Schaffner, ein Mann namens Tommy, war zufälligerweise bei ihm auf der Lok, als der Zug mit dem Mann kollidierte. Das Ereignis verband sie in einem solchen Ausmaß, dass sie kamen und eine gemeinsame Behandlung erbaten. Ich ging auf diese ungewöhnliche Bitte ein, denn die Möglichkeit, wieder Entscheidungen treffen zu können, und die Fähigkeit, wieder Kontrolle ausüben zu können, sind die zentralen Ziele in der Traumaheilung.

In einer zweistündigen Sitzung befreite EMDR beide von ihren Traumata. Die Bilder verblassten. Der Glauben, sie seien an dem Unfall schuld, verlor seine Schärfe. Die Tragödie konnte, ausgehend von den verursachten Traumasymptomen, entschärft und ins Gedächtnis integriert werden.

Sie gingen ungeheuer erleichtert weg und die nachfolgende Stunde eine Woche später half ihnen, die Ergebnisse zu vertiefen. Einen Monat später erhielt ich einen Brief von Bill, der mir in sehr bewegenden Worten für meine Hilfe dankte, während ich am selben Tag einen Anruf von seiner Frau erhielt, die mir sagte, dass Bill geheilt sei und dass sie den Mann zurück erhalten hatte, den sie liebte. Als ich sie bei einer Gala im darauf folgenden Jahr wieder sah, war Bill in Rente gegangen, sie waren weggezogen und führten ein glückliches, relativ stressfreies, liebevolles Leben. Aber bevor Bill in Rente gegangen war, sollten sich unsere Wege noch einmal kreuzen.

Sechs Monate nach Abschluss der Behandlung von Bill, kam Steve zu mir mit einer völlig anderen Geschichte. Steve war Vietnamveteran, der während seiner zwei Jahre im Dschungel heftige Kämpfe erlebt hatte. Er war ein großer, vierschrötiger Mann mit flammend rotem Haar und einem roten Gesicht, die Sorte von Kerlen, die Schlägereien lieben und denen man nicht über den Weg laufen möchte, wenn sie in schlechter Stimmung sind. Er war Angestellter der Eisenbahngesellschaft, wenn auch kein Lokomotivführer. Er berichtete, dass er nahe an den Schienen gearbeitet hätte, als der Zug mit über hundert Kilometer in der Stunde angerast gekommen sei und Schutt hoch gewirbelt habe. Ein leerer Farbenkanister hatte ihm seinen Arm und seine Schulter aufgerissen und ihn zu Boden geworfen.

Schnell wurde die Nachricht über seine Verletzung durchgegeben und die Strecke wurde in beiden Richtungen gesperrt, bis er weggebracht werden konnte. Steve lag zwischen den Schienen, betäubt und halb ohne Bewusstsein und wartete auf ärztliche Versorgung. Keiner hatte geahnt, als der Helikopter kam, um Steve ins Krankenhaus zu bringen, dass der Lärm der Rotorenblätter bei ihm ein heftiges Flashback antriggern würde, ihn hineinversetzen würde in einen Dschungelkrieg von vor dreißig Jahren, am anderen Ende der Welt. Steve hatte Panik und es dauerte eine gute Stunde, seine Panikattacke durch Gespräch herunterzuregeln und ihn auf eine Tragbahre zu legen, um ihn weg zu tragen.

Es erstaunte mich nicht, von Steves Reaktion zu hören. Wenn ein Teil des Nervensystems, das durch ein nicht behandeltes Trauma noch *eingefroren* ist, durch ein weiteres Trauma reaktiviert wird kann das Opfer - selbst noch Jahrzehnte später - seine Erlebnisse erneut durchleben, so als erlebt er es eben jetzt gerade. Obwohl sich dies wie eine Halluzination anhört, wie ein Symptom einer Psychose, handelt es sich in diesem Augenblick um eine neurophysiologische Reaktion auf ein sie antriggerndes Geschehen. Die Person fühlt, hört und riecht alles genau wie im ursprünglichen traumatischen Geschehen. Es ist entsetzlich. Der Betroffene wird direkt in die Hölle gestoßen, aus der er glaubte, entkommen zu sein. Oft versucht er, sich in irgendeiner Weise dessen bewusst zu bleiben, dass das, was gerade zu passieren scheint, nicht wirklich geschieht, aber manchmal ist die Dissoziation umfassend und das ältere Trauma nimmt den Platz der gegenwärtigen Realität ein.

Es ist mir gelungen, Steve in einer zweistündigen Sitzung durch das Eisenbahntrauma zu geleiten, aber wir arbeiteten wesentlich länger an seinen Vietnamerlebnissen und an dem Schaden, den sie in der Beziehung zu seiner Frau und seinen Kindern bewirkt hatten. Monatelang hatten wir wöchentlich neunzigminütige Sitzungen, während denen Steve langsam von seinem Leiden geheilt wurde, von dem er geglaubt hatte, dass er für den Rest seines Lebens daran zu tragen haben würde. Während einer Unterbrechung im Therapieverlauf entdeckten wir, dass wir beide langjährige Fans von Jackie Gleasons Film *The Honeymooner* waren. Als er meine Praxis nach einer besonders stressbelasteten Sitzung verließ, war Steve so entlastet, dass er mich heiter mit dem traditionellen Gruß von Ralph Kramden's Raccoon Lodge verabschiedete. „Woo-woo", sagte er, und schnippte mit einem imaginierten Waschbärenschwanz an seiner imaginierten Mütze. „Woo-woo", erwiderte ich.

Einmal kam Steve in Tränen zu einer Sitzung. Sein geliebter Baby-Bruder Chip, der labilere Bruder, nie verheiratet, noch immer bei der Mutter lebend, mit sanftem und freundlichem Wesen, war von einem Zug angefahren worden, lag im Long-Island-Krankenhaus und schwebte zwischen Leben und Tod.

Ich hatte den Bericht über den Unfall in meiner Morgenzeitung gelesen, aber ich hatte nicht vermutet, dass der Verletzte Steves Bruder sei. Der Schock über diese Nachricht und die mögliche Auswirkung auf Steves Behandlung warfen mich fast um.

Chip war ein in Brooklyn stationierter Schienenwärter der Eisenbahn. Auf dem Nachhauseweg nach Long Island hatte er begonnen, am Bahnhof die Schienen zu überqueren, auf dem Weg zu seinem Auto. Er sah nach links, sah einen Zug in der Ferne sich nähern und ging weiter. Aber er hatte nicht nach rechts gesehen, und lief genau vor einen Zug, der mit 110 Kilometer in der Stunde auf ihn zufuhr. Durch den Aufprall wurde er 9 Meter weiter geschleudert. Er erlitt ein Schädeltrauma und multiple Frakturen und lag im Krankenhaus im Koma. Die Ärzte gaben ihm weniger als 50 Prozent Überlebenschance.

Zornig stürmte Steve kreuz und quer durch meine Praxis wie ein durch den Raum brausender Zug. „Dieser verdammte Lokomotivführer! Wie zum Teufel konnte er meinen Bruder nicht sehen? Warum hat er kein Warnsignal gegeben oder den Zug angehalten?" In seine Tränen mischten sich Sorge und Wut.

Er konnte nicht verstehen, dass der Unfall nicht die Schuld des Lokomotivführers war. EMDR half beträchtlich, aber Steve konnte dieses neue Trauma nicht vollständig prozessieren, da der Ausgang des Heilungsprozesses von Chip noch ungewiss war. Es gab keine Möglichkeit, Steves Anspannung zu erleichtern. Nur im Verlauf der Zeit würde sich Chips Schicksal entscheiden. Wir arbeiteten so gut wir konnten. Er war in der Lage, sich zu beruhigen und für seinen Bruder zu beten, aber wir wussten, dass noch eine Menge Arbeit zu tun sei. Er war einverstanden, mich über Chips Zustand auf dem Laufenden zu halten, und er verließ unser Treffen, zu bekümmert für das gewohnte „Woo-woo".

Am nächsten Tag erhielt ich einen Anruf. Ich hatte erwartet, etwas von Steve zu hören, aber es war Bill. „Ich muss Sie sehen", sagte er.

In einem Augenblick fügte ich die Teile zusammen. Ohne es mitgeteilt bekommen zu haben. Ich kannte den Grund für den Anruf.

Am nächsten Tag kam dann ein verzweifelter Bill in mein Büro. „Ich habe einen anderen Kerl angefahren", sagte er und benutzte eine Wendung, die ich schon von anderen Lokomotivführern gehört hatte. Es war *er*, nicht der *Zug*, der *einen Menschen angefahren* hatte.

Ich zeigte mein Interesse und mein Mitgefühl. „Erzähl mir davon."

„Es war ein Angestellter der Eisenbahn, einer der unsrigen, der die Schienen überquerte. Da ist eine Kurve an der Bahnhofseinfahrt. Mein Zug hält da nicht an, und ich gab das Warnsignal wie üblich. Aber er gab nicht Acht. Er lief mir direkt vor den Zug. Einen Schritt mehr und ich hätte ihn mit voller Wucht getroffen, aber so ist es schon schlimm genug, ich traf ihn seitlich. Dieser entsetzliche

Bums klingt immer noch in meinen Ohren. Man weiß nicht, ob er überleben wird."

Wenn wir ein zweites Trauma behandeln, gibt es eine Restwirkung aus der ersten Behandlung. Obwohl das Ergebnis des Unfalls noch zweifelhaft war, benötigten wir nur eine zweistündige Sitzung, um Bills PTBS zum Verschwinden zu bringen. Eine Nachfolgestunde einige Monate später zeigte, dass alle mit dem Trauma verbundenen Emotionen aus diesem zweiten Unfall aufgelöst geblieben waren.

Inzwischen arbeitete ich mit Steve weiter. Ich musste dem Bedürfnis widerstehen, ihm zu sagen: „Ich weiß, wer den Zug gefahren hat, der deinen Bruder angefahren hat. Den Lokomotivführer trifft keine Schuld." Wenn ich dies gesagt hätte, wäre es beides gewesen, ein Bruch der ärztlichen Schweigepflicht und ein Behandlungsfehler. Steves Gefühle waren noch zu verletzt, um sich selbst in den Lokomotivführer hinein versetzen zu können. Er hätte meine Arbeit mit Bill als emotionalen Verrat an ihm angesehen. Während ich Steve behandelte, musste ich alles, was ich über Bill und sein Leid wusste, beiseite stellen. Und ich musste Mitgefühl haben mit Steves Wut auf einen Mann, zu dem ich größte Sympathie empfand. Ich befand mich in einer außergewöhnlichen Lage und ich fragte mich, ob irgendein Therapeut jemals eine ähnliche Situation durchleben musste. Ich empfand es als belastend, und ich hoffte, nicht so bald noch einmal in ein solches Gewirr von Koinzidenzen verstrickt zu werden.

Wunderbarerweise wurden Steves Gebete erhört. Chip wurde langsam wieder gesund. Durch diese gute Nachricht konnte sich Steve zunehmend von der Auswirkung seiner PTBS befreien. Nach weiteren sechs Monaten war die Behandlung abgeschlossen. Seine Wut war verschwunden und er hatte dem Lokomotivführer verziehen. Er hatte sein Leben unter Kontrolle und stand nicht mehr unter der Auswirkung des Horrors, den er erlebt hatte und dessen Zeuge er gewesen war. Ich wandte meine Aufmerksamkeit anderen Fällen zu. Von Zeit zu Zeit fragte ich mich, wie es Steve wohl ginge. Der dreifache Traumaschock (Vietnam, Farbeimer, Bruder) wäre für niemanden eine leichte Bürde gewesen, trotz EMDR.

Zwei Jahre später wollten meine Frau Nina und ich soeben ein japanisches Restaurant betreten, als sich die Eingangstür öffnete und zwei Männer heraustraten. Der kräftigere von beiden stützte den andern, der sich auf einen Stock lehnte. Ich erkannte auf der dunklen Straße keinen von beiden, aber der schwergewichtige Mann erkannte mich. Seine Hand glitt zu seinem Hinterkopf und er schnippte an einem imaginären Waschbärenschwanz. „Woo-woo", rief er.

„Woo-woo", gab ich zurück und Steve und ich umarmten uns.

„Ich möchte gerne, dass Sie meinen Bruder kennen lernen", sagte er. Ich schüttelte Chip die Hand, der strahlend neben ihm stand. „Ich habe ihm erzählt, wie Sie mein Leben gerettet haben", fuhr Steve fort. „Vielleicht können Sie auch ihm irgendwann helfen. Er ist immer noch von dem Unfall erschüttert."

„Würden Sie gerne zu mir kommen?" fragte ich Chip.

Er zögerte, dann stieß er hervor. „Warum nicht?"

Und so begann ich den dritten Mann in dem bizarren Dreieck von Tod und Verletzung auf den Schienen zu behandeln. Chip hatte Mühe, sich genau zu erinnern, was ihm passiert war. Es war schwierig festzustellen, wie viel von der Amnesie physisch und wie viel psychisch war. Aber an verschiedenen Punkten der Arbeit an dem Unfall überrollte ihn die emotionale Implikation, und er weinte sehr. Ihm war durch die Liebe, die Unterstützung und die Gebete seiner Familie sehr geholfen worden, speziell durch die von Steve, und in drei Monaten mit Doppelsitzungen war er auf gutem Weg der Besserung. Einige der Erinnerungen kamen trotzdem zurück. Der Klang von Signalpfeifen von Zügen quälte ihn weiterhin, und er konnte sich im Auto keinem Bahnübergang nähern, ohne eine überwältigende Panikattacke zu erleiden, mit der Angst, das ihm folgende Auto könnte ihn auf die Schienen schieben. Durch wiederholtes Bearbeiten der noch übrig gebliebenen Themen verschwanden mit der Zeit diese ebenfalls. Nach Abschluss seiner Behandlung war er in der Lage, in einem besseren Gesundheitszustand ins Haus seiner Mutter zurückzukehren.

Inzwischen war Steve in Rente gegangen und nach Atlanta umgezogen. Eines Tages rief er an und sagte mir, dass Chip bei ihm sei, und er dankte mir für die Hilfe, die ich beiden gegeben hatte. Als wir aufgelegt hatten, fühlte ich mich überglücklich und fast schwindelig. Meine Hand ging unwillkürlich zum Hinterkopf und ich schnippte mit den Fingern nach oben.

Woo-woo, dachte ich und öffnete dem nächsten Klienten die Tür.

Eric: Die Familie im Scheinwerferlicht

Seit 1998 war die Behandlung von Lokomotivführern meine Spezialität geworden. Sie kamen nicht nur von selbst zu mir – oft von Bob Franke vermittelt. Manchmal suchte ich auch den Kontakt zu ihnen. Ich kontaktierte sie niemals direkt, sondern nutzte den Kontakt mit der Lokomotivführerbruderschaft, um sie wissen zulassen, dass ich für sie da sei. So auch als ich die schreckliche Geschichte las, dass ein Zug eine Frau und ihre drei kleinen Kinder überfahren und getötet hätte. Ich wusste, dass der Lokomotivführer – sein Name war Eric – am Boden zerstört sein müsste. Daher nutzte ich meine Kontakte und versuchte ihn zu erreichen. Lokomotivführer erhalten einen Platz als schlimmste Fälle ganz oben auf meiner Warteliste der Therapienachfragen und Eric stand auf der Liste ganz oben. Erics Bruder verstärkte unbeabsichtigterweise meinen Entschluss, als er in einer Radiosendung sagte: „Er wird nie wieder der Alte werden. Das Bild wird ihn für immer begleiten." Seine Worte bestärkten meinen Entschluss, Eric zu finden. Ich wusste, wenn ich die Möglichkeit erhielte, würde ich ihm helfen können, sein Erlebnis zu verarbeiten.

Die Nachricht erreichte mich, dass Eric Hilfe erhalten hatte und dass es ihm gut ging. Aber drei Monate später rief mich der Vorsitzende der örtlichen Eisenbahnervereinigung an. „Würden Sie Eric treffen wollen?" Ich war einverstanden. Ich hielt mir einen Vormittag frei, da ich nicht wusste, wie viel Zeit nötig wäre. Der Vorsitzende begleitete ihn herein und saß dann bis zum Ende der Sitzung geduldig im Warteraum.

Eric berichtete mir die Einzelheiten sehr ruhig, obwohl er offensichtlich unter großer emotionaler Belastung stand. Der Unfall hatte sich nachts ereignet und das unheimliche Bild quälte ihn: Die Scheinwerfer des Zugs erfassten plötzlich die Frau und die Kinder, die mit dem Rücken zu ihm auf den Schienen standen. Er wusste nicht, ob es Selbstmord oder ein Unfall war, wie die Zeitungen berichteten. Er hatte geglaubt, ganz alleine für sich das Schlimmste verarbeitet zu haben, aber eines Nachts hatte er einen Alptraum, in dem er vier Geisterköpfe wehklagend auf sich zukommen sah. Als er am nächsten Tag in die Führerkabine kletterte und vor den Kontrollschaltern saß, begann er unkontrollierbar zu zittern, eine Panikattacke folgte, so schwerwiegend, dass man ihm helfen musste, vom Zug herunter zu steigen. Dieser Vorfall war so erschreckend für ihn, dass er um Hilfe nachsuchte.

Als wir mit EMDR begannen, steckte Eric in einem einzigen eingefrorenen Bild fest: die Frau und die Kinder im Scheinwerferlicht. Aber dann wurde das Bild von einem andern ersetzt, dann von einem weiteren. Die Frau und die Kinder. Die explodierenden Körper. Der Anblick und der Blutgeruch. Der Klang der Schreie und das Kreischen der Bremsen, gefolgt von einer Grauen erregenden Stille.

Eric erinnerte sich auch an das Danach, als die Polizei ihn befragte. Es war ihr Job, das wusste er, aber er fühlte sich wie ein Opfer eines Überfalls, das eines Angriffs beschuldigt wurde.

Unsere EMDR-Sitzung dauerte zweieinhalb Stunden. Als wir uns der Auflösung des Traumas näherten, sah Eric die verblassten Bilder der vier Opfer friedvoll zum Himmel aufsteigen. Er hörte ätherische Stimmen sagen: „Wir sind nun bei Gott!" Dann war es vorbei. Sein SUD-Wert war bei 0, seine Gefühle, sein Körper, seine Gedanken waren ruhig geworden, so erstaunlich, wie es auch erscheinen mag. Als er eine Woche später zu einer Nachfolgesitzung kam, konnten wir kein Resttrauma finden, obwohl ich sehr nach Anzeichen suchte. Er hatte die Szene des Unfalls überstanden, sprach ein Gebet, litt nicht mehr unter Flashbacks und führte sein Leben weiter.

Max: Das Blutbad in Long Island

Am 7. Dezember 1993 um 15 Uhr 33 nachmittags verließ der Zug Nummer 1256 den Bahnhof Pennsylvania Station, um seine abendliche Rundfahrt durch die Vororte zu beginnen. Zwischen den Bahnhöfen New Hyde Park und Merillon saß ein Mann, Colin Ferguson, im dritten Waggon von vorne, stand auf, zog eine automatische Waffe, begann aufs Geratewohl auf die Passagiere zu feuern und bahnte sich systematisch seinen Weg durch zum ersten Waggon. Wäre nicht der Mut der Fahrgäste gewesen, die ihn wahrscheinlich zu Boden gezwungen haben, wären viel mehr Menschen verletzt oder getötet worden. Carolyne McCarthy, deren Mann im Zug getötet und deren Sohn verwundet worden war, wurde später in den Congress gewählt, nachdem sie für Waffenkontrolle gekämpft hatte. Umfangreichere Sicherheitsvorkehrungen wurden von der Eisenbahn eingerichtet. Noch Jahre später verfolgte diese Erinnerung die Pendler. Etwa zwanzig Fahrgäste und auch der Schaffner wurden später von meinen Kollegen mit EMDR behandelt.

Der Lokomotivführer des Zugs 1256 war ein freundlicher Mann, ein sympathischer achtunddreißig Jahre alter Bodybuilder mit massiven Schultern und mächtigem Nacken namens Max, der zufälligerweise ein guter Freund von Bob Franke war. Von seinem Platz in der Lokomotive aus konnte er das Töten nicht sehen, aber er konnte den Lärm des Durcheinanders hinter sich hören. Er glaubte, es handele sich um einen Diebstahl, und dass das Beste sei, sofort die Polizei zu rufen, dann auf dem nächsten Bahnhof - Merillon - den Zug anzuhalten und im Zug die Ankunft der Polizei abzuwarten.

Aber es gab ein Problem. Der Bahnhof Merillon kann nur acht Waggons aufnehmen, nicht die zehn des Zugs 1256. Max wusste, wenn er die Türen öffnen würde, könnten die Leute aus den letzten beiden Waggons, bei dem Versuch auszusteigen, auf den steilen Bahndamm hinunterfallen und verletzt oder getötet werden. Andererseits, wenn er die Türen geschlossen hielte, wären die Passagiere im Zug eingesperrt, bis Hilfe käme. Angesichts dieses Zwiespalts entschloss er sich, die Türen geschlossen zu halten.

Inzwischen waren die Polizei und die Sanitäter angekommen, das Massaker war vorüber. Max kletterte aus der Zugführerkabine und ging den Bahnsteig entlang und sah zum ersten Mal, was wirklich passiert war. Polizei und Sanitäter schwärmten durch die Wagen, er aber war wie vor den Kopf geschlagen besonders vom Anblick eines asiatischen Mädchens, das buchstäblich in Stücke zerschossen worden war, ein Bild das ihn die nächsten Jahren verfolgen sollte. Ihm brach der kalte Schweiß aus, seine Knie gaben nach, er musste sich an einem Mast festklammern, um nicht auf dem Bahnsteig hinzufallen.

Ferguson wurde des versuchten und vorsätzlichen Mordes angeklagt und der Vorfall wurde eine schwere Belastung für die Geschichte der Eisenbahn und der Eisenbahngesellschaft. Max machte seinen Job weiter. Er dachte, er hätte den Schock überwunden. Dann sechs Jahre später, als er den 5:33-Uhr-Zug besteigen wollte, den er die ganzen Jahre über gefahren hatte, warf er einen Blick auf die Nummer der Lok: 1256. Es war das erste Mal, dass er die Lok nach jenem Vorfall fahren sollte. Dieser Anblick trieb ihn in eine so schwere Panikattacke, dass er den Zug nicht besteigen konnte. Alles kam ihm wieder hoch, inklusive des Bildes des asiatischen Mädchens, und er wurde plötzlich von Schuldgefühlen überschwemmt. „Es war meine Schuld, dass diese Menschen gestorben sind. Ich habe die falsche Entscheidung getroffen. Wenn ich die Türen geöffnet hätte, wäre nichts von alledem geschehen."

Dies war seine negative Kognition, die er vorbrachte, als er auf Drängen von Bob Franke zu mir kam. Als wir zusammen arbeiteten, sah er zum ersten Mal der Tatsache ins Auge, dass auch er selbst hätte getötet werden können. Dies hatte er zuvor ausgeblendet. In einer einzigen zweistündigen EMDR-Sitzung war das Trauma zu 95 Prozent aufgelöst! Die restlichen Probleme wurden in einer weiteren Sitzung eine Woche später gelöst. Das Bild des Waggons war verblasst und verschwand dann. Der Lärm der Schreie war verstummt. Ja, er ist immer noch traurig über diese Tragödie. Die Erinnerung daran ist nicht gelöscht. Max hatte lange Zeit unter einer klaustrophobischen Angst in Menschenmengen gelitten. Während des Durchprozessierens verband er diese Angst zum ersten Mal mit dem Vorfall. Auch die Klaustrophobie konnte später beseitigt werden.

EMDR-Therapeuten begleiten ihre Klienten – anders als in anderen Therapieformen – in einer besonders intensiven Weise auf ihrer therapeutischen Reise. So fuhr ich mit den Lokomotivführern in ihrer Kanzel mit und erlebte mit ihnen die Schrecken der Traumata und die Erlösung von den belastenden Erinnerungen. Für die Therapeuten ist es eine Reise voller spiritueller Bildersymbolik, voller Gefühle und Körperempfindungen und eine Freude, Klienten in so kurzer Zeit helfen zu können, *at Warp Speed*. „Ich habe das die ganze Zeit über vorausgesehen", ist die geheime, freudige Überzeugung der Therapeuten.

Viele Klienten hätten sich nie vorstellen können, wie sehr ihr Leben mit Hilfe von EMDR hatte verändert werden können und dies in so kurzer Zeit. Bei der Behandlung unserer Klienten wird uns immer die Ehre zuteil, die seltsame Welt betreten zu dürfen, die von den wundersamen Gesetzmäßigkeiten des Gemüts regiert wird.

5. Das Gehirn ist ein Magier: Der Prozess der Dissoziation

Warum wirkt EMDR in der Traumatherapie so gut? Wenn man bei Anwendung des Protokolls das Ausgangsthema benennt, dann den schlimmsten intrusiven Sinneseindruck findet, dann die damit verbundenen Selbstüberzeugungen und Sinnes- und Körpererfahrungen, identifiziert man den Bereich, in dem das Trauma im Nervensystem feststeckt. Die Anwendung der bilateralen Stimulierung reaktiviert das System, hebt die Blockierung auf, stellt die unterbrochenen Verbindungen wieder her und ermöglicht damit Heilung.

Das Gehirn kann – wie ein Magier – schmerzliche Erinnerungen verschwinden lassen. Diesen Prozess nennt man Dissoziation. Hierbei verdeckt das bewusste Denken unerträgliche Gefühle und Erinnerungen, manchmal durch vorübergehendes Vergessen, manchmal durch eine Mauer der Amnesie, manchmal sogar durch Aufspalten in unterschiedliche Personen. Dissoziation eliminiert die Folgen des Traumas nicht. Sie vergräbt sie lediglich. Wir mögen zwar seine Folgen nicht bewusst wahrnehmen, können uns oft nicht einmal an das ursprüngliche Trauma selbst erinnern. Aber obwohl es durch diese Schutzmaßnahme verborgen wurde, bleibt es doch aktiv. Es verändert die Art unseres Denkens, die Art, wie wir fühlen, emotional und auch körperlich, die Art, wie wir sprechen, die Art, wie wir uns benehmen, die Art, wie wir *sind.*

Trauma und Dissoziation gehören zusammen wie die Hand und der Handschuh und EMDR kann helfen, den Handschuh abzulegen. Nur indem wir zum Zentrum des Traumas vorstoßen, es wahrzunehmen beginnen und es deutlich erkennen, können wir seinen Einfluss beseitigen. Nur dann können wir das Trauma überwinden. Eine Veränderung eines solchen Dramas benötigt einen sorgsamen und sensiblen Umgang. Altes Schutzverhalten muss umsichtig beseitigt werden, damit ein neues passenderes Verhalten an seine Stelle treten kann.

Dysfunktionale Dissoziation

Wenn ein Mensch mit einer realen oder vermuteten Gefahr konfrontiert wird, reagiert er körperlich: Der Adrenalinausstoß erhöht sich, die Atemfrequenz nimmt zu oder stockt für einen Moment, die Haut wird blass oder rot, das Bewusstsein ist schockiert, nimmt das Trauma zuerst als solches wahr und vergisst dann das traumatische Erlebnis, das dem Trauma zugrunde liegt. Ein schwerwiegendes Trauma ist, einfach gesagt, zu heftig, als dass es integriert werden könnte. Reflexartig schützen wir uns davor. Wir verstecken es außerhalb unseres Bewusstseins. Früher nannten Therapeuten das *Abwehr*. Heute wird dieser Vorgang im Allgemeinen als Dissoziation bezeichnet.

Nicht jede Dissoziation ist dysfunktional. In der Tat, wenn wir ständig mit all dem konfrontiert wären, was wir fühlen, würden wir überflutet und wären nicht mehr in der Lage zu reagieren. Wenn die Gedanken während eines Vortrags abschweifen und man nicht die geringste Ahnung davon hat, was man gerade zuvor gehört hat, ist das Dissoziation. Wenn man die Seiten eines Buchs umwendet und man nicht mehr weiß, was auf der Seite zuvor stand, ist das Dissoziation. Wenn man auf einer Autobahn fährt und plötzlich bemerkt, dass man sich die meiste Zeit nicht bewusst war, dass man fährt, ist das eine Form von Dissoziation. Pathologische Dissoziation jedoch ist eine Traumareaktion.

Wie wir auf ein Trauma reagieren und *wo* im Körper wir reagieren, hängt vom Entwicklungsstand unseres Nervensystems und der Schwere des Traumas ab. Das Nervensystem eines Kleinkindes ist noch nicht voll entwickelt und daher besonders verwundbar. Ein Kleinkind, das wiederholt durch einen Elternteil missbraucht wird, wird das Trauma abspalten, wird dissoziieren, und doch wird das Trauma das gesamte Leben prägen. Die Nachwirkungen werden im Jugendlichen- oder Erwachsenenalter aufbrechen. Ein Kind, das mit fünf oder zehn Jahren missbraucht worden ist, wird schwer geschädigt sein, aber bei seinem höheren Entwicklungsstand kann die Natur der Schädigung anders sein.

Dasselbe passiert, wenn man als Erwachsener einen geliebten Menschen verliert. Man wird sich für kurze Zeit noch so fühlen, als ob der Dahingegangene noch am Leben wäre. Man spricht von ihm in der Gegenwartsform. Man *sieht* ihn sogar die Straße entlang gehen. Dies ist ein *normaler* dissoziativer Vorgang. Der Verstand hat zwar die Information erhalten, dass der Mensch tot ist, aber das emotionale Gehirn kämpft noch darum, das zu akzeptieren. Erst nach und nach wird die Wahrheit über den Tod des geliebten Menschen vom *denkenden* Gehirn in das gesamte Nervensystem weiter geleitet. Dabei wird dem Betreffenden ermöglicht, in die nächsten Stadien zu gelangen – Trauer, Ärger, Depression. Wer aber ein schweres Trauma erleidet, zum Beispiel im Krieg oder so wie es Bob, Steve oder Bill ging, dann wird man nicht in der Lage sein, das Trauma ohne fremde Hilfe zu bewältigen. An diesem Punkt ist EMDR vermutlich von unschätzbarem Wert.

Die Verbreitung von Missbrauch

Wenn es um Kindesmissbrauch geht, verschließen ganze Gesellschaften die Augen. Seine Folgen sind zerstörerisch. Was das über uns als menschliche Wesen aussagt, ist so bedrohlich, dass wir es vorziehen, Schlagen oder sexuelle Ausbeutung von Kindern als vereinzelte Vorkommnisse zu betrachten, als Taten aus Verderbtheit, die keine *normale* Gemeinschaft gutheißen könnte. Wie Judith Lewis Herman in ihrem richtungweisenden Buch *Trauma and Recovery* (1992) (deutsche Übersetzung *Die Narben der Gewalt*, 1993, S. 17/18) sagt:

> Bei der Erforschung psychischer Traumata stieß man wiederholt in Bereiche des Undenkbaren vor und kam zu grundlegenden Glaubensfragen. [...] Die Untersuchung psychischer Traumata konfrontiert den Forscher mit der Verwundbarkeit des Menschen in seiner natürlichen Umwelt und mit der Fähigkeit zum Bösen als Teil menschlicher Natur. Wer psychische Traumata untersucht, muss über furchtbare Ereignisse berichten. Bei Naturkatastrophen oder Ereignissen, die auf höhere Gewalt zurückzuführen sind, ist es für die Berichterstattung leicht, Mitleid für das Opfer zu empfinden. Ist das traumatische Ereignis jedoch Folge menschlichen Handelns, ist der Berichterstatter im Konflikt zwischen Opfer und Täter gefangen.
>
> Es ist moralisch unmöglich, in diesem Konflikt neutral zu bleiben. Der Zuschauer muss Stellung beziehen. Die Versuchung, sich auf die Seite des Täters zu schlagen, ist groß. [...] Der Täter erwartet vom Zuschauer lediglich Untätigkeit. Er appelliert an den allgemein verbreiteten Wunsch, das Böse nicht zu sehen, nicht zu hören und nicht darüber zu sprechen. Das Opfer hingegen erwartet vom Zuschauer, dass er die Last des Schmerzes mit trägt. [...]

Um sich der Verantwortung für seine Verbrechen zu entziehen, fördert der Täter auf jegliche Weise das Vergessen. Die ersten Verteidigungstaktiken des Täters sind Geheimhaltung und Schweigen. Wenn Geheimhaltung nicht mehr möglich ist, greift der Täter die Glaubwürdigkeit des Opfers an. Wenn er das Opfer nicht ganz und gar zum Schweigen bringen kann, sorgt er soweit wie möglich dafür, dass dem Opfer niemand zuhört. [...] Nach jeder Gewalttat sind die gleichen Ausreden zu erwarten: Es ist nie geschehen; das Opfer lügt; das Opfer übertreibt; das Opfer ist selbst schuld; und es ist ohnehin an der Zeit, dass man die Vergangenheit ruhen lässt und in die Zukunft blickt. Je mächtiger der Täter, desto umfassender ist sein Vorrecht, Realität zu benennen und zu definieren, und desto vollständiger kann er seine Argumente durchsetzen.

Erwachsene besitzen eine enorme Macht über kleine Kinder, und kein Täter ist mehr bemüht, seinem Opfer Stillschweigen aufzuerlegen als ein Erwachsener, der ein Kind missbraucht. Da kleine Kinder noch nicht sprechen oder reagieren können - weil ihr Gehirn noch nicht genügend ausgebildet ist, um verstehen zu können, was vor sich geht -, sind sie nicht in der Lage, ihrem Peiniger und dem Trauma selbst zu entkommen. Sie können nur eines tun: Sie versuchen zu dissoziieren. Ein Kind von sechs oder sieben Jahren wird oft aus seinem Körper *heraustreten*, wenn es missbraucht wird, indem es zwar beobachtet, aber nichts fühlt und zu verschwinden versucht. Das ist ein Symptom, das von Missbrauchsopfern jeglichen Alters beschrieben wird. Oft wird dieses Bedürfnis nach Dissoziation erfüllt und damit bleibt der Kern der Persönlichkeit tief innen versteckt, manchmal dauerhaft.

Ob wir es abstreiten oder nicht, Kindesmissbrauch ist in unserer Gesellschaft weit verbreitet, so wie es auch durch Jahrtausende schon vor unserer Zeit der Fall war. Dabei gibt es üblicherweise keinen Zeugen außer dem Täter und dem Opfer. Wir können die Anzahl der Fälle nur schätzen, weil die Zahl der nicht angezeigten Fälle, wie wir wissen, durch Angst, Schuld, Scham oder durch dissoziatives Vergessen unbekannt ist. Sigmund Freud schrieb 1896 in *Zur Ätiologie der Hysterie*, dass einem jeden Fall von Hysterie ein oder mehrere sexuelle Erlebnisse in der Kindheit zugrunde liegen würden, also Vorfälle, die in den frühesten Kinderjahren stattgefunden hätten. Er hat dies später zurückgenommen (vielleicht aufgrund von Leugnung eigener Verstrickung, vielleicht von der Gesellschaft unter Druck gesetzt, die behauptete, dass solche Dinge nicht geschehen würden), und beschrieb solche Vorfälle als Einbildung, von der

Hysterie verursacht, eine zeittypische Zuschreibung, obwohl eine Symptomatik beschrieben wird, die wir heute posttraumatische Stresssymptome nennen. Auch wenn die Erinnerung nicht genau und auch manchmal lückenhaft ist, so weiß man doch aus der Erfahrung, dass eine Dissoziation nicht ohne gute Gründe vorhanden ist - der Mensch *benötigt* das Vergessen.

Es ist ein kontroverser Streit um das *falsche Erinnerungssyndrom* entbrannt, seit einige unverantwortliche Therapeuten leicht beeinflussbaren Klienten Traumata ohne ausreichende Grundlage suggerierten. Dieses Etikett wurde jedoch auch dazu benutzt, um wieder aufgetauchte Missbrauchserinnerungen abzustreiten, auch wenn sie als zutreffend nachgewiesen worden waren.

Es ist eine Binsenwahrheit, dass Menschen zu einer außergewöhnlichen Freundlichkeit und gleichzeitig zu schlimmster Verworfenheit in der Lage sind. Wir tragen gleichzeitig das Potential zum Schlimmsten und zum Besten in uns. In jeder Mutter Theresa steckt gleichzeitig eine dunkle Seite, in jedem Verbrecher steckt die Fähigkeit zur Sühne. Wir alle kämpfen darum, unsere aggressiven Impulse im Zaum zu halten und die menschenfreundlichen zu entwickeln. Nicht jedem von uns gelingt das. Und unsere Fähigkeit, Schaden zuzufügen, kann am bittersten sein, wenn sie sich gegen unsere eigenen Söhne oder Töchter richtet. Als Therapeut sehe ich, dass diese beiden Kräfte miteinander im Streit begriffen sind, in jedem Klienten, den ich behandle, ebenso wie in mir selbst. Es erstaunt mich nicht, wenn *der Junge von nebenan* einen mächtigen Sprengsatz vor einem stark besuchten Regierungsgebäude zündet oder wenn ein Mörder sein Leben in der Haft der Unterstützung seiner Mitgefangenen widmet.

Connie: Durch Licht angetriggert

Ich habe festgestellt, dass EMDR-Therapeuten besser als andere Therapeuten dazu befähigt sind, bei ihren Klienten dissoziative Symptome festzustellen. Bei Depression, Angst und Verhaltensproblemen arbeiten viele Therapeuten oft am Symptom, obwohl es sich um eine dissoziative Identitätsstörung handelt, eine neurologische, traumaverursachte Art, einer Bedrängnis zu entfliehen, die zu überwältigend ist, als dass eine Konfrontation damit möglich wäre. Für

Therapeuten ebenso wie für Klienten ist es wichtig, sich daran zu erinnern, dass eine solche Aufspaltung keine wirkliche Geisteskrankheit ist, sondern im Gegenteil eine Art von gesunder Reaktion, eine letzte Hilfsmöglichkeit, um den Sturz in den Trauma-Abgrund zu verhindern. Ein zu schnelles Berühren traumatischer Erinnerung kann jedoch eine immense Desorientierung verursachen. Eine zu frühe und nicht sachgerechte Anwendung von EMDR kann diesen Prozess verschärfen.

Bevor ich in EMDR eingeführt worden war, hatte ich drei Jahre in förderlicher Weise mit Connie an ihren Symptomen von Panik und Depression gearbeitet. Ich wusste, ich hatte den Kern ihrer Probleme nicht erreicht und vermutete, dass etwas zutiefst Verstörendes vorgefallen sein musste, als sie klein war. Während der Behandlung erinnerte sie sich, dass ihr Vater, ein Polizist, sie als kleines Mädchen manchmal geschlagen hatte und dass sie Unterstützung bei der Einschätzung benötigte, zu erkennen, dass ihre sie überschwemmenden Ängste und ihre Selbstkritik mit diesen Vorfällen zusammenhingen.

Ich bemerkte, dass Connie zusammenzuckte, wenn ich eine Lampe anschaltete oder die Jalousien am Fenster hochzog. Es ging ihr gut, wenn der Raum gleichmäßig konstant ausgeleuchtet blieb. Sie war eine schmale, gut gekleidete Endfünfzigerin, mit kurzem braunem Haar, die sich selbst zu schützen schien, indem sie sich vorbeugte und die Augen beschirmte, auch wenn das Gespräch harmlos war. Ich war zuerst beeindruckt, wie adrett sie war, wie gut manikürt und frisiert, wie ein kleines Mädchen, das versucht, seinen Eltern zu gefallen.

Ich suchte nach einem Durchbruch, als ich vom Training als Supervisor zurückkehrte und beschloss auszuprobieren, wie Connie auf EMDR reagieren würde. Ich bat sie, ein Thema auszuwählen, mit dem wir arbeiten könnten. „Meine Lichtempfindlichkeit“, sagte sie.

Lichtempfindlichkeit ist kein eigentliches Thema, aber sie wählte ein kürzlich zurückliegendes Erlebnis, bei dem Licht sie gestört hatte. Als negative Kognition fand sie *Gefahr*. Der Belastungsgrad war 8 und sie fühlte Angst in der Brust und in den Extremitäten. Die Rechts-Links-Augenbewegungen ließen schnell eine frühe Erinnerung auftauchen.

„Ich habe eine Erinnerung, ich war fünf Jahre alt“, sagte sie. „Ich bin mit meinem Vater auf der Straße und schaue zu dem Fenster eines Krankenhauses hinauf. Meine Mutter ist hinter diesem Fenster und ich darf sie nicht besuchen. Das Sonnenlicht spiegelt sich so im Fenster, dass ich sie nicht sehen kann.“

Ihre Stimme wurde leise und schwach. „Jetzt sind wir wieder zu Hause zurück, mein Vater und ich, und ich bin im Badezuber und er wäscht mich - überall - mit einem Waschlappen. Es ist warm in der Wanne, angenehm.“ Sie schüttelte den Kopf, verwirrt. „Etwas Schlimmes passiert. Ich fühle eine Berührung zwischen meinen Beinen. Mein Vater“, sagte sie, und ihre Stimme wurde vor Schrecken laut, „mein Vater steckt seinen Finger in mich hinein!“

Sie wurde extrem aufgeregt. „Es ist nicht passiert“, schrie sie, „Es kann nicht passiert sein. Warum habe ich das gesagt? Warum *denke* ich das?“ Sie stand auf und lief durchs Zimmer, während unzusammenhängende Bilder wie eine Lawine aus ihrer Erinnerung aufstiegen, Bilder von ihrem Vater und ihr in der Wohnung, wieder im Badezuber, diesmal war sie sechs. Ich hatte noch nie zuvor eine solche Verzweiflung erlebt, daher versuchte ich, sie in die Gegenwart zurück zu holen.

„Connie, was machen Sie heute am Abend?“

„Ich liebe ihn“, schrie sie. „Er hat diese schrecklichen Dinge nicht getan. Er kann es nicht getan haben. Er liebte mich.“

„Connie, wir werden das angehen, Schritt für Schritt. Versuchen Sie, dem Zeit zu lassen.“

Sie kehrte zu ihrem Stuhl zurück und ihre Atmung wurde ruhiger, obwohl sie noch immer sichtlich in Aufruhr war. Wir gingen zu gewohnten Themen zurück, um ihr wieder Sicherheit zu vermitteln, ihre Klagen über den Job, ihre Konflikte mit ihrem Mann und sie verließ meine Praxis ruhig und mit dem Versprechen anzurufen, wenn sie wieder überschwemmt würde. Wir verabredeten einen Telefonkontakt am nächsten Tag und eine weitere Stunde in derselben Woche.

Nach drei besonders tumultartigen Tagen kam sie in einer düsteren Verfassung in meine Praxis. Ihr Schlaf war von Alpträumen unterbrochen. Das war bei ihr ungewöhnlich. Im Allgemeinen fühlte sie sich erleichtert nach unseren Stunden und sie schlief gut. In dieser Sitzung wendete ich EMDR nicht an. In den darauf folgenden Wochen arbeiteten wir daran, wieder festen Boden unter die Füße zu bekommen, und sprachen darüber, was aufgetaucht war, und ob sie es möglicherweise noch einmal mit EMDR versuchen wollte. Offensichtlich war etwas aktiviert worden, was sonst durch konventionelle sprechende Therapie nicht erreicht werden konnte.

Connie wappnete sich zu Beginn unserer erneuten EMDR-Stunde, und wir kehrten zu ihrem Bild zurück.

„Das Licht."

„Wie hoch ist der Belastungsgrad?"

„Zehn."

„Beobachten Sie, was in Ihnen passiert", leitete ich sie an und bewegte meine Hand langsam hin und her.

„Es ist - es kommt von links zu mir, vom Schlafzimmer meiner Eltern. Ich liege in meinem Bett und ich sehe das Licht von dort in mein Zimmer leuchten." Erneut schüttelte sie zur Verneinung den Kopf. „Ich weiß, dass das nicht passiert ist - *es ist nicht passiert!* Mein Vater stand an meiner Zimmertür. Er kam auf mein Bett zu. Jetzt liegt er auf mir drauf. Er steckt seinen Penis in mich. Und es tut weh. Es tut weh!"

In dem Maße, wie ihre Bilder an Realität gewannen, geriet sie zunehmend in einen dissoziativen Zustand. „Ich bin dort im Zimmer mit ihm. Ich bin *jetzt* dort. Ich kann kaum atmen. Er ist so schwer. Ich kann mich nicht bewegen. Ich kann nicht schreien, aber ich möchte gern schreien. Ich verlasse meinen Körper, sehe mich von außerhalb meiner selbst - von der Wand her."

Sie kauerte sich in ihrem Stuhl zusammen, duckte sich und begann zu jammern mit einem schrecklichen Keuchen voll panischer Angst und Wut. Vietnamveteranen erleben ähnliche Flashbacks, wie ich weiß, und robbten auf dem Fußboden weg, um dem Horror zu entkommen, den sie erneut erlebten. Connie durchlebte eine so starke und schreckliche Erinnerung, dass diese sie in ein hilfloses fünfjähriges Mädchen verwandelte, das unfähig war, dem Ungeheuer zu entkommen, das sie angriff.

„Bleib weg von mir!" schrie sie. „Bleib, wo du bist!"

Ich blieb ruhig und sprach mit sanfter Stimme weiter.

„Wo sind Sie jetzt?"

Sie stieß die Worte hervor: „In meinem Haus."

„Wer bin ich?"

„Du bist mein Vater!“ Ihre Augen versprühten eine solche Bösartigkeit und eine solche panische Angst, dass ich mich selbst wappnen musste. Es wäre ein Fehler gewesen, sie hier zu provozieren. Es hätte ihre Aufregung nur verstärkt. Ich wollte sie aber sicher in ihren sonst immer vorhandenen Zustand einer Erwachsenen zurückführen.

Meine nächste Frage kam instinktiv aus einem anderen Bereich: „Wer ist unser Präsident?“

Das brachte sie sofort zurück. „Roosevelt.“

„Roosevelt?“, sagte ich langsam. „Sind Sie sicher?“

Ich konnte erkennen, wie sie zurückzukehren begann und wie ihre Körperhaltung weicher wurde. Ihr Mund formte ein einziges Wort.

„Clinton.“

Ich ging zu meinem Schreibtisch hinüber und nahm die Zeitung in die Hand. „Sehen Sie, wir haben 1995.“

Sie stand still da, zitternd und verwirrt.

„Und wer bin ich?“

„David.“

„Ja. David.“

Sie setzte sich mir gegenüber. „Wo war ich?“, sagte sie unsicher.

Die Erfahrung lehrte mich später, wenn solche schmerzvollen Vorkommnisse geleugnet werden, dass wahrscheinlich reale Vorfälle vorhanden sind. Wenn Connie den Inzest ihres Vaters ohne Protest hingenommen hätte, wären ihre Erinnerungen nicht so überzeugend gewesen. Monate später stellte sie ihrer Mutter und ihrer Schwester Fragen, die sie Monate zuvor noch nicht in der Lage gewesen wäre zu stellen und erhielt von ihnen die Bestätigung der Handlungen des Vaters.

Dieses Wissen aber öffnete nur eine Tür. Weitere acht Monate mit intensiver EMDR-Arbeit folgten, die immer wieder starke Erschütterungen hervorriefen. Zwei andere Ego-States (Ich-Anteile) tauchten auf, einer aggressiv, der andere gefühllos, ähnlich einem Roboter. Sie litt an einer *Dissoziativen Identitätsstörung*. Immer weitere Erinnerungen an Missbrauch voll schrecklicher Angst und Scham tauchten auf. Als ihre Mutter im Krankenhaus war, beispielsweise, bestand der Vater darauf, dass sie die *Frau des Hauses* sein müsste, obwohl sie erst fünf Jahre alt war und ihr Vater schlug sie, wenn das

Essen nicht rechtzeitig fertig war oder seine Kleider nicht ordentlich weggelegt worden waren.

Nach und nach begannen die Bilder zu verblassen und Connie reintegrierte die Ich-Anteile einen nach dem anderen, jeden mit einer tränenreichen Verabschiedung. Sie war jetzt in der Lage, über die Verbrechen ihres Vaters mit mir zu sprechen. Sie war noch nicht völlig geheilt, als ihre Lebensumstände sie nach Kalifornien umziehen ließen und unsere Sitzungen beendeten.

Ich sah Connies Abreise mit gemischten Gefühlen. Es hatte sich so vieles für sie verändert, viel mehr als ich erwartet hatte, aber noch war ihr Heilungsprozess nicht völlig abgeschlossen. Zu Beginn war er mir über den Kopf gewachsen. Ich wusste das. Er war für mich zeitweise voller Schrecken, zeitweise demütigend, aber stets eine unglaubliche Lernmöglichkeit. Ich habe gelernt, dass dissoziative Zustände, die durch sexuellen Missbrauch in der Kindheit verursacht worden waren, mit EMDR in einem Zeitraum geheilt werden können, der früher undenkbar gewesen wäre. Doch auch später erlebte ich Fälle der Heilung von schwierigen Traumaerlebnissen mit unglaublicher Geschwindigkeit, *at Warp Speed.*

Trauma und das Nervensystem

Das Nervensystem eines Menschen entwickelt sich mit zunehmendem Alter. Das bedeutet, dass sich Kinder bei traumatischen Erlebnissen weniger schützen können als Erwachsene. Ein Kind reagiert auf emotionale Reize mit seinem Reptiliengehirn, also dem Hirnstamm, der elementare Lebensfunktionen reguliert. Das limbische System, das Mittelhirn oder Säugetiergehirn ist ebenfalls seit der Geburt aktiv. Es ist verantwortlich für die Flucht- oder Verteidigungsreflexe und entwickelt sich zum Sitz des emotionalen Selbst. Schrittweise tritt das denkende Gehirn in Funktion, also der Neocortex oder das Vorderhirn. Es ermöglicht uns zu denken, zu argumentieren, abstrakte Gedanken zu verstehen und uns selbst wahrzunehmen. PTBS ist unter den Säugetieren nur bei Primaten festgestellt worden. Weniger hoch entwickelte Tiere scheinen von den Störungen ausgenommen zu sein, die einem hoch entwickelten Gehirn zustoßen können, einem Gehirn, das zu denken in der Lage ist.

Ein Säugling nimmt somit ein Trauma im *primitiven* Gehirn wahr. In diesem vorbewussten Stadium werden Reizleitungen im Gehirn erst angelegt und verknüpft. Traumatische Erlebnisse können eine schädigende Verknüpfung erzeugen, die später nicht erinnert und nicht bewusst verbalisiert werden können.

Einem etwas älteren Baby steht allmählich ein besser entwickeltes Gehirn zur Verfügung, das jedoch noch nicht so entwickelt ist wie das eines Erwachsenen. Ein differenzierteres Verständnis ist noch jenseits seiner Auffassungsgabe. Wenn die informationsverarbeitenden Nervenverbindungen unterbrochen werden oder sich nicht entwickeln können, was oft bei schwerem oder wiederholtem traumatischem Erleben geschieht, dann entsteht häufig eine *dysfunktionale Dissoziation* (im Folgenden nur als *Dissoziation* bezeichnet). Wenn das Trauma im Erwachsenenalter erlebt wird, wird der, der es erleidet, *wissen,* dass der Vorfall und die damit verbundene Gefahr vorbei ist, wird aber trotzdem eine überwältigende Bedrohung empfinden. Aber ein kleines Kind *vergisst,* was ihm zugestoßen ist. Erst später in der Jugendzeit oder im Erwachsenenalter können Fragmente oder Teile der traumatischen Erfahrung aufsteigen.

Als klassisches Beispiel eines wieder auftauchenden Traumas kann Missbrauch daran erkannt werden, dass eine Frau in den Zwanzigern, Dreißigern oder Vierzigern plötzlich seltsame, unerklärliche Symptome erlebt: ein prickelndes Brennen oder ein Druck in ihren erogenen Bereichen; erschreckende Bilder, die aus dem Nirgendwo auftauchen; unerklärliche Panikattacken, die ihr zustoßen. In schweren Fällen wird sie entdecken, dass sie an einer *Dissoziativen Identitätsstörung* leidet mit abgespaltenen Persönlichkeits-Anteilen von unterschiedlichem Alter und unterschiedlichem Persönlichkeitsprofil. Diese Anteile des Selbst können männlich oder weiblich, Kinder oder Erwachsene sein, die sich je nach Situation zeigen, alle innerhalb desselben Individuums. Bei einem meiner Fälle war die eine der Persönlichkeiten ein starker, männlicher Trinker, während die andere eine Frau war, die auf Alkohol allergisch war. Menschen, die auf diese Weise erkrankt sind, finden oft Kleider in ihrem Schrank, bei denen sie sich nicht erinnern, sie erworben zu haben, oder Notizen mit unbekannter Handschrift, bei denen sie sich nicht erinnern, sie geschrieben zu haben. Dieser Realitätsverlust ist Dissoziation, aber keinesfalls eine Psychose. Es ist ein verzweifelter Versuch des Selbstschutzes eines Menschen, der schwer missbraucht worden ist und der darum ringt, sich im Gleichgewicht zu halten. Alle Persönlichkeitsanteile der Person, die an einer Dissoziativen Idenditätsstörung leidet, stehen in Verbindung zur Welt, in der sie leben, ein Psychotiker aber steht nicht in Verbindung mit der Realität.

Ego-States (Persönlichkeitsanteile/Selbstanteile)

Eine verbreitetere und weniger dramatische Form von Dissoziation ist das Phänomen der *Ego-States,* die abgetrennte Persönlichkeits-, Selbst- oder Ich-Anteile genannt werden. In der einen oder anderen Ausprägung besitzen wir alle verschiedene Aspekte in uns, bei denen wir manchmal wie nicht wirklich *wir selbst* zu sein scheinen, sondern andere Teile von uns selbst, die wir wie eine dritte Person erleben. Ein einfaches Beispiel: Wir können beides gleichzeitig sein, der Kritiker und der Kritisierte. „Du Idiot", sagen wir laut zu uns selbst, wenn wir etwas vermasseln oder „Wie konntest du einen solchen Fehler machen?"

Jeder von uns kann beides sein, Erwachsener und Kind, Ankläger und Krimineller, Arzt und Patient, Lehrer und Lernender - und ebenso Therapeut und Klient. In unserem alltäglichen Leben nehmen wir unbewusst Rollen ein, die der Situation angemessen sind. Wir nehmen ein Verhalten, eine Tonlage in der Stimme, einen Blick und ein Aussehen an, das am besten zu den Umständen passt. Ein Feuerwehrmann ist nur ein Feuerwehrmann, wenn er Feuer löscht. Im Allgemeinen zieht er seinen Schutzanzug und seine *innere Uniform,* seine Schutzschicht, aus, wenn er nach Hause geht. Ego-States umfassen unser Kindselbst, Jugendlichenselbst, kompetentes Erwachsenenselbst, kritisches Selbst und kritisiertes Selbst, neben einer Unmenge anderer.

Stan: Heilung des kritischen Selbst

Wenn ein Therapeut Ego-States behandelt, kann er dem Klienten helfen, Seiten der Selbstanteile zu erkennen und mit diesen zu arbeiten, die verloren gegangen sind oder sich außerhalb unserer Reichweite befinden. Das Auge der Seele ist ein Meister darin, mit diesen Selbstanteilen zu arbeiten. Wenn es durch EMDR unterstützt wird, können erstaunliche Dinge geschehen.

Vor kurzem behandelte ich Stan, einen leitenden Angestellten, der seine geringe Selbstachtung und seine Passivität nicht überwinden konnte, obwohl er glücklich verheiratet und beruflich erfolgreich war. Seine Mutter hatte ihn immer schroff mit seinem Vater und seinem Bruder verglichen, und er war in der Überzeugung hängen geblieben, dass er nichtsnutzig sei und es immer bleiben würde. Ich *aktivierte* ihn mit bilateraler musikalischer Stimulation und suggerierte ihm, dass sein negatives kritisches Selbst draußen vor der Tür sei, im Wartezimmer. Ich leitete ihn an, sein Selbst herein zu rufen und mir zu sagen, wenn es hereinkäme. Ziemlich schnell berichtete er, dass er dieses feindliche Selbst sehen könne. Meine erste Bitte war, zu versuchen festzustellen, wo in seinem Entwicklungsweg sich dieses Selbst befinde.

„Wie alt ist es?"

„Sechs."

„Was hat es an?"

„Shorts und ein T-Shirt."

„Welchen Gesichtsausdruck hat es?"

„Sein Gesicht sieht grimmig aus. Es ist wütend auf mich."

Ich bat Stan, dieses Selbst zu fragen, ob es direkt mit mir sprechen würde. Durch diesen Vorschlag ermöglichte ich ihm, die Initiative und die Kontrolle zu übernehmen, beides sind grundlegende Elemente der Traumaheilung.

Ich fragte das aggressive Selbst, ob es von Anfang an hart gewesen sei oder ob es sich verletzt und verletzlich fühle.

„Ich leide."

„Würdest du es gerne mit EMDR versuchen?", fragte ich.

„Sicher. Warum nicht? Was habe ich zu verlieren?"

„Kannst du die bilateralen Klänge hören, die dein gesamtes Selbst jetzt hört?"

„Ja."

„Ich möchte gerne, dass du das durcharbeitest, was dich quält und mir sagst, was vor sich geht", leitete ich ihn an.

Dieses junge kritische Selbst begann seinen eigenen Verarbeitungsprozess und innerhalb weniger Minuten war es in der Lage, freundlicher zu sein.

„Kannst du jetzt die Entschlossenheit und die Energie für ein konstruktives Vorgehen nutzen, um dir selbst und deinem Gesamt-Selbst zu helfen?"

„Ja."

Nun sprach ich Stans Erwachsenenselbst an. „Kannst du dieses Kindselbst sehen und schauen, ob du ihm gegenüber Mitgefühl empfinden kannst?"

„Ich sehe mich selbst, wie ich den Arm um den Hals des sechsjährigen Selbst lege, das seine Aggressionen aufgegeben hat und jetzt verletzlich aussieht", sagte Stan. „Mein früheres kritisches Selbst hat sich wieder mit mir verbunden. Ich fühle mich integrierter, friedlicher und zuversichtlicher."

Ich ermutigte Stan, diese Gefühle zuzulassen und sie durch die bilaterale Stimulierung verstärken zu lassen. Als wir zum Ausgangsthema zurückkehrten, hatte es sich dramatisch verändert und der Belastungsgrad, der davor bei sieben gelegen hatte, war auf zwei gesunken. Dieses Vorgehen mag unrealistisch oder an den Haaren herbeigezogen klingen, aber ich lade Sie ein, Ihr kritisches Selbst in den andern Raum zu schicken, es wieder hereinzurufen, sein Alter und seine Kleidung zu erfragen und den Dialog mit ihm zu beginnen.

Andere Traumareaktionen

Generalisierte Angstattacken oder Panikattacken werden im Allgemeinen nicht als durch Traumata verursacht angesehen. Panik kann jedoch eine dissoziierte emotionale Erinnerung an etwas sein, das der Mensch während einer früheren ihn überwältigenden Situation erlebt hat. Wenn ein Mädchen bis zum Alter von fünf Jahren im Elternschlafzimmer geschlafen hat, vor Schrecken und Scham durch das Miterleben des Anblicks, der Geräusche und Gerüche des Geschlechtsakts der Eltern erstarrt ist, kann es als Erwachsene plötzlich Panikattacken in einem Aufzug, im Badezimmer oder einem Flugzeug bekommen. Unbehandelt kann ihre Panik in die Angst übergehen, das Haus nicht mehr verlassen zu können. Das nennt man Agoraphobie. Auch die genetische Disposition spielt eine signifikante Rolle in der Formung der Persönlichkeit, ebenso wie in der Anfälligkeit für Ängste, Depression, Zwanghaftigkeit und Sucht. Bei EMDR stehen die Symptome im Mittelpunkt der Beobachtung, wodurch häufig eine darunter liegende Traumageschichte auftaucht.

Wir haben gesehen, dass diese Symptome entweder bald nach einem Traumaerlebnis auftauchen oder gar über Monate oder Jahre im Verborgenen schlummern können. Sie können ohne erkennbare Verursachung durch ein anderes Trauma plötzlich auftreten, können sich auch als körperliche Schmerzen oder Erstarrung, als verminderte Genussfähigkeit bei Sex oder in der Freizeit, als psychomotorische Retardierung, als Gefühle des Unwertseins oder von Verwirrung oder als plötzlich auftretende intrusive Todesgedanken zeigen. Eine PTBS kann sich in vielen Gestalten zeigen, hat viele Erscheinungsformen und viele verschiedene Schweregrade. Die Reaktion mag bei einem Menschen als normal erscheinen (Erinnerungen, schwach ausgebildete Ängste, Furcht, die nicht lähmend ist), bei einem anderen als pathologisch (Dissoziation) oder extrem pathologisch (Dissoziative Idenditätsstörung), obwohl die Grenzen oft fließend sind. Es ist unmöglich, durchs Leben zu gehen, ohne depressive Gefühle erlebt zu haben. Wenn die Depression innerhalb einiger Tage oder einer Woche wieder verschwindet, ist dies normal und angemessen, selbst wenn die Verursachung nicht erkennbar war. Aber schwere Symptome, die über Monate anhalten oder regelmäßig wieder auftreten, weisen auf eine klinisch relevante Depression hin, die schmerzvoll, schwächend und potentiell gefährlich sein kann. Wir tendieren dazu zu glauben, dass unsere Freude und unsere Traurigkeit eher von außen als von innen verursacht werden, da oft Hoffnungslosigkeit und Hilflosigkeit vorhanden sind, auch wenn die Lebensumstände selbst günstig zu sein scheinen.

Menschen sind außerordentlich anpassungsfähig. Wenn wir genug Zeit und Unterstützung erhalten, können wir viele Traumata und ihre zugehörigen Symptome selbst überwinden. Wir erkennen in der Tat intuitiv, dass unsere Reaktionen vorübergehen, was an sich ein Zeichen für eine gute Gesundheit ist. „Ich lasse mich nicht unterkriegen", denken wir oder: „Das hat mich umgeworfen, aber ich komme wieder auf die Beine." Trotz unserer vielfältigen Widerstandsmöglichkeit kann die Schwere eines Traumas oder einer Reihe von Traumata unsere Fähigkeit, uns anzupassen und wieder zu gesunden, erschüttern. Dann ist Therapie notwendig.

EMDR und Traumatherapie

Sprechende Psychotherapie - sei es Psychoanalyse, Familientherapie, Kognitive Therapie, Verhaltenstherapie oder eine andere sprechende Therapieform - arbeitet mit der kortikalen Region des Gehirns, dem Sitz der Gedanken und der Logik. Ein Trauma aber beeinträchtigt zutiefst das Säugetiergehirn - auch das emotionale Gehirn genannt -, das durch Sprechen kaum zu erreichen ist, sowie das reptilische Gehirn, aber auch den Körper, der als solcher für verbalen Austausch unzugänglich ist.

EMDR scheint nicht nur Zugang zu diesen Regionen zu haben, sondern scheint die Fähigkeit zu besitzen, diese zu verändern. Wenn Klienten ein Bild oder eine negative Erinnerung beschreiben und fühlen, aktivieren sie die Region, wo diese im Nervensystem festhängt - im Körper, dem Stammhirn, dem Mittelhirn und dem Vorderhirn. Worte sind zwar notwendig, um Dinge, die geschehen sind, zu beschreiben, können sie aber nicht umfassend wiedergeben. Über Bilder, Klänge, Gerüche und Körperempfindungen jedoch aktivieren wir das *primitive* Gehirn und erhalten Zugang zu ihm. Die Gefühle aufzurufen, die mit einer Sinneserfahrung verbunden sind, kann die ursprünglichen Reaktionen aktivieren, die mit dem Trauma verbunden sind. Was auftaucht, ist nicht nur im Gehirn vorhanden sondern auch im Körper. In meiner Arbeit unterscheide ich nicht zwischen Gehirn und Körper, denn das Gehirn ist in Wirklichkeit die Schaltstelle des gesamten Nervensystems. Daher ist EMDR eine Therapie, die *bottom up* wirkt: EMDR aktiviert die Körpererinnerung, die zuerst durch die primitiven Gehirnregionen führt und am Ende beim denkenden Gehirn ankommt, um für den Klienten eine abschließende Bewertung und Entscheidung zu erreichen. Im Gegensatz dazu ist eine sprechende Therapie ein Ansatz von *top down*, von *oben nach unten*. Die Information erreicht dabei das kortikale Gehirn und besitzt nur einen eingeschränkten Zugang zum emotionalen Gehirn und sogar einen noch geringeren Zugang zum Stammhirn und zum Körper. Ist es daher ein Wunder, dass eine nur sprechende Therapie einen so eingeschränkten Erfolg bei körperbezogenen Zusammenhängen wie bei einer PTBS besitzt?

Das EMDR-Protokoll aktiviert unverarbeitete Informationen im Nervensystem. Rechts-Links-Stimulierung kann dieses Material freisetzen unabhängig davon, ob es dort während zweier Wochen oder zweier Jahre fest gehangen hat. Robert Stickgolds Studie über schnelle Augenbewegungen im Schlaf (REM-Schlaf) - ein notwendiger Schlafzyklus, den der Schläfer viele Male während des Schlafes durchlebt - zeigt, dass gewisse Vorkommnisse und Gefühle, die sowohl von außen wie auch von innen angeregt werden, während der Nacht tief im Gehirn durchgearbeitet werden.

Erlebnisse, die während des EMDR-Prozesses auftauchen, erscheinen oft wie Träume. Der Therapeut benutzt verbale Kommunikation, während er dem Protokoll folgt, um den Ablauf der Bilder und Gefühle zu regulieren, und manchmal sogar, um sie zu dirigieren. Der Klient benutzt die Sprache, um zu beschreiben, was vor sich geht: Erinnerungen, Gefühle, Körperempfindungen. Aber die hauptsächliche Heilung vollzieht sich innerlich, schnell und effizient, in dem Klienten, oft ohne Worte, auf einem Wege, den sogar der Klient nicht vollständig wahrnimmt und nicht versteht, wenn er allein gelassen wird.

Gelegentlich werden nur wenige Worte über den Ablauf des Protokolls hinaus benötigt. Kürzlich behandelte ich einen zutiefst verwirrten Sechzehnjährigen, der nicht in der Lage war, darüber zu sprechen, was ihn belastete oder es auch nicht wollte. Immerhin willigte er ein, sich auf EMDR einzulassen unter der Bedingung, dass er über nichts sprechen musste, es sei denn, er selbst wollte es.

„Ich möchte, dass du an das denkst, was dich jetzt quält“, sagte ich zu ihm.

Ein Murmeln. „Ja.“

„Kannst du das sehen?“

„Ja.“

„Entstehen da bei dir Gefühle?“

„Ja, aber ich will es Ihnen nicht sagen.“

„Du musst es auch nicht. Wirklich, es ist besser du sagst es nicht. Schätze nur einfach ein, wie stark es dich belastet. Wie hoch wäre die Belastung, wenn Zehn das höchste wäre und Null bei *kein Problem damit.*“

„Eine Zehn."
„Wo fühlst du das in deinem Körper?"
„Überall."
Stille.
Er setzte den Kopfhörer auf, hörte sich die bilaterale Rockmusik an und folgte seinem inneren Prozess, ohne ein Wort zu äußern. Danach, als er sein Ausgangsthema das erste Mal überprüfte, war die Belastung auf vier gesunken. Nach einer zweiten Überprüfung erreichte er eine Eins und bei einer dritten war er bei Null angelangt.

Können solche Ergebnisse bei irgendeiner anderen Therapieform erreicht werden? Niemals. Ich hatte bemerkt, dass etwas tief innen in meinem Klienten vor sich ging, etwas Grundlegendes. Ich habe nie erfahren, was es war. Hätte ich es sollen? Nicht wenn ich davon ausgehen konnte, dass seine Heilung sein Alltagsleben verändern würde. Seine Mutter bestätigte, dass sich seine Stimmung und sein Verhalten nach unserer Sitzung dramatisch verbessert hätten.

Die Rolle des Therapeuten

Man kann nicht sagen, dass EMDR in einem luftleeren Raum wirkt. EMDR scheint einfach zu sein, aber in der Anwendung erfordert es viel Erfahrung. Der Therapeut muss nach dem Protokoll vorgehen und den Patienten anleiten. Wenn dann das therapeutische Verfahren zu wirken beginnt, können häufig unerwartete Komplikationen auftreten. Eine wirkliche Lösung ist komplex, sowohl intellektuell als auch systemisch. Der Therapeut muss wissen, was er diagnostisch tut und die Kräfte kennen, die während des Ablaufs der Problembearbeitung ins Spiel kommen. Und trotz des innerlich ablaufenden EMDR-Prozesses muss der Therapeut ein gutes Geschick im Hinhören besitzen, um die vielschichtige Kommunikation wahrzunehmen, während die Behandlung abläuft.

Nehmen wir einmal die Ego-State-Arbeit, die Teilearbeit. In einer Sitzung bearbeitete Terry, eine siebenunddreißigjährige Maniküristin, ihren inneren Anteil, ihr kritisches Selbst *(Du bist ein Versager)*, während ein anderer Anteil, ein dem entgegen stehender, verborgener, spiritueller Teil von ihr, aus dem Nirgendwo zu kommen schien, woraufhin ein Kampf zwischen beiden begann. Ein anderes Mal lugte ein beschämtes Selbst hinter dem kritischen hervor. Es war schwierig, beide von einander abzugrenzen und sie miteinander zur Interaktion zu bewegen. Nach und nach fanden diese beiden eine gemeinsame Ebene und konnten sich integrieren. Ein EMDR-Therapeut muss wissen, wie er diese Selbstanteile lokalisiert, wie er Zugang zu diesen verzerrten Selbstanteilen erhalten und wie er mit ihnen interagieren kann. Für diesen Therapievorgang sind diagnostische Fähigkeiten und Behandlungsgeschick eine grundlegende Voraussetzung.

Alan zum Beispiel besaß einen verängstigten Kind-Anteil, der von seinem aggressiven Jugendlichen-Anteil eingeschüchtert wurde. Sie benötigten getrennt Heilung. Erst dann konnten sie in Verbindung gebracht werden, um sie im *Geben und Nehmen* bei den Themen von Durchsetzungsfähigkeit und Empfindsamkeit anzuleiten. Dieser Verarbeitungsprozess hat Alan schließlich geholfen, seine innere Harmonie wieder zu erlangen. Er war in der Lage, seine inneren Kämpfe zu beenden.

Das Potential von EMDR mit seiner Fähigkeit zu einer beschleunigten Integration kann Möglichkeiten zur Lösung von Konflikten auf einer tieferen Ebene bieten, als dies bei den meisten sprechenden Therapieformen möglich ist. EMDR aktiviert genau die Teile des Nervensystems, in denen das Trauma blockiert festsitzt. Es ermöglicht seine Befreiung und die Auflösung des Traumas.

Der Prozess der Integration ist allerdings heikel. Bei einigen Klienten mit einer Dissoziativen Idenditätsstörung sollte er besser nicht unternommen werden. Je stärker geschädigt ein Klient ist, desto mehr Unterstützung muss der Therapeut leisten. Indes, selbst ein unter starken Ängsten leidender Klient mit einer fast nicht vorhandenen Selbstachtung, kann Bereiche der Stärke besitzen. Die Frage: „Haben Sie ein Bild von sich als von einem kompetenten Erwachsenen?“, wird ein Bild entstehen lassen, oft zum großen Erstaunen des Klienten selbst. Der Klient kann dieses Bild vertiefter erfassen und das damit verbundene Gefühl mit Hilfe von bilateraler Stimulierung verstärken.

Das schwierigste Problem für einen schwer traumatisierten Patienten ist immer das Vertrauen. Bei einer Person, die von jemandem missbraucht wurde, von dem sie Schutz erwarten durfte, erscheint zu

Beginn der Therapie das Misstrauen dem Therapeuten gegenüber nachvollziehbar. Ein Klient wird bei Beginn der Behandlung - nachvollziehbar - sagen „Warum sollte ich Ihnen trauen, Ihnen oder irgend jemandem sonst?“ Es ist die normale Antwort von Menschen, die die Unnormalität eines Missbrauchs erlebt haben. Wenn ein Klient ein Trauma im Erwachsenenalter erleidet, ist Vertrauen leichter aufzubauen, aber die Behandlung hat ihre eigenen Komplexitäten und Probleme, weil oft Traumata aus früherer Lebenszeit verdeckt darunter liegen.

6. Fast zu schön, um wahr zu sein: Traumata bei Erwachsenen heilen

Die meisten traumatischen Erinnerungen sind bei Erwachsenen oft verborgen. Ein singuläres Ereignis im Leben kann eine knappe Sekunde oder auch eine wesentlich längere Zeit andauern, zum Beispiel bei einem Autozusammenstoß, einem Überfall, dem Tod eines Angehörigen durch einen Herzanfall oder durch einen Unfall. Die Schwere des Traumas und damit verbunden die Schwierigkeit des Behandlungsverlaufs, ist in allen Fällen verschieden. Die andere Variable für die Entwicklung eines Traumas ist sowohl genetischer als auch psychischer Natur. Einige Menschen scheinen Schrecken erregende Erlebnisse mit wenigen oder keinen Symptomen durchzustehen. Andere werden durch Vorkommnisse traumatisiert, die für die meisten anderen als erträglich erscheinen. Wir alle erleiden auf die eine oder andere Weise während unseres Lebens Traumata. Sogar die Zurückweisung durch einen Freund hinterlässt ihre Spuren. Jeder von uns reagiert verschieden, auch wenn die Symptome gleichartig sind.

Krieg ist eine häufige Ursache von Traumata bei Erwachsenen, sowohl für Zivilisten als auch für Soldaten. Traumaerlebnisse in Kriegszeiten mögen aus einem einzelnen Vorfall entstehen (Soldaten, die am ersten Gefechtstag verwundet werden) oder aus lang andauernden und wiederholten Ereignissen (Vietnam-Bodenkämpfe im Dschungel über endlose Jahre). Neurologen haben mit bildgebenden Verfahren vom Gehirn entdeckt, dass der Hippocampus bei den Menschen schrumpft, die lang andauernden traumatischen Erlebnissen ausgesetzt sind, dass er also atrophiert, wodurch viele Gehirnfunktionen reduziert oder beeinträchtigt werden. Der Hippocampus ist der Bereich des Gehirns, der objektive Vorkommnisse in sich aufnimmt, sie an die Amygdala für eine emotionale Reaktion und zum Neocortex für eine *Analyse* weiterleitet. Die Möglichkeit, psychisch, neurologisch und systemisch zu heilen, ist im Falle von Holocaustüberlebenden, die wohl das schlimmste Trauma erlitten haben, das Menschen von Menschen zufügt werden kann, dramatisch verschieden von der Möglichkeit zur Heilung von Vietnamveteranen, weil die Natur jenes Traumas so abgrundtief und einzigartig ist. EMDR kann solche schweren Traumata heilen, wenn nicht vollständig, so doch bis zu einem gewissen Grad, obwohl in diesen Fällen der Begriff *Warp Speed* relativ ist. Verglichen mit sprechender Therapie geht der Heilungsprozess allerdings weitaus schneller voran. Ich habe gesehen, wie zweijährige Behandlungen mit EMDR bei einer bis zwei Sitzungen pro Woche vollbracht haben, was in zwanzig Jahren der meisten anderen Therapien nicht gelungen war. Je länger die Traumaerfahrung bestehen bleibt, desto schwieriger ist es, sie aufzulösen. EMDR jedoch ist kein Allheilmittel, so überragend die Heilungserfolge auch sein mögen. Manchmal sind psychische Wunden zu tief, um vollständig geheilt werden zu können.

Einzelne traumatische Ereignisse: Der Tod eines geliebten Menschen

Wenn ein achtzigjähriger Angehöriger auf natürliche Weise stirbt, werden seine Kinder trauern, aber sie werden wohl nicht traumatisiert. Die Tochter oder der Sohn *erwarten* den Tod. Er gehört zum normalen Ablauf des Lebens. Das Kind wird durch Stadien von Trauer und Schmerz gehen. Das sind Gefühle, die auftauchen und die sich wieder auflösen werden. Aber wenn die Trauer zu lange andauert und wenn der Mensch die Trauer nicht beenden kann und sich auch nicht wieder erholen kann, dann ist ein pathologisches Symptom entstanden, eines, das möglicherweise von einem früheren Trauma *befeuert* wird. Dann besteht Behandlungsbedarf.

Wenn ein Tod plötzlich und unerwartet eintritt, ändert sich der Ablauf des Lebens für die Hinterbliebenen. Das Unerwartete des Geschehens steht damit im Vordergrund. Das Erlebnis wird zweifelsohne in ein akutes Trauma übergehen. Das Unerwartete ist der zentrale Faktor bei einer PTBS. Der Elfjährige, dessen Vater bei einem Herzanfall stirbt, wird anders betroffen sein als ein Einundfünfzigjähriger, dessen Vater plötzlich stirbt. Der erwachsene Hinterbliebene wird durch einen mehrstufigen Heilungsprozess gehen müssen – jedoch ist der Verlust für ihn weniger schockierend, weniger traumatisierend. Wenn aber ein Elternteil über lange Zeit krank ist, auch wenn der Tod zu erwarten ist, nimmt der kumulierte Effekt des Leidens oft die Dimension eines Traumas an.

Wie gesagt, jeder einzelne wird unterschiedlich auf den Tod eines geliebten Menschen reagieren, je nach Veranlagung und Lebenserfahrung. Somit wird die typische Reaktion innerhalb eines gewissen Rahmens liegen. Andernfalls würden die Antennen des Therapeuten dies wahrnehmen. Wenn zum Beispiel jener Elfjährige, dessen Vater an einer plötzlichen Herzattacke starb, keine Symptome zeigt und keine Traumareaktion zu haben scheint, wird der Therapeut alarmiert sein und sich bemühen, tiefer nachzuschauen. Jede Aktion führt zu einer Reaktion. Wenn es keine direkte Reaktion gibt, wird sie an anderer Stelle hervortreten. Sie kann sich somatisch äußern, als Kopfschmerzen oder Rückenschmerzen, in Verhaltensproblemen, in Arbeitssucht oder in emotionaler Erstarrung. Die Vielfalt der menschlichen Reaktionen ist bemerkenswert. Aber genau wie ein Detektiv einem Verdächtigen nachspürt, dabei auch dem kleinsten Hinweis nachgeht, sucht der Therapeut nach den kleinen Zeichen, die sich zu der schwerwiegenden Diagnose einer Traumatisierung aufsummieren lassen.

Wenn der Therapeut bei der Therapie zu einer falschen Einschätzung gelangt, geschieht das üblicherweise, weil es dem Klienten nicht so schlecht zu gehen scheint, wie es den Umständen entsprechend zu erwarten wäre. Der Therapeut muss nicht nur die besondere Situation des Klienten in Betracht ziehen sondern auch seine Lebensgeschichte, was er sagt, und noch wichtiger, was er verschweigt. Eine im Erwachsenenalter einsetzende traumatische Störung, die sich nicht auflösen lässt, wie zu erwarten wäre, überdeckt oft genug ein darunter liegendes Kindheitstrauma. Das Aufdecken dieser darunter liegenden Erlebnisse erfordert einen anspruchsvolleren Therapieprozess.

Ella: Ein Kind wird ermordet

Wenn Eltern mit dem Tod ihres Kindes konfrontiert werden, wird diese Wunde niemals heilen. Wenn das Kind Opfer eines Mordes geworden ist, übersteigt der Schmerz jedes Maß.

Es gibt in den USA Netzwerke zur Unterstützung von Eltern, deren Kinder ermordet worden sind. Ich habe mich therapeutisch mit diesem Thema befasst. So bewunderte ich zum Beispiel die Arbeit von Elaine Alvarez, einer EMDR-Therapeutin und Supervisorin, die das *Inner Cities Project* für eine EMDR-Organisation, das *Humanitarian Assistance Program* (HAP), ins Leben gerufen hatte.

Ich hatte mir für meine Arbeit mit EMDR den Stadtteil von Brooklyn Bedford-Stuyvesant gewählt, da die Praxis dann nahe bei meiner Wohnung lag und weil die Bewohner dringend Hilfe benötigten. Durch eine Fernsehsendung wurde ich auf eine Gruppe aufmerksam, genannt PURGE, deren Mitglieder Mütter waren, die ihre Kinder durch tödliche Schüsse verloren hatten.

Ein wesentliches Element beim Trauma durch den Tod eines Kindes ist der Verlust der Wahlmöglichkeit und der Steuerung. Die Frauengruppe PURGE half, diesen Verlust zu mildern, indem sie mit ihrer juristischen Klage gegen Waffenfabriken ein sichtbares Zeichen setzte. Die Frauen hatten wenigstens das Gefühl, *da ist etwas, das wir tun können.*

Ich hoffte, durch Herstellung eines Kontaktes zwischen PURGE und HAP Vertrauen und einen Zugang zu dieser Initiative zu gewinnen und dadurch den Weg für ein unentgeltliches EMDR-Training für ortsansässige Therapeuten in Bedford-Stuyvesant zu ebnen. Dazu nahm ich Kontakt mit den Gründerinnen von PURGE auf, Yvonne Pope und Freddie Hamilton, zwei Frauen, deren mutiges Verhalten für mich Modellcharakter hatte. Yvonnes Sohn war zwei Jahre zuvor ermordet worden. Sie hatte schon mit einem Therapeuten gearbeitet, der aber nicht in Kontakt mit ihrem Leid treten konnte. Als sie ihm sagte, dass die Seele ihres Sohnes sie nach seinem Tod besucht habe, hatte der Therapeut versucht, sie davon zu überzeugen, dass dies nicht geschehen sei. Es ist sehr anerkennenswert, dass Yvonne diese Behandlung abbrach.

Yvonne wagte es, sich auf EMDR einzulassen. Wir arbeiteten in einer doppelstündigen Sitzung, während der ihre Symptome – wie Flashbacks, Hypervigilanz und irrationales Schuldgefühl – auf eindrucksvolle Weise abnahmen. Während des EMDR-Prozesses erlebte sie erneut, dass ihr ermordeter Sohn mit ihr in Verbindung trat. Sie hörte ihn sagen: „Es geht mir gut. Ich werde immer um dich sein und auf die Familie aufpassen.“ Dies war für sie eine zutiefst heilende Erfahrung und für mich eine, die mich außerordentlich bewegte. Eine Nachfolgesitzung verstärkte den Heilungsprozess.

Diese Sitzungen überzeugten Yvonne von der Wirksamkeit der EMDR-Therapie. Sie lud meine Kollegin Elaine Alvarez und mich zu einem PURGE-Treffen an einem Sonnabend ein, um den anderen Mitgliedern über EMDR zu berichten. Acht Frauen waren bei dem Treffen anwesend und mehrere äußerten Interesse daran zu erfahren, wie EMDR wirkt. Elaine und ich boten ihnen eine EMDR-Sitzung als Beispiel für meine therapeutische Arbeit an. Elaine wollte eine der Mütter in einen anderen Raum nehmen, aber Ella, eine Frau von starker Persönlichkeit mit schmerzlich seelenvollen Augen, wünschte sich, eine Therapiesitzung in Anwesenheit der anderen Frauen zur Unterstützung. Ich stimmte ihrem Vorschlag zu.

Fünf Jahre zuvor hatte Ellas Sohn Martin, ein Sechzehnjähriger, mit einer Gruppe von Freunden Basketball gespielt, als er von einem anderen Jungen angemacht worden war, der es nicht ertrug, dass Martin mit dessen Freundin sprach. Jener Teenager ging weg und kam mit einer Schusswaffe zurück und erschoss Martin ohne Vorwarnung um drei Uhr vierzehn in der Frühe. Ella wurde sofort gerufen und eilte zu ihm. Sie hatte keine Möglichkeit mehr, sich von ihm zu verabschieden – er war schon verstorben.

Ella begann unsere Sitzung mit der folgenden Aussage: „Du als Mann wirst das niemals verstehen können. Ich fühle mich, als sei ich immer noch mit Martin durch die Nabelschnur verbunden.“ Ella wurde über den Kopfhörer mit bilateraler Musik stimuliert. Sie durchlebte dabei Trauer und Wut. Alle Bilder rasten in ihrem Innern an ihr vorbei: der Anruf, das Laufen zu Martin, sein Körper, von einem Tuch bedeckt, seine kalte Hand, die Sirenen der Ambulanz, das Begräbnis, die Tage und Monate, die folgten.

In keiner Nacht in den folgenden fünf Jahren hatte Ella vor drei Uhr vierzehn einschlafen können, dem Zeitpunkt, als Martin erschossen worden war. Da sie um sieben bei der Arbeit sein musste, war sie immer übernächtigt und geschwächt. Um drei Uhr dreizehn war sie noch wach. Um drei Uhr fünfzehn war sie eingeschlafen. Es war nervenzermürbend für sie und ein faszinierendes Symptom, wodurch erneut bewiesen wurde, in welchem Ausmaß Symptome eine biologische Grundlage besitzen. Nachdem wir gewissenhaft alle Elemente des Vorfalls und die nachfolgenden Ereignisse durchprozessiert hatten, leitete ich Ella dazu an, auch das Schlafproblem zu bearbeiten. Es gelang ihr, sich vorzustellen, dass sie vor drei Uhr vierzehn einschlafen könnte. „Ich glaube es erst, wenn es eintritt", bemerkte sie.

Am Ende der Sitzung war sie erstaunt, dass all die Bilder, die sie so lange verfolgt hatten, verblasst waren und dass ihr *Brennen* abgenommen hatte. Sie dankte mir für meine Bemühung und der Gruppe für deren Unterstützung. Die anderen Mütter, die alle ein Kind verloren hatten (in einigen Fällen mehr als eines), schienen stellvertretend an der Erfahrung der Heilung teilgenommen zu haben.

Drei Tage später rief Yvonne mich an. Letzte Nacht, sagte sie, und auch die beiden davor, sei Ella früh eingeschlafen und habe bis zum Morgen durchgeschlafen. Eine Nachfolgestunde, sechs Monate später, vertiefte die Ergebnisse.

Ich verließ die mutigen Frauen ehrfurchtsvoll und berührt durch den Kontakt mit ihnen. „Wie hätte ich eine solche Tragödie durchgestanden?", fragte ich mich. Die Geschichten dieser Mütter, die sich bis dahin nach dem Tod ihres Kindes, das nie wieder zurückkehren würde, in ihr Haus zurückgezogen hatten, bewegte mich sehr.

Dieses Ergebnis bestärkte mich darin, regelmäßig Trainingskurse für Therapeuten abzuhalten, insbesondere für Therapeuten aus Gemeindezentren, wo ein großer Bedarf an Hilfe bestand.

Physisches Trauma

Ein Autounfall ist die häufigste Art eines einmaligen Traumas. Seine Auswirkungen auf das Opfer hängen von einer Reihe von Variablen ab: Ob jemand eine Verletzung erlitten hat, und wenn ja, in welchem Ausmaß; wie lange es dauert, bis diese geheilt ist; ob jemand anderes verletzt oder getötet wurde; ob man selbst den Fehler zu verantworten hat oder ein anderer.

Wenn ein Mensch auf Dauer durch den Unfall verunstaltet wurde, dann ist das Ausmaß der Heilungsmöglichkeit dieses Traumas in gewisser Weise begrenzt, weil die Verunstaltung als Erinnerung an den Unfall zurückbleiben wird. Bleibt die emotionale Heilung auch begrenzt, kann EMDR-Therapie dennoch helfen.

Visuelle Erinnerung ist eine wichtige Komponente bei den einschneidenden Erlebnissen. Jedoch können bei einem Autounfall das Krachen (des Aufpralls) und der Geruch (zum Beispiel von Benzin) eine tiefere Spur hinterlassen, die in der Therapie beseitigt werden kann.

Kürzlich habe ich einen EMDR-Therapeuten supervidiert. Er behandelte eine Frau, deren Auto mit einem Hirsch kollidiert war. Sie hatte geringfügige Verletzungen erlitten, ihr Beifahrer, ein enger Freund, war jedoch getötet worden. Therapeut und Klient hatten in einer Vielzahl von Therapiesitzungen zusammen gearbeitet, wobei der SUD-Wert aber nie unter 2 gesunken war.

„Hast du sie durch das Bild hindurchgeführt?“, fragte ich.

„Ja.“

„Das Krachen?“

„Aber gewiss.“

„Der Geruch?“

„Oh! Den habe ich vergessen zu erfragen.“

Der Therapeut hatte daraufhin eine weitere Sitzung mit der Klientin. Es war nicht der Geruch des Benzins, der das Flashback des Traumas antriggerte, sondern der Blutgeruch. Als dieser Geruch durchprozessiert worden war, fiel der SUD auf 0.

Noch einmal, dies bedeutet nicht, dass die Trauer der Fahrerin über den Tod ihres Mitfahrers verschwunden war. Der Verlust blieb bestehen und dauerte an. Nichts konnte die Realität dieses Zusammenpralls verändern. Aber EMDR-Therapie ermöglichte die Integration des traumatischen Erlebnisses ins Nervensystem. Was tatsächlich verschwand, waren die PTBS-Symptome, in diesem Falle die Flashbacks (inklusive des Geruchs), die Hypervigilanz und das irrationale Schuldgefühl. Wenn ein Trauma durchprozessiert wird, das durch eine Vergewaltigung oder einen Raubüberfall verursacht wurde, muss das Opfer die erinnerten Empfindungen einer körperlichen Attacke überwinden, speziell im Falle eines sexuellen Übergriffs, oft auch eine übermächtige Geruchsempfindung. Die Reaktion auf EMDR bei einem Menschen, der eine Vergewaltigung durchlebt hat, kann davon beeinflusst werden, ob der Täter festgenommen wurde und wo sich der Angriff zugetragen hat. Aber bei allen Gewaltopfern werden die gleichen Symptome beobachtet: Flashbacks, Hypervigilanz, Alpträume, dissoziatives Vergessen und dergleichen. So lange die Erinnerung an den Vorfall im Nervensystem festhängt, wird sie, unabhängig von seiner Ursache, immer denselben Pool von Symptomen speisen.

Wenn das Opfer in seinen realen Lebenszusammenhängen wirklich sicher ist, lässt sich das Trauma leichter auflösen. Wenn der Täter festgenommen wurde, ist der Glaubenssatz *Es wird definitiv wieder passieren!* eindeutig irrational verzerrt. Wenn jedoch der Gewaltverbrecher entkommen ist, mag der Glaubenssatz *Er wird wiederkommen und mich erwischen!* Realitätsbezug haben. Ungelöste Situationen behindern die Fähigkeit des Betreffenden zu akzeptieren, dass das traumatische Geschehen der Vergangenheit angehört, dass er in Sicherheit ist und nun ruhig leben kann.

Claudia: Sich überschlagen auf einer Überlandstraße

Claudia, eine jung gebliebene, gesellige Frau von siebenundfünfzig Jahren fuhr gerne Auto. Ihre Arbeit als Rechtsanwaltsgehilfin machte es notwendig, dass sie von Ort zu Ort in abgelegenen Gegenden in der Umgebung von New York unterwegs war, wo sie lebte und arbeitete. Oft aber fuhr sie nur zu ihrem Vergnügen besonders in Sommernächten, bei klarem Sternenhimmel und wenn die Luft kühl war. Vor vier Jahren, wurde ihr Wagen, ein zweitüriger Nissan, von hinten angefahren, obwohl sie geglaubt hatte, sich auf einer verlassenen Landstraße zu befinden.

Der Fahrer des anderen Wagens war sturzbetrunken. Er fuhr mit etwa 150 km/h, als er den Nissan rammte. Es gab keine Schleuderspur, die angezeigt hätte, dass er auszuweichen versucht hätte. Der Nissan überschlug sich viermal und blieb auf der Seite liegen. Claudia war in dem völlig deformierten Auto eingeklemmt. Sie wurde kurz ohnmächtig und erwachte von einem alles durchdringenden Benzingeruch. Der Motor lief noch. Claudia erschrak und wusste, dass der Wagen mit hoher Wahrscheinlichkeit Feuer fangen würde. Sie kämpfte zwanzig Minuten darum, um aus der emotionalen Betäubung aufzutauchen und den Zündschlüssel zu erreichen. Als sie den Motor abstellte, war sie nahezu erstickt von dem Benzingeruch. Erst nach einer weiteren Stunde schaffte es die Polizei, sie mit der Rettungsschere aus dem Wagen zu befreien. Erst dann konnte sie frische Luft atmen. Der Mann, der sie angefahren hatte, war erstaunlicherweise unverletzt geblieben, war geflüchtet und hatte seinen Wagen zurück gelassen. Er war leicht zu ermitteln. Es war ein prominenter, in politischen Kreisen gut bekannter Sohn eines ortsansässigen Geschäftsmannes. Er wurde nie zur Rechenschaft gezogen, nicht einmal wegen Trunkenheit am Steuer.

Claudias Verletzungen waren schwerwiegend, schwere Blutergüsse, ein gebrochenes Bein, ein übel zerschmetterter Arm. Trotz allem heilten ihre körperlichen Wunden rasch. Als sie neun Monate später zu mir kam, ging es um die emotionalen Verletzungen. Wir verwendeten die gesamte erste Doppelstunde dazu, den Hergang aufzunehmen. Sie hatte auch ältere zurückliegende Probleme, wie wir sie alle haben, aber keines erschien tiefgründiger zu sein. Ich wusste, dass es vor allem das Unfalltrauma war, das wir angehen würden. Zunächst konnte sie nicht mehr selbst Auto fahren, und es ging ihr auch dann nicht gut, wenn ihr Freund sie fuhr oder wenn sie nachts ausging.

Wir prozessierten den Unfall mit EMDR. Das Schlimmste war für Claudia der Geruch, dann das Gefühl des sich Überschlagens, dann das Krachen während des Zusammenpralls und der laufende Motor. Schließlich war da das Bild der zerbrochenen Frontscheibe, die, wie sie es empfand, ihrem eigenen zerschmetterten Körper und erschütterten Geist zu entsprechen schien.

Mit bilateraler Stimulierung spielte die Klientin Schritt für Schritt erneut die Bilder durch, wie in einem Film mit speziell langsamem Ablauf, faktisch Einzelbild nach Einzelbild. Dann beschleunigte sich der Ablauf der Bilder. Wir gingen Bild für Bild durch, angefangen vom Krachen des Aufpralls über die Ankunft der Polizei bis hin zu den Sanitätern, die mitten in der Nacht mit ihr ins Krankenhaus rasten. Dann tauchten andere Bilder auf, nämlich welche ihrer Freunde und Familienmitglieder sie besuchen kamen und welche nicht. Als Schlüsseltrauma zeigte sich, dass der andere Unfallverursacher unbestraft davon gekommen war. Ungerechtigkeit ist ein verbreitetes Thema bei Traumaopfern.

Eine Woche später kam Claudia zu einer weiteren Sitzung. Ihr Belastungsgrad hatte sich von 10 auf 4 vermindert. Ich leitete sie dreimal durch den Hergang des Unfalls, einmal rückwärts. Ich hatte instinktiv gefühlt, dass eine nicht alltägliche Herangehensweise ihr helfen könnte. Wie jedes Mal, wenn ich fragte, „Möchtest du das versuchen?“, stimmte sie schnell zu. Am Ende der Sitzung war der Belastungsgrad auf 0 gefallen. Trotz alledem konnte sie sich noch nicht hinter ein Steuerrad setzen und musste weiterhin von einem Freund gefahren werden.

In dieser Abwehr lag keine Panik. Ihr Verstand - und das ist in Fällen von Traumatisierung allgemein so - konnte nicht akzeptieren, dass Autofahren wieder sicher sein könnte, weil sie dies nicht ausprobiert hatte. Die unechte Situation, als ich meinen Stuhl neben ihren zog, um Autofahren zu simulieren, war nicht wirksam genug, um diese Sackgasse aufzubrechen.

Manchmal müssen sich Therapeuten aus der Sicherheit ihrer Praxisräume heraus begeben, und dies war einer dieser Momente. Ich beschloss, Claudias *erneuter Fahrlehrer* zu werden. Daher schlug ich vor, sie solle ihren Freund bitten, ihr sein Auto zu leihen.

Ihr Freund fuhr sie zu meiner Praxis und übergab uns das Auto. Claudia blieb auf dem Beifahrersitz, und ich fuhr sie zu einer ruhigen Sackgasse. Ich gab ihr alternierend vibrierende Tappers - genannt *TheraTapper* -, die sie für die bilaterale Stimulierung in ihren rechten und linken Schuh schob. Als wir die Plätze wechselten, prüfte ich nach, ob sie nicht störten, wenn sie erneut selbst fuhr. Trotzdem leitete ich sie zuerst noch durch ein simuliertes Autofahren.

„Bist du bereit, es zu versuchen?“, fragte ich.

Sie war eine erfahrene Autofahrerin. „Ja.“ Ihre Stimme klang fest. Ich wusste, dass die Gefahr bestand, sich zu überschätzen. Daher forderte ich sie auf, nur bis zum nächsten Auto zu fahren, das zehn Meter weiter vorne geparkt war. „Ich möchte nicht, dass du weiter als bis dorthin fährst“, warnte ich sie. Danach ließ ich sie hundert Meter fahren, dann um den gesamten Block. Jede positive Erfahrung wurde mit bilateraler Stimulierung verankert.

Gegen Ende unserer *Sitzungszeit* schließlich teilte ich Claudia mit, es sei an der Zeit, zu meiner Praxis zurückzukehren.

„Ich werde fahren“, strahlte sie.

Ich lehnte mich auf dem Beifahrersitz zurück. „Schön“, sagte ich. „Du kannst mich vor meinem Büro absetzen.“

Kampf- und Kriegstraumata

Nach dem ersten und zweiten Weltkrieg kamen viele Veteranen mit etwas zurück, das *shell shock* – Schützengrabenschock – oder *battle fatigue* – Kampfmüdigkeit – genannt wurde. Oft überlebten sie, entweder reduziert auf ein Leben in einem Veteranenkrankenhaus oder von der Angst verfolgt, die Wohnung zu verlassen. Diese Männer litten unter einer schweren PTBS. Es hätte ihnen besser geholfen werden können, wenn man damals gewusst hätte, was wir heute wissen. Manche von ihnen leben heute noch und sind auf ein Leben im Krankenhaus angewiesen. Die schlimme Lage einiger unter ihnen könnte gelindert werden.

Die Rückkehr unserer Vietnamveteranen, die durch einen Krieg, den wir nicht gewinnen konnten, traumatisiert worden waren, führte zur Einführung von PTBS als Diagnose. Die Umstände des Vietnamkriegs waren einzigartig. Das Trauma wurde dadurch verstärkt, dass die Kämpfer nur wenige Regeln oder Konventionen der Kriegsführung beachteten. Es war entsetzlich, im Dschungel bei dieser Hitze zu sein: Schlangen, Morast, Geräusche und Gerüche. Der Vietcong nutzte diesen Schrecken bewusst als psychische Waffe. GIs wurden gefangen und gefoltert und ihre Hilfeschreie wurden dazu genutzt, die Kameraden ins offene Gelände zu locken, wo sie niedergeschossen werden konnten. Öffentliche Schaustellung von abgeschlagenen Köpfen waren an der Tagesordnung – und zwar auf beiden Seiten. Man konnte in Saigon nicht sicher sein, ob Frauen, Kinder und alte Leute, die sich tagsüber mit den GIs eingelassen hatten, nicht in der Nacht zu Mördern wurden. Ein Zustand der Wachsamkeit, der in ziviler Umgebung bei den amerikanischen Soldaten als Hypervigilanz bezeichnet werden konnte, war für das Überleben *im Gelände* unerlässlich. Ein ansonsten wundervolles Paradies hielt unaussprechliche, menschliche Grausamkeiten bereit. Beide Seiten waren Zeugen des moralischen Zerfalls. Auf beiden Seiten gab es am Ende Menschen mit verkrüppelter Psyche und gequälter Seele.

Wären unsere Soldaten als Helden zurückgekehrt, wären ihre Traumata möglicherweise nicht so ausgeprägt ausgefallen. Stattdessen erhielten sie achtundvierzig Stunden nach ihrer Rückkehr aus der Kampfzone keine Unterstützung mehr oder nur eine geringe

Stressunterstützung und wurden durch nationale Verleugnung und Missachtung doppelt zu Opfern. Dies verschärfte die Traumasymptome, die so schwerwiegend waren, dass sie oft fälschlich als Psychosen diagnostiziert wurden.

Ich selbst war nicht eingezogen worden, dank meiner Rückstellung als Student. Als ich erkannte, dass ich den an PTBS erkrankten Vietnamveteranen mit EMDR helfen konnte, begann ich, sie aufzusuchen. Für mich war es eine Ehre, diesen Männern und Frauen zu helfen. Sie hatten so viel geopfert. Mit Hilfe von EMDR war es mir möglich, ihnen zu danken.

Tim: Der Unglückssoldat

Tim kam nach einer Vielzahl von anderen Behandlungen zu mir, Behandlungen mit Psychopharmaka und auch bei Psychiatern, mit Einzel- und Gruppentherapie. Diese waren alle fehlgeschlagen. Tim war von seinen Therapeuten als *unkooperativ* bezeichnet worden. Ich sei seine *letzte Hoffnung*, aber in Wahrheit schien es, als habe er gar keine Hoffnung mehr.

Tim war das einem Roboter ähnlichste Wesen, das ich je gesehen habe. Sein Gesichtsausdruck war starr, seine Körperhaltung unbeweglich, seine Stimme ohne Modulation. Er sprach mit monotoner Stimme. Für mich war es sowohl schmerzlich als auch erschreckend, ihn so zu erleben. Er war von durchschnittlicher Größe, nicht wirklich mit bedrohlichem Gesichtsausdruck, aber sein Wissen darum, wie man tötet - er schien es zu genießen, mich zu schockieren, indem er mir hundert verschiedene Arten bis ins kleinste Detail schilderte -, erweckte meine Aufmerksamkeit. Am Ende jeder Sitzung blickten seine Augen in die meinen - und seine Augen hatten einen *starren* Blick.

„Was tun Sie gerade?“, fragte ich, als dies das erste Mal geschah.

„Ich versuche, den ganzen Weg bis zum hintersten Winkel Ihres Gehirns anzuschauen“, sagte er.

Tim hatte nahezu zwei Jahre in Vietnam verbracht, die meiste Zeit im Kampfgeschehen, und nun, achtundzwanzig Jahre später, hatte er vielfältige Flashbacks seiner Erlebnisse, die ihn täglich heimsuchten. Flashbacks sind nicht ungewöhnlich (*Ich kann es sehen, als wäre es gestern passiert*), aber jene von Tim waren viel stärker. Zu jeder Zeit, nachts oder tags, wurde er gegen seinen Willen zurück nach Vietnam geschleudert. Die Hitze, die Anblicke, die Gerüche und der Lärm des Dschungelkampfes umgaben ihn, und er wurde wieder und wieder retraumatisiert, in einer nie enden wollenden Wiederkehr seiner Höllenqualen. Er war mit siebenundzwanzig eingezogen worden, viel später als die meisten Soldaten. Bei seiner Rückkehr war kein sinnvoller Kontakt mehr zwischen ihm und seiner Familie möglich, so unterstützend sie auch zu sein versuchte. Er war *verloren* in seinem eigenen Gewirr schrecklicher Bilder und Geräusche.

Flashbacks waren nicht Tims einzige Symptome. Schlafstörungen, Kopfschmerzen, unbehandelbare Rückenschmerzen und Atemschwierigkeiten quälten ihn. Schlimmer noch war sein vernichtendes Schuldgefühl. Er war einmal in eine auswegslose Aug-in-Aug-Situation mit einem zwölfjährigen Jungen gekommen, als es darum ging *zu töten oder getötet zu werden*. Er beschloss zu überleben. Er hatte verwundete Feinde erledigt, die am Straßenrand lagen und ihn anflehten, sie zu verschonen, weil er wusste, wie gefährlich sie für ihn und seine Kameraden sein konnten. Einmal war er zufällig auf fünf Soldaten gestoßen, die einen Vietcong-Soldaten gefangen hatten und ihn gerade zu Tode folterten. Es stieß ihn ab, aber er beteiligte sich trotzdem, weil er wusste, dass sie sich sonst gegen ihn wenden würden, wenn er nicht mitmachte. Tims oberstes Ziel war es, lebend zurück zu kommen, und er hatte es geschafft. Jedoch wurde er vom Bewusstsein dessen heimgesucht, was er getan hatte, und von der Unfähigkeit, sich selbst zu verzeihen. Er benötigte dringend meine Hilfe und ich versprach, ihm alles zu geben, was ich geben konnte.

Zuerst war Tim nicht bereit, viel von seinen Erlebnissen mit mir zu teilen, weil er glaubte, ich könnte ihn anzeigen und er könnte für seine Taten angeklagt werden. Aber nach und nach begann er, sich zu öffnen. Er begann, mir zu glauben, dass ich ihm helfen wollte.

In meiner Praxis zeigte sich Tim zeichnerisch begabt und kreativ. Einmal wies er auf ein Astloch ganz unten an der Türeinfassung. „Das Astloch ist eine Wunde, verursacht von einer Gewehrkugel“, sagte er, „und die umgebenden Muster sind wie das Blut, das herauskommt.“ Er ließ sich auf Hände und Knie nieder, damit er den Wundeingang und den Blutstrom nachempfinden konnte. Jeder

Film oder Dokumentarbericht über Krieg triggerte ihn an, sogar eine Beschreibung der Kreuzzüge oder der Eroberungen der Römer. Er sagte mir, dass er oft mitten in der Nacht aufgestanden sei, entweder weil er nicht einschlafen konnte oder weil ihn ein Alptraum aufgeweckt hatte. Mit seinen Kindern zusammen zu sein, verstärkte seinen Kummer, Kinder getötet zu haben. In der Tat, er hatte ein junges Mädchen erschossen, das, so schwor er, wie seine sechzehnjährige Tochter ausgesehen hatte, insbesondere wegen ihrer Vorliebe für schwarze Kleidung. Er konnte seiner Tochter nicht ins Gesicht sehen, ohne dass ihn die Augen des vietnamesischen Mädchens ansahen.

Er hatte keinen Gefallen am Töten gefunden. Er hatte nur seinen Job erledigt und versucht, auf die bestmögliche Art und Weise am Leben zu bleiben. Wir trafen uns einmal wöchentlich zu einer neunzigminütigen Sitzung und langsam begannen seine Traumasymptome nachzulassen.

Wenn Bilder verwunden können, so können sie auch heilen. Ich bat ihn, sich alle feindlichen Soldaten vor Augen zu führen, die er getötet hatte, und dann zu berechnen, wie viele Leben er möglicherweise dadurch gerettet hatte, wobei ihm der Gedanke, Leben zu bewahren, indem er Leben nahm, suggeriert wurde. Für jede Person, die er getötet hatte, rechnete er, habe er fünfzig Leben gerettet, insgesamt also fünfhundert Leben von GIs. Ich fragte, ob er sich vorstellen könne, diese alle in der Phantasie zusammen zu sich einzuladen. Durch bilaterale Musik unterstützt, imaginierte er sie in einer großen Versammlungshalle und sicher aus dem Krieg zurückgekehrt. Mein Vorschlag war dann, sich vorzustellen, wie alle Familienmitglieder dieser GIs sich in der Halle aufreihten, und bald sah er diesen Raum voller Menschen, lebend und glücklich. Diese Imagination, von mir angeleitet, aber von ihm durchgeführt, repräsentierte eine auf Realität basierende konkrete Affirmation anstatt der abstrakten *ich bin ein wertvoller Mensch,* was ihm Mühe gemacht hatte zu akzeptieren. Er stellte sich vor, wie er die GIs durch den Dschungel zu einer Lichtung führte, wie der Helikopter sie aufnehmen würde, um ihr Leben zu retten. Dies war ein wesentlicher Teil seines Heilungsprozesses, denn er öffnete ihm einen Pfad aus dem Dschungel heraus, in dem er buchstäblich festgesteckt hatte.

Mit fortschreitender therapeutischer Arbeit wandelten sich die Flashbacks von einem realistischen räumlichen Erleben zu einer bloß bildhaft-flächigen Wahrnehmung. Gerüche und Geräusche nahmen ebenfalls ab und Bilder verschwanden oder verblassten. Einige verschwanden, einige blieben, und ich fragte mich, ob bei Tim eine Atrophierung des Hippocampus bestand, die er nicht überwinden konnte. Ich hielt eine gemeinsame Sitzung mit ihm und seiner Tochter ab, was ihm ermöglichte, ihr näher zu kommen und auch mit ihr am Meer spazieren zu gehen. Der Strand bedeutete für ihn etwas Gutes, denn, wie er mir gesagte hatte, war er einmal am Strand betrunken eingeschlafen und fand beim Aufwachen einen vietnamesischen Teenager vor, der seinen Rucksack durchwühlte. Viele Soldaten hätten diesen Jungen auf der Stelle erschossen, aber dies war kein Kampfgeschehen, daher jagte Tim ihn einfach nur fort. Der EMDR-Prozess half ihm dabei, diese fürsorgliche Handlung in sein Selbstbild zu integrieren, wie er auch fürsorglich einer vietnamesische Waise gegenüber war, die er lesen gelehrt hatte

Wir können den Glauben stärken, dass wir keine kaltblütigen Mörder sind, die die Hölle verdient hätten, sondern Menschen, die in der Lage sind, *das Richtige* zu tun. Ich habe Tim nicht verurteilt, sondern ihn unterstützt. Mein Respekt und die Bewunderung für seinen Mut halfen ihm, sich wieder wertvoll zu fühlen. Er hatte sein Ziel, aus Vietnam lebend zurück zu kommen, erfüllt. Das hatte er geschafft, und zusammen entdeckten wir erneut, welch positives Ziel das gewesen war.

Wir arbeiteten während eineinhalb Jahren. Dieser fünfundsiebzigprozentige Erfolg war einer meiner größten als EMDR-Therapeut, obwohl wir nie in der Lage waren, die Symptome hundertprozentig zu beseitigen. Von Anfang an hatte ich an Tims Fähigkeit geglaubt, Heilung zu erlangen, obwohl ein Team von Therapeuten ihn schon aufgegeben hatte. Er rief mich vor etwa sechs Monaten an, um über seine Fortschritte zu berichten. Er hatte den emotionalen Kontakt mit seiner Frau und seinen Kindern aufrechterhalten können, obwohl er sich zeitweilig zurückgezogen hatte, und er war immer wieder zurückgekommen, in immer kürzeren Abständen.

7. Traumaerlebnisse aus der Kindheit heilen

Ist irgendein Kindheitstrauma schwerwiegender als ein anderes? Die Antwort ist komplex. Es hängt ebenso sehr mit der genetischen Ausstattung des Opfers zusammen, mit seiner Persönlichkeit und seiner Umgebung, wie von dem Schweregrad des Trauma-Erlebnisses. Verbaler Missbrauch ist eine Art Seelenmord und kann so folgenschwer sein, wie zum Beispiel geschlagen zu werden. Manchmal kann auch die Zeugenschaft von familiärer Gewalt – *Second-hand-Missbrauch* – ein Kind ebenso stark schädigen, als wenn es selbst zum Opfer geworden wäre.

Sexueller Missbrauch, auch sexuelle Belästigung ohne Penetration, verursacht oft schlimme Schädigungen. Menschliches Leid kann nicht gegeneinander aufgewogen werden. Auch emotionale Vernachlässigung führt zu einem Leid, das die Aufmerksamkeit von Therapeuten erfordert.

Es ist ungewiss, wie weit wir uns in der Kindheit zurückerinnern können, obwohl Fälle von Menschen dokumentiert worden sind, die sich an Vorfälle erinnern konnten, die im Alter von drei bis sechs Monaten geschahen. Es ist sogar möglich, dass wir uns an intrauterine Erfahrungen erinnern. Otto Rank hat postuliert, dass das Geburtserlebnis selbst ein starkes Trauma sei. Wir wissen es nicht. Was wir aber wissen *können*, ist das, was unsere Symptome an Erinnerung mit sich tragen. Panikattacken, depressive Verstimmungen und Wutausbrüche können erinnerte Gefühlszustände sein, die abgetrennt von den Ereignissen sind, die sie ursprünglich verursacht hatten.

Wenn ein Klient ein Kindheitstrauma in sich trägt, wird es mit EMDR relativ schnell auftauchen, auch wenn es unter anderen Schichten von Traumata verborgen liegt. Der direkte, wirkkräftige Zugang von EMDR zum Nervensystem aktiviert und enthüllt einerseits Trauma-Erinnerungen und ist andererseits das Vehikel, sie zu verstehen und zu heilen. Es ist immer wieder erstaunlich, dass so viele Verarbeitungsprozesse bei Klienten in ihrem Inneren mit so atemberaubender Geschwindigkeit ablaufen. Es konnte bisher nicht in allen Einzelheiten geklärt werden, was zu der unglaublichen Veränderung geführt hat. Manchmal ist es schwierig zu akzeptieren, dass uns die Erkenntnisse der Steuerungsmechanismen noch verborgen sind. Aber es ist ein wichtiger Hinweis darauf, dass das Heilungspotential fast gänzlich beim Klienten liegt.

Ned: Der Reporter und sein Trauma

Ned war der Reporter einer Zeitung, die in Süd-Texas herauskam. Er unterstützte Grenzübertritte von illegalen Immigranten. Diese Männer und Frauen versuchten, in die USA zu kommen, indem sie den Rio Grande an Stellen durchschwammen, wo er am breitesten, tiefsten und turbulentesten ist. Oft ertranken sie bei diesem Versuch. An einer Stelle ist dort ein Strudel, der die Ursache dafür war, dass viele Leichen auf der Seite der USA angeschwemmt wurden. Dorthin wurde Ned häufig gerufen. Manchmal hatte er selbst auch frisch angeschwemmte Leichen entdeckt, während er zur Arbeit fuhr oder zurückkam.

Ich traf Ned auf einer Pressekonferenz, wo das Thema *Trauma während der Berufsausübung* aufkam. Ned hatte seine Berichte über die illegale Immigration schon früher geschrieben, war aber immer noch sehr belastet und spielte die Schwere seiner Symptome herunter. In der Welt der Reporter werden Journalisten wohl regelmäßig alptraumartigen Situationen ausgesetzt. Es ist allgemein bekannt, dass sie PTBS-Symptome entwickeln. Wenn jedoch Journalisten Flashbacks erleben, nehmen sie an, diese seien die Folge ihrer hohen Arbeitsbelastung und ignorieren sie.

Während Ned und ich miteinander sprachen, unterstrich er voller Emphase, dass Reporter ebenso wie Polizisten, Lokomotivführer und Rettungssanitäter regelmäßig an Traumasymptomen litten und damit leben müssten. Ich schlug ihm vor, EMDR kennen zu lernen. Ich hoffte, wenn es für Ned hilfreich sei, könnte er die Information an andere Reporter weitergeben, dass es eine schnell wirkende, effektive Behandlung für sie gäbe.

Ned stimmte einer kurzen Demonstration zu. Sein Ausgangsthema war der Strudel und der Geruch der Leichen, zwei verschiedene Dinge, die aber für ihn zusammen gehörten. Seine negative Kognition war: *Das Leben kann zu Abfall werden!* Das ist in einem gewissen Sinne wahr, aber für ihn hatte es eine spezielle traumatische Bedeutung erhalten. Bei der Frage nach dem schlimmsten intrusiven Bild zeigte sich der Lärm von brausendem Wasser. Ned hatte Erinnerungen von Landarbeitern, die die Leichen auf ihren Truck luden und an ihm mit dem Truck vorbeifuhren, während er in seinem Auto saß. Seine Sinne wurden dabei von dem Geruch des Todes überwältigt. „Es war ein Geruch, wie es sonst keinen gab", sagte er. „Wie nichts, was ich zuvor oder danach je gerochen habe. Es war jenseits alles Schrecklichen." Ein leidender Ausdruck huschte über sein Gesicht. „Nicht dass ich es nur riechen kann, ich kann es jetzt sogar fühlen, es schmecken, es steckt mir im Hals."

Geruch kann der intensivste unserer Sinneswahrnehmungen sein, eine Tatsache, die bei Herstellern von Parfums wohlbekannt ist. Dieser Geruch hatte Ned noch Jahre nach den Ereignissen im Würgegriff. Sein Belastungsgrad war hoch, 8 oder 9. Er fühlte eine brennende Angst im Hals, in der Brust und im Magen. Eine Vielzahl von Traumata, die er bei der Arbeit erlebt hatte, schoss ihm beim Durcharbeiten mit EMDR durch den Kopf. Der SUD-Belastungsgrad nahm schnell ab, blieb aber bei 2 stehen. Das Bild des Strudels war weniger belastend, aber nicht gänzlich verschwunden.

Unerfahrene EMDR-Therapeuten denken in einem solchen Fall oft, dass sie nur so weit gehen können, wie man es dem Klienten zumuten kann. Tatsächlich aber war Neds Restbelastung ein diagnostischer Hinweis, dass da noch mehr war, etwas was sich noch nicht gezeigt hatte. Ich bat ihn, seine Gedanken zu seiner Kindheit zurückgehen zu lassen und zu fühlen, ob etwas auftauchen würde, was mit dem Vorigen in Verbindung stünde. Fast sofort stieg der Belastungsgrad auf 7. Er war plötzlich 5 Jahre alt.

„Die Katze", sagte er. „Wir lebten auf einer richtig ländlichen Farm. Einmal gebar eine Katze einen Wurf. Ich sah zu. Dann kam mein Vater dazu, nahm die Kätzchen, steckte sie zusammen mit einigen Steinen in einen Sack, ging hinaus und warf sie in den Bach." Er schüttelte den Kopf. „Es ist eigenartig. Ich habe mich erst jetzt wieder an diesen Augenblick erinnert. Damals hatte ich geglaubt, ich würde das nie vergessen."

Die Handlung von Teds Vater zeigte dem sensiblen kleinen Jungen, dass über das Leben willkürlich verfügt werden kann. Er hätte nie gedacht, dass beide Erlebnisse in seinem Gemüt miteinander verknüpft sein könnten. EMDR hat es enthüllt.

Nachdem er seine Kindheitserinnerungen durchprozessiert hatte, fiel der Belastungsgrad auf 0, und er kehrte zum Bild des Strudels zurück. „Unglaublich!" Seine Belastung, die Bilder und die Gerüche waren verschwunden. Nur weil er die Belastung verorten konnte und sie mit seiner früheren Erinnerung verbunden hatte, war er in der Lage gewesen, die Symptome vollständig abzulegen, die mit dem tödlichen Strudel am Rio Grande verknüpft gewesen waren.

Der Fall von Ned erinnert mich an eine Klientin, Isabelle, die zwanzig Jahre alte Tochter des früheren peruanischen Botschafters in Indien. Jahrelang hatte das Geräusch fließenden Wassers und eine Anzahl von Gerüchen, insbesondere die von Blumen, bei ihr Panik und zwanghafte Gedanken an Tod angetriggert. Als Therapeut muss man einen Spürsinn dafür haben, wann eine Angst vor Tod sich innerhalb der üblichen Grenzen bewegt und wann nicht. Bei einer vitalen jungen Frau wie Isabelle war das eindeutig jenseits der normalen Grenzen. Hier war die Angst mit Sicherheit exzessiv.

Mit EMDR kehrte sie zu dem Gelände in Indien zurück, wo ihre Familie lebte, als sie ein Kleinkind war. Ihr Haus lag am Ganges. Isabelle entdeckte plötzlich Leichname, die den Fluss herunter schwammen, mit Blumen geschmückt, die traditionelle Art eines indischen Begräbnisses. Damals hatte ihr indisches Kindermädchen sie ans Fenster hochgehoben, um ihr das Ritual zu zeigen. In der Kultur des Kindermädchens galt das als wunderschön. Lange unterdrückt, war dies die Erinnerung, die unter Isabelles Schrecken und Todessehnsucht lag. Einmal entdeckt, verschwanden die Gefühle.

Die Fälle von Ned und Isabelle haben beide mit verdeckten Traumata zu tun. Häufiger sind in meiner Praxis die Fälle von wiederholten traumatischen Erlebnissen in der Kindheit.

Ronnie: Die Flucht vor der Krähe

Wenn Sie einen Blick auf Ronnie werfen würden, würden Sie denken, *der geradezu verkörperte Erfolg!* In seinem eleganten Anzug, mit weißem Button-down-Hemd und seriöser roter Krawatte sah er aus wie ein fünfundvierzig Jahre alter, leitender Angestellter. Er war jedoch Zahnarzt und als solcher sehr erfolgreich. In der Therapie enthüllte er einen hohen Grad an Unsicherheit, der ihn sein ganzes Leben über gequält hatte. Er benötige Hilfe, sagte er. Er war chronisch depressiv, schlingerte durch sein Leben und war gequält von Angst und Furcht. Nichts erfreute ihn. Er konnte trotz der hohen Professionalität in seiner Arbeit nichts Gutes an sich entdecken. Er lebte in einer stabilen Ehe und hatte zwei wundervolle Kinder, aber er fühlte sich in ihrer Gegenwart unbehaglich und hatte Angst davor, dass seine Frau ihn verlassen und die Kinder mit sich nehmen könnte. Jahrelange frühere Therapien hatten ihm nicht wirklich geholfen. „Es war, als ob man in meiner Gefängniszelle bloß Vorhänge angebracht hätte“, sagte er.

Ich begann, wie immer, mit der Anamnese. Ronnie war nach seiner Geburt adoptiert worden und war in eine Familie gekommen, in der es schon zwei leibliche Kinder gab, zwölf und acht Jahre älter als ihr neues Brüderchen.

Obwohl Adoptiveltern meistens unterstützend und liebevoll sind, war Ronnies neue Mutter in ihrem Verhalten unausgeglichen und launisch, in einem Moment liebevoll und in einem anderen Moment mit Worten beleidigend und körperlich übergriffig. Der Vater war ein duldsamer, ruhiger Mann, unfähig, den Tiraden seiner Frau etwas entgegen zu setzen oder die Kinder vor ihr zu schützen. Zuweilen drängte ihn seine Frau, die Kinder auch selbst zu schlagen, wenn er nach Hause kam, als eine weitere Bestrafung ihrer *Missetaten.*

Ronnie erinnerte sich an die meisten der Drohungen seiner Mutter, ihn „dahin zurück zu schicken, woher er gekommen war“, obwohl er keine Vorstellung davon hatte, was *zurück* bedeutete, nur dass es ein dunkler und unbekannter Ort sein musste. Wie in einem Ritual packte sie seine Koffer, zerrte ihn hinaus zum Auto und bereitete sich vor loszufahren. Nur seine Schreie und sein Versprechen sich zu bessern, brachten sie dazu, ihre Meinung zu ändern.

Ronnies Gedanken drehten sich oft um Phantasien über seine Geburt durch seine leibliche Mutter, was zu Schuldgefühlen und Angst führte, dass seine Adoptiveltern ihm schließlich doch ihre Liebe entziehen und ihn hinauswerfen könnten.

Als Ronnie die EMDR-Behandlung begann, tauchte als erste Erinnerung auf, wie seine Adoptivmutter ihn die Treppe hinunterzerrte und seine Koffer zum Wagen schleppte. Er empfand einen solchen Schrecken, selbst noch vierzig Jahren später, dass ihm war, als zuckten elektrische Ströme durch seinen Körper. Wir verbrachten Monate damit, dieses Bild und die damit verbundene Überzeugung: *Mein Leben ist vorbei!*, durchzuprozessieren. Nach und nach trat an die Stelle des Schreckens die Wut darüber, so grausam behandelt worden zu sein, gefolgt von Traurigkeit und Kummer über das Leiden und die verlorenen Jahre, verursacht durch die emotionale Wankelmütigkeit seiner Mutter.

Ein anderes Bild verfolgte ihn mit derselben Macht, eine monströse schwarze Krähe. In seinen Träumen tauchte wiederholt das Bild von einem riesigen schwarzen Vogel auf, der im Haus herumflog, auf ihn herunterflog, nach ihm hackte und ihn in Schrecken versetzte. Während er den Traum durcharbeitete, ging ihm auf, dass es in der Tat eine wirkliche Krähe gegeben hatte, ein realer Schrecken. Seine Mutter, die es liebte, verlassene Tiere ins Haus zu nehmen und sie mit größerer Fürsorge zu behandeln als ihre eigenen Kinder, hatte eine wilde Krähe in einem Käfig im Kellergeschoss gehalten. Irgendwie hatte diese die Fähigkeit entwickelt, wie ein Papagei zu sprechen. „Halts Maul! Halts Maul!“, pflegte sie zu kreischen, wann immer Ronnie sich ihr näherte. Der Tonfall ihrer Stimme ahmte den Klang der Stimme und Worte der Mutter nach, und seine Furcht vor dem Keller verband sich mit der Furcht, weggeschickt zu werden.

Der Vogel war schmutzstarrend und verströmte einen Geruch nach Verwesung. Ronnie beobachtete mit Grausen, wie der Vogel zu groß für seinen Käfig wurde und wie sich sein Schnabel so zwischen den Gitterstäben verdreht hatte, dass er ihn nicht mehr öffnen konnte.

In unseren Sitzungen vermied er monatelang dieses Bild, lehnte es ab, darüber zu sprechen und es durchzuprozessieren und erlaubte mir nicht, ihm zu helfen. Als er endlich bereit war, sich damit zu befassen, zeigte sich während des Prozessierens schnell, dass er sich mit dem Vogel identifizierte. Für ihn war der Vogel eine Symbolisierung seiner selbst, ein widerliches Tier, ein *Fundevogel* wie er selbst, wertlos, von seiner Mutter gefangen gehalten und gequält.

In Kapitel 2 wurde beschrieben, wie mit der Wirkkraft von EMDR gearbeitet werden sollte. Es soll ein Ausgangsthema und ein dazu gehöriges schlimmstes intrusives Sinneserlebnis oder Bild gefunden werden, wonach das Protokoll seinen vorgeschriebenen Ablauf nimmt. Bei einem einzelnen traumatischen Erlebnis ist das Bild schon vorhanden und wird üblicherweise schnell durchprozessiert. In Fällen wie dem von Ronnie jedoch gibt es viele Ausgangsthemen und viele dazu gehörige Bilder und viele damit zusammenhängende Abläufe des Protokolls. Sein Fall verlangte achtzehn Monate intensiver therapeutischer Arbeit.

Neben dem Bild der Treppe und der Krähe gab es in Ronnies Behandlung zwei weitere Hauptthemen. Das erste hatte mit seinen Phantasien über seine leibliche Mutter zu tun. Seine Adoptivmutter hatte ihm gesagt, seine leibliche Mutter sei eine Prostituierte gewesen. Im Verlauf der Behandlung aber erkannte er, dass dem nicht so war. Und selbst wenn sie eine gewesen wäre, hätte es sie nicht wertlos werden lassen. Er empfand, dass es für seine leibliche Mutter ein tiefer Verlust gewesen war, ihn wegzugeben, eine Erkenntnis, die die Geschichte von seiner Verstoßung *entgiftete*, die ihm seine Adoptivmutter untergeschoben hatte.

Das andere Hauptthema hatte seine ältere Schwester zum Thema, die ebenso wie er nicht von ihren Eltern umsorgt worden war. Als Ronnie zehn Jahre alt war, begann sie, ihn sexuell zu bedrängen und führte ihn in die Praktiken der gegenseitigen genitalen Stimulierung ein. Wenn ein älterer Mann ein Mädchen verführt, wird das als sexueller Missbrauch betrachtet. Wenn die Situation aber umgekehrt ist, sehen manche dies als *Einführung* eines Knaben an und nennen ihn einen *Glückspilz*. Dies ist grundlegend falsch. Sexueller Missbrauch ist sexueller Missbrauch und Ronnie wurde traumatisiert, denn die sexuelle Erregung war mit intensiven Schuldgefühlen sowie mit Scham und Furcht vermischt. Er benötigte lange Zeit, bis er erkannte, dass es seine Schwester war, die *daneben* war, dass er selbst nichts Falsches getan hatte, dass er das Opfer war und dass er immer noch an den Folgen litt.

Im Verlauf der Monate wurden viele Themen anhand des Protokolls durchprozessiert. Die Problematik konnte immer schneller aufgelöst werden. Ronnie glitt durch hunderte von verschiedenen Erinnerungen, die alle einen hohen Grad an Belastung besaßen und daher durchgearbeitet werden mussten. Bei EMDR ist Trauern eine wesentliche Phase, durch die der Klient gehen muss, um das Trauma loslassen zu können. Als Vorgang kann das wie Regression erscheinen. Es ist aber die aktuelle Erkenntnis der schweren Bürde und der versäumten Möglichkeiten, die aus dem Trauma entstehen. Der SUD-Wert kann durchaus ansteigen. Das zeigt aber, dass der Klient es nicht loslassen kann und dass der Prozess weiter läuft. Wenn der Therapeut die Trauerarbeit unterbricht oder sie nicht unterstützt, riskiert er, den Klienten zu retraumatisieren, indem er dessen Gefühle und seinen Verlust missachtet. Wenn Klienten ihren Trauerprozess durchlaufen haben und erkennen, dass Kummer eine natürliche Folge des Schadens ist, den das Trauma verursacht hat, dann sind sie in der Lage, den Heilungsprozess fortzusetzen.

Für Ronnie war das zentrale Thema die Konfusion über seine Identität. Als sich das Wissen davon herauszukristallisieren begann, wer und was er war, nahm seine Angst ab, sein Selbstwertgefühl wuchs und seine negativen Kognitionen verschwanden. Sie wurden durch positive Kognitionen ersetzt wie: *Ich habe durch meine Stärke überlebt!* Er erkannte, dass seine Idendität die Folge von allem war, was ihm zugestoßen war, Gutes und Schlechtes. Wenn er das ablehnen würde, was das Leben ihm gebracht hatte, hieße das, sich selbst abzulehnen. Er war durch seine Erfahrungen geformt worden und er integrierte sie. Ronnie, die *Krähe*, öffnete ihren Käfig und hob sich in die Lüfte und flog davon. Mit erstarktem Flügelschlag stieg sie auf, mit neuer Sicht auf die unter ihr liegende Landschaft. Nach achtzehn Monaten EMDR-Behandlung (im Gegensatz zu möglicherweise fünfzehn Jahren traditioneller Psychotherapie) war er überzeugt davon, dass er wusste und fühlte, dass es ihm gut ging. Er begann, seine Arbeit hoch zu schätzen und nutzte seine Begabung für richtungweisende Änderungen, die er in der Zahnarzttechnik verfolgen konnte. Er wusste, dass er seine Frau liebte und dass er ihr seine Liebe offen zeigen konnte. Er konnte seinen Kindern näher kommen und befürchtete nicht mehr, dass er sie verletzen könnte oder sie ihn.

Das eigentliche Wunder der Heilung Ronnies konnte sich nur in der Sicherheit der therapeutischen Beziehung vollziehen. Nach

Monaten begann er, mir zu vertrauen und zu wissen, dass ich ihn völlig akzeptierte und zuverlässig für ihn da war. Er fühlte, dass er Herr der Lage war. Unsere Beziehung würde nicht damit enden, dass ich ihn hinauswarf, sondern dass er aus eigener Entscheidung ginge, sobald er dazu bereit wäre. Am Ende gab es nichts mehr zu entdecken, das er nicht selbst über sich herausfinden könnte. Er erkannte, dass er das vollbracht hatte, was für ihn notwendig war. Er wusste, dass er wiederkommen könnte, wenn er das wünschte. Er hatte seine Erwartungen an sich selbst erkannt und sogar übertroffen. Und das war die Wahrheit.

Nach einigen Wochen, in denen wir mit EMDR am Ablösungsprozess arbeiteten, öffnete er meine Tür und *flog davon.* Ich für mich wusste, dass ich über seine Heilung glücklich war, aber auch traurig, ihn weggehen zu sehen.

Stella: Panik und die auslösende Szene

Sexueller, physischer und verbaler Missbrauch sind nicht die einzigen Traumata, die Kindergesichter überschatten. Manchmal können Kinder unabsichtlich traumatisiert werden, aus Ignoranz oder fehlender Aufmerksamkeit der Eltern.

Stella, eine bescheidene und zurückhaltende Frau in den Mittdreißigern, kam zu mir auf Empfehlung ihres Arztes. Sie trug unscheinbare Kleidung, vermied Augenkontakt und sprach fast im Flüsterton, sodass ich mich anstrengen musste, sie zu verstehen. Sie war Einzelkind und litt unter Ängsten, die sich so verstärkt hatten, dass sie nicht mehr in der Lage war, in einem Job durchzuhalten. Sie bekam Panik allein bei dem Gedanken, in einem geschlossenen Raum zu sein. Aufzüge erschreckten sie. Wenn sie in einem Verkehrsstau festsaß, wollte sie fliehen. Sie hatte Angst, über Brücken zu fahren und im Zug zu sein. Diese Ängste hatten sich in einem solchen Maß verstärkt, dass sie darüber hinaus noch eine Agoraphobie entwickelt hatte. Mit großer Willensanstrengung konnte sie zeitweise ihr Haus verlassen, um ihren Sohn zur Schule zu bringen. Doch war das für sie eine Tortur. Zu anderen Anlässen musste sie sich von einem Freund begleiten lassen.

Wenn solche Symptome über längere Zeit anhalten, entwickelt der Betroffene möglicherweise eine Depression. Man nennt das eine reaktive Depression. Stella verlor die Hoffnung und fühlte sich hilflos und gelähmt, wie verheddert in ihrem Netz von Symptomen.

Als sich nach drei EMDR-Sitzungen noch keine Erleichterung einstellte, schlug ich vor, Stella zusätzlich von einem Psychiater mit Psychopharmaka behandeln zu lassen, denn ihre Symptomatik war derart, dass es zu lange Zeit dauern würde, bis die Therapie substantielle Fortschritte machen würde. Der Psychiater verschrieb ihr das Antidepressivum *Prozac*, 20 Milligramm täglich, eine schwache Dosierung. Man könnte meinen, dass die dann einsetzende Verringerung ihrer Symptomatik dem Prozac zu verdanken sei und dass das die einzige Hilfe gewesen sei, die sie benötigte. Mein Gefühl aber sagte mir, dass es ein Türöffner für die Therapie sein könnte.

Die Hilfe kann von der am wenigsten erwarteten Seite kommen. So geschah es bei Stella. Als ihr Mann sie zur ersten Sitzung fuhr, fragte er ganz beiläufig: „Kannst du dich an deine früheste Erinnerung zurück erinnern?“ Diese Frage führte zu ihrem ersten Ausgangsthema in unseren Sitzungen. „Ich erinnere mich, wie ich in meinem Gitterbett lag“, sagte sie, und plötzlich liefen die Tränen übers Gesicht. „Ich habe keine Ahnung, was das ausgelöst hat“, sagte sie. Sie beschrieb ein befremdliches Symptom. Das Geräusch von Kaugummikauen erregte sie sexuell. Das war für sie verwirrend und unangenehm. Es wurde besonders heftig, wenn sie bei ihrer Mutter war. Aber auch wenn sie in der U-Bahn fuhr, störte sie das Geräusch, und sie versuchte, dem zu entgehen. Derartige seltsame Symptome sind ein Anlass für Detektivarbeit und führen oft zu einer traumatischen Erfahrung zurück, die durch Dissoziation verdeckt ist.

Wir konnten noch nicht mit dem gesamten EMDR-Protokoll beginnen. Obwohl die Erinnerung an das Gitterbett Kummer hervorrief, war sie als Ausgangsthema noch zu wenig fassbar, als dass dafür eine negative Kognition gefunden werden konnte. Schritt für Schritt und Sitzung für Sitzung füllte sich das Szenarium. Der Gedanke: *Ich bin gefangen,* tauchte in ihr auf, verbunden mit einem sprunghaften Anstieg ihres Angstlevels.

Das Gitterbett stand im Schlafzimmer von Stellas Eltern, eine klare Information. Damit war die Erinnerung verknüpft, wie sie vor Schrecken stockstarr da lag und mit anhören musste, wie ihre Eltern Sex hatten. Sie war gefangen im Zimmer, im Gitterbett, zu ängstlich, um über das Gitter zu blicken oder auch nur einen Piep von sich zugeben. Die Erstarrung war sowohl physisch als auch psychisch. Ihre Tränen bewiesen, dass sie etwas zutiefst Schmerzliches in ihrer Erinnerung mit sich trug.

Wir bearbeiteten das Ausgangsthema neun Monate lang, wieder und immer wieder, wobei ungezählte Erinnerungen in ihr auftauchten, manche besonders bedeutungsschwer. So erinnerte sie sich an den Schrecken, als sie mit fünf Jahren lesen lernte und in den Schlagzeilen in einer Zeitung las, dass eine Frau angegriffen worden sei. Ein anderes Mal tauchte das Bild der behinderten Schwester des Vaters auf, die eines Tages zu Besuch gekommen und am nächsten Tag während eines großen Epilepsieanfalls gestorben war.

Neben allen diesen Erinnerungen kehrte Stella immer wieder zu dem Geräusch des gekauten Kaugummis zurück. Sie genierte sich, es zu erwähnen. Es widerstrebte ihr, darüber zu sprechen. „Ich kann es nicht glauben, dass ich zu Ihnen über Dinge sprechen kann, die ich nicht einmal zu meinem Mann sagen könnte“, wisperte sie, und dann erzählte sie es mir doch.

Ihr Bild kam vom Oralsex, bei dem ihr Vater ein Kondom übergestreift hatte, das ihre Mutter ablutschte. Dies könnte die Überlagerung von zwei verschiedenen Handlungen sein, das Überziehen des Kondoms und der Oralsex. Wie auch immer, das Bild war begleitet von Sexualgeruch, Lutschgeräuschen und Sex, alles miteinander verbunden.

Sie erkannte, dass ihre derzeitige Panik dieselbe war, die sie in ihren frühen Jahren gefühlt hatte, als sie buchstäblich in ihrem Gitterbett gefangen war und als sie bemerkte, dass etwas vor sich ging, sie aber nicht wusste, was. Ihre Bilder bewegten sich chronologisch weiter (ein Schlüssel-Anzeichen für Heilung im EMDR-Prozess), da sie im Schlafzimmer der Eltern bis zum fünften Lebensjahr schlief. Sie war diesem Erlebnis unzählige Male ausgesetzt gewesen und sie baute es in jeden Entwicklungsschritt ihrer frühen Kindheit ein.

Wir kehrten immer wieder zum Gitterbett zurück. Das Bild verwandelte sich, während sie die Gefühle erneut durchlebte, als sie im Elternschlafzimmer gefangen war, fortschreitend vom Jahr eins bis fünf. Es wäre ein Fehler gewesen, EMDR anzuwenden und sie gegen ihre Panikattacken zu desensibilisieren, ohne die Wurzeln der Verursachung aufzuspüren. Es ist weitaus besser, zum Ursprung der Symptome Zutritt zu erlangen, als zuerst zu versuchen, die Symptome zu beseitigen. In Stellas Fall führte das Auffinden der Ursache der Traumatisierung und das Prozessieren der Traumasymptome nicht nur zu einer Veränderung der Vergangenheit, sondern auch zu einer deutlichen Verhaltensänderung in der Gegenwart. Nach und nach kam sie aus ihrem Panzer heraus. Sie konnte Augenkontakt halten und sich mit voll tönender Stimme ausdrücken. Ihre Kleidung bekam mehr Stil und wurde femininer. Ihre Panikattacken nahmen ab, und die Depression verschwand. Sie war emotional in der Lage, sich von ihrer Tochter zu trennen und begann, als Hilfslehrkraft zu arbeiten. Obwohl ihre akute Angst, eingeschlossen zu sein, verschwunden war, vermied sie weiterhin geschlossene Räume. Einige Symptome lösen sich sehr langsam auf.

Ich vermutete zwar, dass sie geschlossene Räume ohne Angst ertragen gelernt hatte, aber sie sprach nicht darüber. „Es ist Ihre Entscheidung", sagte ich zu ihr, „aber ich würde Ihnen gerne vorschlagen, dass wir zusammen Aufzug fahren." Meine Praxis befindet sich im zweiten Stock eines dreistöckigen Gebäudes. Sie war immer die Treppen hoch gestiegen, um zu mir zu gelangen. Obwohl ihre Vermeidung ihr zur Angewohnheit geworden war, bot ich ihr sowohl Ermutigung als auch die Möglichkeit zu wählen an und widerstrebend stimmte sie diesem Experiment zu. Wir fuhren mehrere Male mit dem Aufzug hinauf und hinunter und kehrten dann in meine Räume zurück.

„Wie war das?", fragte ich.

„Ich mochte es nicht."

„Wie war's mit der Angst?"

„Ich hatte überhaupt keine."

Unlogik ist nicht ungewöhnlich, wenn jemand vom Trauma geheilt worden ist. Wie bei vielen anderen war es auch bei Stella so, dass sie sich ohne die Panik, die sie über Jahrzehnte begleitet hatte, wie verloren fühlte. *Wer bin ich ohne sie?* Schrittweise konfrontierte sie sich selbst mit Paniktriggern. Eine nach der anderen fielen ihre Ängste wie Dominosteine weg. Zuerst nahm sie den Zug in die Stadt zusammen mit ihrer Tochter, dann unternahm sie dieselbe Fahrt alleine. Ihre Erfolge verstärkte sie mit bilateraler Stimulierung. Als nächstes war sie in der Lage, über eine große Brücke zu fahren. Zwar hat sie sich verfahren, fand aber wieder den Weg und geriet auch in einen Verkehrsstau, aber beides Mal erlitt sie keine Panikattacke. Solche Fahrten fühlten sich erst nach und nach für sie *richtig* an. Jede Fahrt brachte neue, noch nicht verarbeitete Erinnerungen ans Licht. Dadurch wurde deutlich, dass ihr Trauma noch nicht vollständig bearbeitet war.

Im Verlauf der folgenden vierundzwanzig Monate verschwanden die Erinnerungen vollständig, im Gitterbett im Elternschlafzimmer gefangen zu sein. Nach und nach rief das Geräusch von Kaugummikauen keine Reaktion mehr bei ihr hervor. Sie konnte das Prozac absetzen, was wieder zu einem zeitweiligen Anstieg der Ängste führte. Dies wurde dann als Ausgangsthema genommen und durchgearbeitet. Eines Tages tauchte dann ein neues Bild auf. Sie befand sich wieder im Elternschlafzimmer, aber diesmal außerhalb des Gitterbettes, also nicht *im* Gitterbett. Sie stand auf ihren Füßen, wendete sich von der Bettseite ab, ging zur Tür und verließ den Raum und schloss die Tür kräftig - für immer - hinter sich.

Jim: Flucht aus der Fallgrube

Kindheitstraumata zeigen sich in vielerlei Formen. Als Kind war Jim nicht selbst missbraucht worden, aber die andauernden Gewaltausbrüche des Vaters gegen die Mutter - meistens verbal, gelegentlich aber auch körperlich - waren ebenso schädigend, als wenn Jim selbst Schläge erhalten hätte.

Jim, neunundzwanzig Jahre alt, war 1,95 Meter groß und wog fast 110 Kilogramm. Als ich ihn das erste Mal sah, erschien er mir allerdings viel kleiner. Seine Schultern waren gebückt, sein Kopf nach vorne gebeugt und seine Augen nach unten gewendet, als hätte er Angst, mich anzusehen. Er machte den Eindruck, als sei er von der Welt verlassen. Er war ein Selfmademan. Er hatte mit seinen Computer-Expertisen ein erfolgreiches Consulting-Unternehmen aufgebaut. Er war in der Lage, seine Begabung zu nutzen und bewegte sich in den nicht konfliktträchtigen Bereichen seines Lebens erfolgreich.

Er hatte jedoch Probleme mit Partnerschaften. Mit Zurückweisungen durch Frauen konnte er nicht umgehen. Aus Angst, verlassen zu werden, pflegte die geringste wirkliche oder vermutete Kritik seiner Freundin eine Sturzflut von Gebrüll hervorzurufen, was für ihn in

Verzweiflung endete. Übermäßige Wut ist oft das Indiz für das Vorhandensein einer Traumageschichte. Die ersten Anzeichen eines drohenden Wutausbruchs werden im Allgemeinen körperlich empfunden. *Ich fühle, meine Brust wird eng!* oder *Mein Kopf fühlt sich an, als würde er gleich explodieren!* Diese Körperempfindungen sind oft Bauch-Erinnerungen von frühen Traumata. Wenn man sie durcharbeitet, entsteht als doppelter Effekt, dass sich einerseits neues Material zeigt und dass andererseits die Explosivität entschärft wird.

Jim suchte mich auf, weil er soeben nach sechs Monaten mit seiner Freundin Schluss gemacht hatte. Er hatte sich entschlossen gehabt, mit einigen seiner männlichen Freunde eine Woche Surfurlaub auf Hawaii zu machen, und sie hatte sich beklagt, dass er die Zeit nicht mit ihr verbringen würde. Sie drückte ihre Verletztheit und ihren Ärger darüber aus und wurde ausfällig. „Als ich erst einmal in Fahrt war", sagte er, „konnte ich nicht mehr stoppen. Das passiert mir immer wieder." In der Folge dieser Auseinandersetzung taumelte er hinab in das, was er die *Grube* nannte.

Wir arbeiteten mehrere derartige Erinnerungen mit EMDR durch: Die Gewalt seines Vaters gegen seine Mutter, die Vergeltungsaktionen der Mutter, manchmal gegen ihn, manchmal gegen seinen Bruder, den Tod seines Vaters, als er vierzehn Jahre alt war. Kurz nach dessen Tod begann Jim, exzessiv Alkohol zu trinken, um seinen Schmerz zu lindern. Diese Periode dauerte sieben Jahre. Verzweifelt ging er zu Treffen der Anonymen Alkoholiker. Damit begann seine Heilung. Er blieb sieben Jahre abstinent. Alkoholismus hat einen genetischen Aspekt, obwohl das Umfeld und die Identifikation ebenso starke Einflussfaktoren sind. Ich habe noch niemals einen Alkoholiker getroffen und niemanden mit einer Sucht, der nicht eine schwere Traumageschichte mit sich getragen hätte. Oft ist Alkoholismus die Folge davon, dass jemand in einer Alkoholikerfamilie aufgewachsen ist. Die Sucht mit all ihren schädigenden Erfahrungen, die zu ihr führen, wird selbst ein neues Trauma. Ich habe erlebt, dass EMDR mit seiner effizienten Fähigkeit, Trauma zu heilen, bei der Unterstützung der Heilung einer Sucht sehr hilfreich sein kann.

Wir bearbeiteten den Tod von Jims Vater und viele Vorfälle aus der Zeit seines eigenen Alkoholismus, aber in unseren Sitzungen sah er das wütende, verächtliche, depressive Gesicht seiner Mutter bedrohlich vor sich auftauchen, wonach er wieder in die *Fallgrube* hinab stieg. Obwohl ich ihn ermunterte, die Grube als geeignetes Ausgangsthema für den EMDR-Prozess zu wählen, schrak er davor zurück. „Ich möchte mich ihr in gar keiner Weise annähern. Sie wird mich verschlingen."

Es dauerte mehrere Monate, bis Jim verstand, dass der einzige Weg, seinen Dämonen zu entkommen, der war, ihnen ins Gesicht zu sehen, eine Technik ähnlich dem *flooding*, die in der Verhaltenstherapie benutzt wird. Dabei verhilft man dem Klienten dazu, aus der Erfahrung zu lernen, dass das Problem allein die Angst vor der Situation ist, nicht die Situation selbst.

„Erzähl mir von deiner Fallgrube", sagte ich.

„Sie ist knapp 5 Meter tief, 1,20 Meter im Durchmesser, dunkel, schlammig und nasskalt."

„Wo bist du jetzt?" Sein Gesicht verzerrte sich.

„Ich bin in der Grube. Es ist dreckig."

„Was passiert, wenn du nach oben blickst?"

„Ich sehe den Himmel dort oben. Aber ich sitze in der Falle. Ich komme nie wieder heraus."

Die Grube fühlte sich für ihn real an, auch wenn es nur eine Metapher war. Er war in seiner Angst und seinem Schuldgefühl gefangen und in den Resten seiner Selbstbeschämung, seines Schreckens und seiner Kindheitserinnerungen, in denen er hilflos in einer gewalttätigen Alkoholikerfamilie lebte, in der das Elend eine für alle Familienmitglieder alltägliche Erfahrung war. Er besaß lebendige Erinnerungen an sich als kleinen Jungen, der angespannt auf die nächste Katastrophe wartete, die sich ereignen würde. Meistens trat das auch ein, was seine Angst noch vergrößerte. Er konnte die Überzeugung nicht abschütteln, dass, wenn er ein braveres Kind gewesen wäre, die Dinge nicht so schlecht gelaufen wären. Sein Leben war in der Tat so, als ob er in einer Grube lebe.

Während wir dies durcharbeiteten, wurde er abwechselnd ängstlich, wütend, hoffnungslos und verzweifelt darüber, dass sich nichts änderte. Einmal füllte sich die Grube mit schlammigem Wasser, und er hatte das Gefühl, ertrinken zu müssen. Ein anderes Mal konnte er seine Eltern sehen, wie sie über den Rand der Grube sahen mit Blicken voller Verachtung. Dabei wurde der Himmel so dunkel, dass er gar nicht mehr heraus sehen konnte. Er erlebte eine große Zahl von Körperempfindungen, Schwere in der Brust,

Schmerzen in den Schulter, Druck im Kopf. Aber mit ungeheurem Mut konfrontierte er sich Sitzung für Sitzung mit der *Grube* und arbeitet mit diesem Bild, solange er konnte.

Schließlich kamen von oben Sonnenstrahlen. Die Grube wurde kleiner. Er konnte sehen, wie er daraus hervor auftauchte. Dann nahm er die Geister seiner verächtlichen Eltern, warf sie in die Grube und deckte die Grube ab. Aber sie waren voller Kraft. Er sah, wie sie ihre Hände herausstreckten, nach ihm griffen und versuchten, ihn wieder hinein zu ziehen.

Er bewegte sich mühsam weg von der Grube, weiter und weiter weg, bis er plötzlich eines Tages erkannte: „Die Grube war in mir selbst." Mit dieser Wahrnehmung, dass die Grube eher eine innerliche als eine äußerliche, reale war, erlebte er eine überraschende Offenbarung. Er hatte die Vergangenheitsform benutzt: Sie *war* in mir. Sie war nicht länger in ihm. Ein weiteres Durcharbeiten verstärkte seinen Zugriff auf die neu gefundene Vorstellung. Fast schon am Ende seiner EMDR-Behandlung wurde er von einer anderen Einsicht aufgerüttelt: „Aber es gab auch gute Zeiten in meiner Familie. Wir haben oft viel gelacht." Die wurde gefolgt von: „Ich bekam auch einige gute Dinge von meinen Leuten, wissen Sie. Ich muss das bekommen haben. Sehen Sie sich an, was ich in der Lage war, in meinem Leben zu tun."

Heute hat Jim weniger Angst vor Beziehungen. Er ist nicht nur in der Lage, seine negativen Emotionen mitzuteilen, er hat auch gelernt, dies in einer konstruktiven Weise zu tun. Er zeigt gelegentlich noch Anflüge von Wut und Traurigkeit, aber er fängt sich schnell wieder. Er lebt jetzt in einer guten Partnerschaft. Er und seine Freundin hätten einen Streit am Abend gehabt, berichtete er, aber er habe ihn gut beenden und ohne Ärger schlafen gehen können.

Wir versuchen, das Wort *normal* mit uns selbst in Verbindung zu sehen, aber es scheint nie wirklich zu passen. Die meisten von uns halten sich an das gesellschaftliche Abkommen, so zu tun, als seien wir normal, aber innerlich kämpfen wir mit einer Unzahl von *verrückten* und verqueren Phantasiebildern und Verhaltensweisen, die wir am liebsten in uns verborgen halten. Niemand weiß das besser als Therapeuten. Ich habe mit einer großen Zahl von Menschen gearbeitet und habe erstaunliche Geschichten von Liebe und Hass, von Tragödien und von Siegen erfahren. Jede von ihnen ist faszinierend und bewegend. Meine Klienten schenken mir das Privileg, mich in das Fenster ihrer Seele blicken zu lassen. Und üblicherweise befindet sich das klarste Fenster nicht im Kopf sondern im Körper.

8. EMDR und der Körper

EMDR ist eine körperorientierte Behandlungsform. Der Zweck des Schritt-für-Schritt-Protokolls ist es, von einem Ausgangsthema ausgehend zu den Kognitionen und von dort zu den Emotionen fortzuschreiten und dann beim Körper als *Gefäß* anzukommen. Wenn der Klient einmal eine bestimmte Erfahrung gemacht hat, besteht der letzte Schritt bei der Bewertung des Heilungsgrades darin, den Körper auf eventuelle Restbelastungen durchzuchecken. Ist dort noch irgendeine Anspannung zurückgeblieben? Irgendeine Art von Unwohlgefühl oder Unbehagen?

Ein neugeborenes Baby kann nicht zwischen Körperwahrnehmungen und Emotionen unterscheiden. Zustände wie Hunger, schmutzig sein, Angst, Frustration und Befriedigung werden alle im Körper empfunden. Sie werden nur als Unbehagen oder als Wohlbehagen wahrgenommen. Das Stammhirn und der Körper reagieren als eine Einheit. Unbehagen ist Unbehagen, sei es nun emotional oder körperlich. Dasselbe gilt für das Wohlbehagen.

Gehirn, Geist, Gefühl und der Körper

Es ist absurd, über den Geist zu sprechen, ohne über den Körper zu sprechen. Gefühle, Triebe, Gedanken und Wünsche sind im Körper integriert und können nicht ohne Beteiligung des Körpers erfahren werden. Viele Richtungen einer psychotherapeutischen Behandlung erkennen dieses Prinzip und setzen die Biochemie ein, um unmittelbar auf den Körper einzuwirken, ohne *Intervention* des Gesprächs. Im Gegensatz dazu konzentriert sich die Psychoanalyse vorrangig auf verbalen Austausch, indem sie die Träume der Klienten und den Gedankenfluss der Klienten nutzt, um Zugang zu den

Konflikten, Ängsten und Kindheitserlebnissen zu erhalten, die dem krankhaften Verhalten zugrunde liegen.

EMDR selbst ist in der Mitte positioniert zwischen den verschiedenen Formen von Psychotherapie. Wenn man sich ein Rad vorstellen würde, bei dem die verschiedenen Formen der Psychotherapie die Speichen wären, könnte EMDR als die Mitte des Rades bezeichnet werden. Gedanken, erinnerte Wahrnehmungen, Emotionen und Körpererfahrungen sind allesamt Komponenten des Seelenlebens und können nicht von einander getrennt werden. Wenn man den Körper bei dem Versuch, Emotionen zu verstehen, außer Acht lässt, beachtet man nicht den Widerhall der Gefühle. Die Art, wie wir unsere Emotionen durch Körperhaltung, Gesichtsausdruck und Körpersprache ausdrücken, ist ebenso wichtig, wie das gesprochene Wort. Kein sozialer Kontakt, keine intime Beziehung, keine geschäftliche Verhandlung kommt ohne Körpersprache aus, denn hier werden die unbewussten, unausgesprochenen, aber zugrunde liegenden Gefühle ausgedrückt. „Ich liebe dich", sagt die junge Frau zu ihrem Freund, während sie vor seiner Berührung zurückweicht. „Ich tu dir schon nicht weh", verspricht der Schläger voller Aggression seinem Opfer ins Gesicht. „Das ist mein bestes Angebot", sagt der Geschäftsmann, plötzlich schwitzend, mit weit aufgerissenen Augen. In jedem dieser Fälle ist es die Körpersprache, die die Wahrheit spricht und nicht die Worte.

EMDR bietet beständig Möglichkeiten, einen Zugang zur Bedeutung der Emotionen über den Körper zu finden und auch Emotionen zu behandeln, die noch nicht ausgesprochen werden konnten. Wenn ein drei Monate altes Baby in einen Teich fällt und beinahe ertrinkt, wird das Trauma in der Erinnerung an das Ersticken aufgerufen, verbunden mit dem Entsetzen, das dies begleitet hat. Jahre später kann sich das als Atemschwierigkeit, Asthma oder Panikattacken zeigen. Erfahrungen, die an das Originaltrauma erinnern, verursachen eine Adrenalinausschüttung, die durch das Gehirn ausgelöst, aber zuerst vom Körper wahrgenommen wird. Vom Gehirn zum Körper und vom Körper zurück zum Gehirn ist eine Schleife, die weder Anfang noch Ende hat.

Körperliche Zusammenhänge

Körperliche Leiden sind immer von Emotionen begleitet. Herzerkrankungen lösen oftmals eine depressive oder panische Reaktion aus. Ein Verlust von Funktionen oder von Gesundheit kann das Selbstbewusstsein oder die Lebenszuversicht beschädigen oder gar zerstören. Der Körper weiß von Geburt an, wie Blutkreislauf, Atmung, Verdauung und Hormonstoffwechsel arbeiten. Diese existentielle Erfahrung geht in unseren Körpern von innen nach außen und umgekehrt, wobei unsere bewussten gedanklichen Prozesse all dies nicht wahrnehmen, bis etwas schief geht, bis Atemlosigkeit oder Brustschmerzen auftreten oder wir uns eine Schramme oder einen Schnitt zuziehen.

Körperliche Wahrnehmungen sind eine Form *viszeraler* Kommunikation, also der inneren Organe, die vielfältige Informationen bietet, wenn sie mit bilateraler Stimulation prozessiert werden. „Ich fühle einen Knoten im Magen", sagt der Klient. „Gehe damit weiter", antwortet der Therapeut: „Nimm wahr, wohin dich deine Gedanken führen." Das Gefühl des Drucks im Magen ist weit verbreitet und kann viele Bedeutungen haben. Die Vorstellung, dass sich dort ein Knoten befindet, kann ein Hinweis sein. Der Klient ist möglicherweise in seiner Kindheit festgebunden oder mit einem Seil geschlagen worden, oder es kann auch vollständig metaphorisch gemeint sein, ohne eine unmittelbar symbolische Bedeutung. Im Falle eines Klienten, der unter Angstzuständen leidet, mag sich der Therapeut fragen, warum die Wahrnehmung als ein Knoten erlebt wird, als brennendes Feuer, als Bleigewicht oder als ein Messer. Manchmal lässt sich das Geheimnis entschlüsseln, manchmal bleibt es im Dunkeln.

„Ich spüre da eine Last auf meinen Schultern", reflektiert ein Klient. „Prozessiere die Erfahrung", ermuntert ihn der Therapeut, und der Klient erinnert sich möglicherweise, wie er als Kind herunter gestoßen und unten fest gehalten wurde, oder die Erinnerung ist möglicherweise nur Folge des Drucks eines übermächtigen Elternteiles. Der Körper spricht mit einer körperlichen Metapher. Unter dem Einfluss von EMDR wird der Seele geholfen, die Metapher zu deuten. Die Erinnerung ist in Gedanken und Emotionen eingebunden und die Heilung befindet sich in Reichweite.

Weil alles in der Seele eine Wirkung auf den Körper hat und alles im Körper auf die Seele, glaube ich, dass der heute gängige Ausdruck Körper-Seele-Verbindung irreführend ist, weil Seele und Körper eins sind. Eine weit bessere Beschreibung dafür ist das *System*, was die Idee von Integration und Fließen (*flow*) impliziert, wobei sich in *flow* die wechselnden Emotionen ausdrücken.

Menschen, die emotional belastet sind, werden dies körperlich spüren, obwohl sich der Körper von physischen Wahrnehmungen trennen kann, so wie die Seele die Emotionen ausblenden kann. Eine Depression wird oft von der Wahrnehmung von Schwere und einem bedrückten Gefühl begleitet. Ängste bringen eine Beklemmung in der Brust mit sich, ein Brennen im Magen oder Rückenschmerzen. Eine PTBS führt zu Hypervigilanz und zu einer Überempfindlichkeit gegen Geräusche und Gerüche, die mit dem Trauma verbunden sind. Es gibt keine Trennung zwischen der Auswirkung des Traumas auf die Seele und auf den Körper. Gleichwohl, manchmal ist Körper *nur* Körper, und jeder verantwortliche Therapeut wird sicherstellen, ob die Körpersymptome eine körperliche Ursache haben. Es ist ein klassischer Irrtum, wenn Therapeuten physische Symptome unbesehen als seelisch verursacht einschätzen und behandeln.

Wenn Therapeuten körperliche Zustände behandeln, als seien sie nur emotionaler Natur, dann werden sie bestenfalls die Botschaft ihrer Klienten fehl interpretieren, schlimmstenfalls setzen sie ihre Klienten einem Risiko aus. Ich habe mit Menschen gearbeitet, die unter klassischen Paniksymptomen litten, bei denen medizinische Tests physiologische Probleme zeigten wie Dysfunktion der Atmung oder der Schilddrüse. Ich habe für eine angemessene medizinische Behandlung gesorgt, bevor ich versuchte herauszufinden, ob eine psychologische Behandlung angezeigt war.

Wenn Körperwahrnehmungen nach dem Prozessieren mit EMDR verschwinden und auch nicht zurückkehren, legt dies für die Diagnostik nahe (ohne es vorerst zu beweisen), dass das Symptom einen psychosomatischen Ursprung hatte. Aber wenn das Symptom sich nicht verändert oder nach der Behandlung wiederkehrt, ist die Wahrscheinlichkeit groß, dass das Symptom physischer Natur ist und eine medizinische Behandlung benötigt oder dass die emotionalen Themen wesentlich tiefer sitzen und äußerst kompliziert sind.

Joan: Asthma und die Spinne

Die Art, wie der Körper eine PTBS anzeigt, erlebte ich bei einer Klientin. Die Herausforderung dabei ist, zu erkennen, ob ein Zustand somatische oder psychosomatische Ursachen hat.

Joan war sechsundzwanzig Jahre alt. Sechs Jahre zuvor war ihr Vater direkt vor ihrem Haus von einem Auto überfahren und tödlich verletzt worden. Von der Küche aus hörte Joan das Kreischen der Bremsen und den Zusammenprall mit einem Körper. Sie stürzte nach draußen und fand dort ihren Vater, der auf der Straße lag. Er hatte tödliche innere Verletzungen erlitten, aber für Joan sah es so aus, als ob er schliefe.

Joan handelte mit erstaunlicher geistiger Präsenz. Sie rief den Krankenwagen und sprach gedanklich klar mit der Polizei. Vielleicht aber hatte sie alles auch zu gut gedeichselt, denn nach einer Woche entwickelte sie Asthma, zum ersten Mal in ihrem Leben.

Asthma kann emotional verursacht werden, auch wenn alle medizinischen Untersuchungen von einer physischen Verursachung ausgehen. Hatte Joan eine physische Prädisposition? Möglicherweise. War eine präklinische Disposition vorhanden gewesen? Vielleicht. Als wir das Bild des Vaters durchprozessierten, der auf der Straße lag, und den Knall des Aufpralls, erlitt sie einen akuten Asthmaanfall und bekam kaum noch Luft.

Mit ihrer Erlaubnis folgte ich meiner Eingebung und wendete sanfte Akupressur an ihren beiden Händen an, rechts und links, im Wechsel. Der körperliche Kontakt könnte ihr vielleicht dazu verhelfen, sich zu *erden,* so dachte ich. Ich bat sie, ein Bild für ihr Asthmaerlebnis auftauchen zu lassen.

„Ich habe eine riesige Spinne in meiner Brust."

Sie teilte mir später mit, dass sie dieses Bild über eine lange Zeit immer wieder visualisiert habe.

Während wir die taktile Form des EMDR anwendeten, stellte sie sich vor, wie die Spinne begann, innen in ihrem Hals hoch zu krabbeln und ihr Erregungsgrad stieg an. Ich verlangsamte den Prozess und sagte besänftigend: „Was fühlen Sie jetzt?“ „Sie kriecht immer höher.“ Ihr Prozess blieb bei diesem Bild, während die Spinne immer höher krabbelte, bis in ihren Mund. Dann stellte sie sich vor, dass sie sie auf den Boden ausspuckte, wo sie sie mit dem Fuß zerquetschte.

Die Spinne aus sich herauszubringen und sie zu zerstören, bedeutete für Joan eine kolossale Entlastung und zugleich eine riesige Überraschung. Sie berichtete, dass sie sich im Körper um 90 % besser fühle, aber dass ein raues Gefühl in ihrer Brust verblieben sei. Wir prozessierten das durch. Diese Empfindung verschwand schnell, als sie sich vorstellte, dass eine kühle, blaue Flüssigkeit ihre Lungen einhüllte. War ihr Asthma möglicherweise ein Symptom einer PTBS? War die Spinne ein Symbol dafür, dass die unsichtbaren Verletzungen ihres Vaters innerliche Verletzungen waren? Das kann nicht mit Sicherheit gesagt werden. Aber bis zu dem Zeitpunkt, in dem ich das jetzt schreibe, hat sie keinen neuen Rückfall in diese Symptome erlebt. Ich glaube, dass sie die Symptomatik ohne eine EMDR-Behandlung immer noch gehabt hätte. Werden die Symptome vielleicht unversehens eines Tages wieder auftreten oder werden sie von einem erneuten traumatischen Erlebnis wieder angetriggert? Nur die Zeit wird uns das lehren.

Dissoziation

Die Dissoziation von Trauma-Erinnerungen und ihre emotionalen Begleiterscheinungen führen oft zu veränderten Empfindungen im Körpererleben. Manche mögen es so empfinden, als ob ihnen ein Teil ihrer selbst abhanden gekommen sei: „Ich kann mich nur von der Taille aufwärts fühlen.“ Andere wieder erleben eine Vielzahl seltsamer Empfindungen. Ein Anorektikerin pflegt ihre Körpererscheinung zu verkennen. Sie glaubt, sie sei fett, was im weiteren Verlauf der Erkrankung zu Verhungern führen kann. Eine Bulimikerin unterdrückt in einem Suchtverhalten ihr emotionales Leid durch Fressexzesse und Erbrechen.

Körperdysmorphismus, das Gefühl, dass ein Teil des Körpers zu groß oder zu klein oder ungewöhnlich hässlich ist – eine Nase zum Beispiel –, ist ein weiteres dissoziatives Phänomen. Eine meiner Klientinnen glaubte beispielsweise, ihre Haare seien abstoßend sowohl im Aussehen als auch in der Berührung. Ihr blondes Haar war jedoch ein hinreißender Blickfang ihrer außerordentlichen Schönheit. Ihre sie abwertende Mutter hatte ihr Haar immer als *zu fein* verunglimpft. Diese Bemerkung hätten viele als ein Kompliment aufgefasst. Als wir das Symptom mit EMDR bearbeiteten, tauchten Erinnerungen auf, die darunter gelegen hatten, und die Frau erinnerte sich an zahllose Vorfälle, in denen ihre Mutter sie geschlagen und ein *ekelhaftes Flittchen* genannt hatte, schon seit sie drei Jahr alt war. Das Symptom verdeckte ihre Traumata und verlieh ihnen gleichzeitig Ausdruck, in diesem Falle waren es Traumata, die ihre sexuelle Ausstrahlung in Frage stellten und die ihren innersten Kern betrafen. Ein Jahr regelmäßiger EMDR-Sitzungen befreiten sie von ihren Traumata und ihren verwirrenden und lähmenden Symptomen.

Haar ist ohne Zweifel ein Thema auch für Männer, aber in Johns Fall lag seine Vorstellung von sich jenseits jeglicher Logik. Er war ein gut aussehender Mann mit langem Haar, das hinten zu einem Pferdeschwanz zusammen gebunden war. „Frauen finden das sexy", sagte er. Aber als seine Haarfülle langsam zu schwinden begann, reagierte er erbittert. Demütigung, Depression und eine feste Überzeugung, nicht mehr attraktiv zu sein, ließen ihn Hüte tragen, sogar im Haus. „Frauen finden mich überhaupt nicht mehr sexy!", behauptete er. Die Anamnese brachte Erinnerungen zutage, wie sein Vater ihn als kleinen Jungen auf den Kopf schlug. Als diese Traumata mit EMDR durchgearbeitet wurden, zeigte sich, dass sein Symptom sowohl ein wörtlicher als auch ein symbolischer Angriff auf seine Männlichkeit war. John erkannte, dass er seine eigene verzerrte Überzeugung auf die Frauen projizierte, mit denen er verabredet war, und dass er damit sein Elend noch vergrößerte. Nach fünfzehn Sitzungen, in denen er seine Erinnerungen mit EMDR bearbeitet hatte, wendeten wir uns dem zu, was von seiner verzerrten Überzeugung übrig geblieben war. In zwei Sitzungen waren sie aufgelöst und die Behandlung war abgeschlossen.

Verbindungen

Reptilien funktionieren gut über ihr Reptiliengehirn. Säugetiere passen sich ihrer Umgebung mit ihrem reptilischen und zugleich mit ihrem Säugetiergehirn an. Wir Menschen mit unserem zusätzlichen denkenden Gehirn haben viel von den Tierinstinkten eingebüßt, weil wir die Beziehung zu unserem Körper kompliziert gestalten. Mit anderen Worten, unser größter Vorzug als Menschen ist zugleich unser größtes Defizit als Mitglieder im Königreich der Tiere.

Wenn ein Flussotter in Gefangenschaft aufgezogen wird und mit einem Jahr frei gelassen wird, passt er sich sofort an. Wenn man denselben Versuch mit einem Schimpansen durchführt, ist er nicht überlebensfähig. Je höher wir uns im phylogenetischen Entwicklungsstand befinden – je höher unser Gehirn entwickelt ist –, desto unverbundener ist unsere Beziehung zu unserem Körper. Das ist der Preis, den wir bezahlen müssen.

Anpassungen an die Lebensbedingungen entstehen, indem neurophysiologische Verbindungen herstellt werden. Menschen jedoch, die Schwierigkeiten mit der Anpassung haben, kämpfen darum, diese Verbindungen herzustellen. Der Glaubenssatz: „Ich kann es nicht schaffen!“, ist oft im System begründet. Sätze, wie: „Ich bin nicht attraktiv für Frauen, weil mein Haar ausfällt!“, „Ich kann alleine nicht überleben!“, werden allzu oft zu einer sich selbst erfüllenden Prophezeiung. EMDR hilft Menschen, ihre durch Traumaerlebnisse unterbrochenen oder blockierten Verbindungen wieder herzustellen. Es fördert die Verbindungen zwischen den verschiedenen Teilen des Gehirns und dem Körper, innerhalb des Systems als einer Ganzheit.

Verbesserung

Als letzten Schritt im Ablauf des EMDR-Protokolls werden die Körperempfindungen lokalisiert. Danach beginnt das Durchprozessieren mit bilateraler Stimulierung. Es ist wichtig, während der gesamten Sitzung immer wieder in den Körper hinein zu fühlen und dabei den Klienten zurück zu den Körperempfindungen zu führen, indem man erfragt, welche Bilder die Körperempfindungen wachrufen. Der Therapeut kann fragen: „Was denken Sie, wie sich die Körperempfindungen abbilden? Welche Farbe haben sie, welche Größe, welche Form, welches Gewicht, welche Temperatur?“ Farbe und ihre symbolhaften Implikationen aktivieren viele Areale im Gehirn. Was erst ein schwarzer Amboss war, kann zu einer grauen Metallstange werden und dann zu einer halben Dollarmünze. Wie kann dieser Wandel neurologisch und psychologisch erklärt werden? Wir wissen es nicht.

Beim Aufspüren von negativen Körperempfindungen halte ich es für hilfreich, gleichzeitig auch positive Gefühle im Körper zu identifizieren. Ich frage den Klienten nicht nur nach Anspannung und Unwohlgefühl, sondern auch, wo er sich im Körper frei, entspannt und wohl fühlt. Wenn ein Klient ein bleiernes Gewicht in der Brust verspürt, mag es ihn erstaunen, dass seine Beine entspannt sind. Wenn man positive Empfindungen aufruft und dabei bilaterale Klang-Stimulierung anwendet, kann sich die positive Empfindung im Körper ausbreiten. Der Körper wird dadurch ein Akteur dafür, negative *und* positive Gefühle abzurufen und somit dem Klienten die volle Bandbreite neurophysiologischer, psychologischer und spiritueller Ressourcen zugänglich zu machen. Wenn man das Positive identifiziert und gleichzeitig das Negative da sein lässt, kann dies dem Klienten dazu verhelfen zu erkennen, dass er im Besitz von positiven Ressourcen ist, auch während er emotionale und körperliche Verletzlichkeit erlebt.

Psychotherapie bedeutet per definitionem *Heilung der Seele.* Selbst Freud begann als Neurologe und erkannte, wie wichtig der Körper ist, indem wir die orale, die anale und die genitale Phase durchlaufen, obwohl für ihn die wichtigste Lösung der Probleme im Gehirn verortet war. Bei der EMDR-Therapie, einer integrativen Therapieform, ist der Körper das Kernstück für die Heilung.

Wenn wir an uns selbst denken, denken wir gewöhnlich nicht in Begriffen des Körpers. Wir hören Descartes sagen: „Ich denke, also bin ich!“ Unser Körper jedoch, das sind wir selbst, jedes kleine Stück von unserem Körper gehört zu uns, ebenso wie unsere Gedanken und unsere Emotionen.

Der überwiegende Teil von dem, was wir sind, residiert nicht im Vorderhirn. Das kortikale Gehirn überdeckt nur von oben all das, was darunter liegt. Wir sind leibliche Wesen, durch Sexualität und Aggression geformt. Um Emotionen in der Liebe auszudrücken, müssen wir berühren und berührt werden. Es ist dies die tiefgründigste Art, dieses wichtigste aller Gefühle auszudrücken, selbst wenn Missbrauch und Scham dieses Gefühl besudeln können. Sexualität kann uns zusammen bringen oder auseinander treiben. Wenn Sexualität mit Aggression gepaart ist, kann sie sich in Form von Sadomasochismus, Vergewaltigung oder sexuellem Missbrauch zeigen. Wenn dies geschieht, spiegelt es uns wider, dass etwas in unserer Neurophysiologie verquer ist und dass eine Verzerrung und eine Deformation im Gemüt und im Körpersystem entstanden sind.

Zusammenfassung

Ein Trauma ist ein Teil der menschlichen Erlebnisse und beeinträchtigt alle Aspekte des menschlichen Seins. EMDR ist eine integrative psychotherapeutische Herangehensweise. Es ermöglicht uns, Heilungsabläufe in unserem System zuzulassen. Es identifiziert und aktiviert das Trauma, das im gesamten System fest eingefroren war und gibt es wieder frei. Die Durchführung des Protokolls (und seiner verschiedenen Variationen), kombiniert mit bilateraler Stimulierung, wirkt im Körpersystem und führt zu einer umfassenden Effizienz in der Heilung. Wir Therapeuten haben nur einen geringen Einfluss auf die internalen Prozesse unserer Klienten, die diese überwiegend im Körper erleben. Wenn wir nach der Struktur des Protokolls vorgehen, läßt uns unsere Klugheit diese physische Wahrheit erkennen und innerhalb ihres Kontextes arbeiten.

Es ist unmöglich, das Trauma eines Klienten zu heilen, ohne das gesamte System zu heilen, physiologisch, neurobiologisch und psychologisch. Kein Körperteil funktioniert unabhängig von einem anderen. Ebenso wenig können sich Emotionen und Gedanken in einem anderen Medium bewegen als eben im Körper. Somit ist EMDR der integrative Zugang zu einem ganzheitlichen System, das im Körper angesiedelt ist. Im nächsten Kapitel werden zwei grundlegende Elemente dieses Systems dargestellt, die uns unterstützen, nämlich öffentliches Auftreten und Kreativität, beides vitale Aspekte bei der Heilung und im Leben.

III. Die ganze Welt ist eine Bühne: EMDR und die Unterstützung bei öffentlichen Auftritten

9. Das Beste, was du sein kannst

Die Verbesserung des öffentlichen Auftretens – als Sportler, Künstler, Redner, in gesellschaftlichen oder persönlichen Beziehungen – liegt zu einem großen Teil außerhalb des Bereichs der Psychopathologie und des Traumas, aber eben nicht völlig: Blockaden im Auftritt sind oft traumainduziert, wenn sie auch nicht notwendigerweise eine Verbindung mit einem einzelnen Vorfall erkennen lassen.

Niemand geht ohne traumatische Erlebnisse durchs Leben. Würde man sagen, jemand habe nie ein Trauma erlebt, wäre das, als würde man sagen, dass jemand einen Körper ohne eine Schwäche besäße. Man würde dabei Krankheiten, genetische Veranlagung, Verletzungen und den Alterungsprozess außer Acht lassen. Überdies beeinflusst das Trauma alle Aspekte einer Person. Oft genug übersehen Experten, die an Verbesserung des öffentlichen Auftretens arbeiten – zum Beispiel Sportpsychologen – frühere Traumata ihrer Klienten. Diese früheren Traumata haben bei ihren Klienten im neurophysiologischen System und in der Art zu denken durchaus ihren Niederschlag gefunden. Dies kann die Effektivität der Bemühung der Experten begrenzen, so als schneide man Unkraut ab und ließe es aus den Wurzeln wieder austreiben.

Das öffentliche Auftreten ist meistens von verzerrten Glaubenssätzen des Auftretenden über sich selbst geprägt, in aller Regel unbewusst. Wer diese deformierte Einschätzung auf die Welt projiziert, wird davon überzeugt sein, dass die anderen, die *Zuschauer*, ihn in derselben kritischen Art sehen. Diese negative Selbsteinschätzung verzerrt das Bild, das man von sich und von anderen hat. Da aber niemand Gedanken lesen kann, weiß man selten, was die anderen über einen denken. Jemand, der unter einer Sozialphobie leidet und durch die anwesenden Zuschauer in Angst und Schrecken versetzt wird, ist ein gutes Beispiel dafür. In Wirklichkeit überhöht er seine Bedeutung, in dem er sich in das kritische Scheinwerferlicht seiner eigenen irrationalen Phantasie begibt. Tatsächlich sind die meisten Menschen zu sehr damit beschäftigt, ob sie bei den anderen gut ankommen, wobei sie den positiven Effekt ihrer überhöhten Aufmerksamkeit von der Reaktion der andern abhängig machen.

Öffentliches Auftreten ist immer mit eigenen Wahrnehmungen verbunden, seien diese nun zutreffend oder verzerrt. Wenn jemand seine eigene negative Wahrnehmung auf diejenigen überträgt, die zuschauen, aktiviert er seine Ängste, seine Scham, seine Befangenheit und unterminiert damit das Auftreten. Wenn man sich hingegen positiv einschätzt, so unterstützt man sein eigenes Auftreten.

Öffentliches Auftreten ist eine Alltagserfahrung. Es spielt keine Rolle, ob man auf einer Autobahn fährt oder Fragen in einem Klassenzimmer beantwortet, im Gespräch ist, Witze auf einer Party erzählt oder auch nur einen Umschlag auf dem Postamt zuklebt – *die ganze Welt ist eine Bühne*. Selbst auf dem höchsten Niveau des öffentlichen Auftretens, sei es beim Hamlet auf der Bühne oder in der Rolle des Werfers (Pitchers) in einer Spitzenmannschaft beim Baseball, geht es den Menschen um elementare Ziele: Es geht um Erfolg oder Misserfolg, um Wettkampf und Sieg.

Einige Sportpsychologen tendieren dazu, nur mit positiver Visualisierung zu arbeiten, mit Entspannungsübungen und affirmativen Glaubenssätzen. Solche Techniken sind nur in einem begrenzten Umfang wirksam, denn sie übersehen, dass jeder, der öffentlich auftritt, eine biographische Prägung erfahren hat. Probleme nur an der Oberfläche zu bearbeiten, führt zu äußerlicher Anpassung, nicht aber zu einer Lösung des Problems. Diese Anpassung aber wirkt nicht nachhaltig. Das Problem wird sich von selbst wieder zeigen oder in veränderter Form auftauchen.

Das öffentliche Auftreten geschieht im Hier und Jetzt. Ein berühmter Basketballstar der Fünfziger und Sechziger Jahre hat diesen kurzen Augenblick beschrieben, in dem alle äußerlichen Faktoren des Spiels verblassen, die Zuschauermenge, die körperlichen Schmerzen, sogar das Ergebnis des Spiels und in dem er eins ist mit dem Geschehen. Es ist ein sublimer Augenblick, sagt er, wenn Gewinnen oder Verlieren ihre Bedeutung verlieren. Es ist die Verschmelzung von Körper und Geist, von Instinkt und Können, von Übung und Spontaneität. Ich, David Grand, habe ähnliche Erlebnisse bei öffentlichen Vorträgen gehabt, vor denen ich Angst gehabt habe. Wenn ich mich mit meiner Zuhörerschaft verbunden gefühlt habe, wenn meine Worte und Gedanken mühelos geflossen sind, wenn ich bemerkt habe, dass ich meine Gedanken auf der Höhe meiner Fähigkeiten formulieren konnte, in diesem Moment verlor ich die Wahrnehmung von allem, außer von der Tatsache, dass ich gerade das tue, was ich tun sollte, und dass ich in der besten Verfassung für genau diese Aufgabe war.

Menschen, die unter Depressionen leiden, leben oft in der Vergangenheit, während Menschen, die von Ängsten überschwemmt werden, sich in der Angst vor der Zukunft befinden. EMDR versetzt einen Menschen gänzlich in die Gegenwart. Therapie wirkt als Prozess, wenn Klient und Therapeut sich beide an dem Punkt befinden, in dem der Gipfelpunkt der Wahrheit nicht *dann* (Zukunft) oder *wann* (Vergangenheit) ist sondern *jetzt* (Gegenwart).

Blockaden bei Auftritten

Waren Sie jemals in einer Versammlung von Fremden und haben dabei den Eindruck gehabt, dass alle Sie anschauen? Haben Sie jemals ein plötzliches Einbrechen in Ihrem Selbstbewusstsein erlebt bei einem Vorstellungsgespräch für einen Arbeitsplatz oder wenn Sie öffentlich sprechen mussten? Haben Sie einmal bei einer beruflichen oder gesellschaftlichen Situation den Eindruck gehabt, dass Sie ein Versager oder Scharlatan sind und dass die andern Sie durchschauen?

Derartige Vorstellungen hemmen das Auftreten. Zwar sind Menschen manchmal durch Überheblichkeit verblendet, zum Beispiel, wenn eine sangesunfähige Karaokesängerin davon überzeugt ist, dass sie wie Barbara Streisand klingt, oder wenn sich jemand als Casanova wähnt und dabei blind gegenüber seinem Bierbauch und seinen Geheimratsecken ist. Weit verbreitet aber ist eine Selbsttäuschung, das Gefühl: „Ich bin nicht gut genug, ich bin nicht die richtige Person für das, was zu tun ist.“ Die Frau auf einer Party, die glaubt, dass alle sie anschauen, weil sie overdressed oder underdressed sei oder weil ihr Make-up verschmiert sei, dass sie gerade die falschen Dinge sage und sich lächerlich mache, diese Frau projiziert ihr verzerrtes Selbstbild auf andere. Es könnte doch auch sein, dass sie gut aussieht und dass sie etwas Interessantes zu sagen hat.

Um die Angst eines Menschen vor dem Auftreten wirksam aufzulösen oder auch nur eine spezielle Blockierung zu beseitigen, muss der Therapeut die persönliche Lebensgeschichte des Klienten explorieren. Er muss möglicherweise nach schmerzlichen Erlebnissen in der Vergangenheit suchen. Er muss auch wissen, dass das Prozessieren verunsichernd wirken kann. Man kann aber mit EMDR die Ursachen lokalisieren, *at Warp Speed*, und damit dem Klienten helfen, Parallelen zwischen früheren Auftritten und aktuellen Schwierigkeiten beim Auftreten zu entdecken. Der Klient versteht dann schnell, dass diese Zusammenhänge in seiner eigenen Persönlichkeit begründet sind.

Arnold: Echos aus der Vergangenheit und Ängste bei öffentlichem Sprechen

Alle diejenigen, die bei öffentlichem Sprechen Angst haben, beteuern, diese Angst sei schlimmer als Todesangst. Der Komiker Jerry Seinfeld beschreibt das so: „Bei einer Beerdigung würden die meisten von uns lieber in der Kiste liegen, als die Grabrede zu halten."

Arnold, sechsundvierzig Jahre alt, ist ein äußerst erfolgreicher, versierter Manager und Leiter einer mittelgroßen Public-Relations-Firma. Er leistet brillante Arbeit und hat verschiedene Auszeichnungen für seine Marketing-Programme erhalten. Aber wenn er bei Arbeitstreffen insbesondere mit Außenstehenden seine Ideen *verkaufen* soll, gerät er in Panik und ist blockiert. „Ich weiß meinen Kram nicht mehr", klagt er. „Ich werde riesige Fehler machen. Das belastet meine Firma und beschädigt meine Position." Keine noch so große Beschwichtigung hilft ihm, weder von seiner Familie - er ist glücklich verheiratet mit zwei halbwüchsigen Söhnen - noch von seinen Kollegen. Als seine Panikattacken so stark wurden, dass er seine Präsentationen nur noch mit krächzender Stimme vortragen konnte, suchte er mich auf.

Arnold begann mit dem Prozessieren, wie im Protokoll vorgesehen. Nach nur fünf Sekunden hörte er das Echo der Stimme seines Vaters: „Halts Maul, du Dummkopf!", sagte er zu ihm. „Du kriegst nichts richtig hin. Du weißt nicht, wovon du sprichst!"

Das war's: *at Warp Speed.*

Als diese Verbindung einmal hergestellt war, sprang seine Erinnerung zurück zum Alter von drei Jahren, als er erstmalig die Verhöhnung durch seinen Vater erfuhr. Dann kamen ungezählte Kindheitserinnerungen ans Tageslicht. Sein Vater beleidigte seine Mutter und seine Schwester verbal, insbesondere seine Mutter, während Arnold sich wegduckte und sich wunderte, dass sich seine Mutter nicht verteidigte.

Arnold prozessierte weitere frühe Erlebnisse durch und als er zwischen Vergangenheit und Gegenwart hin und her glitt, wurde ihm der Zusammenhang zwischen der Beschimpfung durch seinen Vater und seinem eigenen Schrecken immer deutlicher. Man könnte sich wundern, warum er diese Verbindung nie selbst gezogen hatte, erscheint sie doch offensichtlich, wenn ich hier den Zusammenhang darstelle. Er wurde traumatisiert, was zu Dissoziation und Unterbrechung dieser Verbindung führte. EMDR half ihm, diese Verbindung wieder herzustellen, danach änderte sich sein Leben. Er fühlte zwar weiterhin leichte Beklemmungen bei offiziellen Treffen, aber seine Panik war vorbei, und er war in der Lage, seine Ideen mit klarer Stimme und in ausgeglichener Stimmung zu präsentieren. Er hätte noch tiefer gehen und mehr Aufschluss gewinnen können, aber von seinem Schrecken befreit zu werden, war alles, was er wollte und ich drängte ihn nicht. Er hatte entdeckt, wie tief die Wurzeln seiner Panikattacken reichten.

Frühe Lebenserfahrungen

Das erste Auftreten im Leben ist die Geburt. Otto Rank postulierte, dass die Geburt selbst traumatisch sei. Viele Menschen scheinen eine Verbindung zwischen einem Geburtstrauma und späteren Erfahrungen im Leben zu ziehen und unterstützen damit diese Theorie. Ich selbst habe einen schwierigen Geburtsvorgang erlebt, denn ich kam mit der Nabelschnur um den Hals gewickelt zur Welt. War das von Bedeutung für die Gefühle und Bilder von Ersticken, die mir bei meiner ersten EMDR-Sitzung durch den Kopf schossen? Mag sein, vielleicht auch nicht. Aber ich würde die Möglichkeit nicht ausschließen.

Ein Baby lächelt, rollt sich herum, krabbelt, beginnt zu laufen. Wie die Umwelt darauf reagiert, ist entscheidend wichtig für die Entwicklung von Vertrauen und Ich-Bewusstsein. Erhält das Kind eine Bestätigung seiner Erfolge? („Schau mal, was das Baby tut", ruft die Mutter und lächelt es an.) Oder wird es kritisiert? („Du bringst immer alles in Unordnung!") Noch schlimmer ist es, wenn sie gleichgültig ist. *Du bist es nicht einmal wert, bemerkt zu werden.* Solche negativen Reaktionen werden internalisiert, wenn sie häufig wiederholt werden. Das Kind wird sie später im sozialen Umgang mit anderen Kindern ausspielen, in der Tagesbetreuung oder im Kindergarten. Ein *schlechtes* Verhaltensmuster wird die Folge sein, nämlich Wutausbrüche, Ausagieren, Verdrossenheit und so weiter. Dies führt zu negativen Reaktionen bei Lehrern und Gleichaltrigen. Das wird das negative Selbstbild des Kindes verfestigen und seine Leistungsfähigkeit mindern.

Solche Traumata bilden die Grundlage für negative Selbsteinschätzung und negatives Verhalten im Erwachsenenalter. Einige Experten für öffentliches Auftreten sprechen von der Wirkung dieser Erfahrungen und treffen damit unmittelbar den Kern von individuellem Erfolg oder Misserfolg. Öffentliches Auftreten und soziale Interaktion schließen das zentrale Thema *Vertrauen* ein, das in der Kindheit angelegt wird.

Arbeiten mit Berühmtheiten

Für Personen, die im Licht der Öffentlichkeit stehen, Schauspieler, Schriftsteller, Musiker, Entertainer, gestalten sich die Probleme des Auftretens noch verschärfter, weil *Berühmtheiten* sich in anders gearteten Zusammenhängen erleben als wir anderen. Oft werden sie wie eine Handelsware betrachtet. Viele waren Wunderkinder, die weniger dafür wert geschätzt wurden, wer sie waren als für das, was sie taten oder hervorbrachten. Dadurch wurden sie vom Wesenskern ihrer Persönlichkeit getrennt. Ihre Begabung führte sie über ihre Vermarktung dazu, dass sie ausgebeutet und in der Öffentlichkeit unangemessen umschmeichelt wurden. Damit wurde es für sie schwierig, sich selbst treu zu bleiben. Weil das so ist, erleben wir, dass manche Berühmtheiten von sich in der dritten Person sprechen.

Wir betrachten Berühmtheiten nicht als Menschen sondern als Verkörperung unserer eigenen Phantasien. „Wir haben gewonnen!", rufen wir aus, wenn das Team, das wir unterstützen, eine Meisterschaft gewinnt. Aber unsere Projektionen haben wenig oder nichts mit ihnen als Menschen zu tun. Sie sind unsere idealisierten Reflexionen. Sie dienen dazu, unsere eigenen unbefriedigten Bedürfnisse zu erfüllen. Die wiederholte Verleugnung dessen, was wir wirklich sind, ist eine Form totaler emotionaler Selbstaufgabe.

Die spezifische Behandlung, die berühmte Menschen erfahren, kann als solche bereits schädigen. Es gibt Beispiele, in denen Berühmtheiten eine schlechtere medizinische Behandlung durch Ärzte erhalten, die vom Ruhm ihrer Patienten verblendet sind, wodurch die Ärzte oft nicht mit derselben Strenge auf Befolgung ihrer Behandlungsanweisungen bestehen, wie sie das bei jedem anderen Patienten getan hätten. Eine derart reduzierte Sorgfalt ist eine andere Form von Retraumatisierung, wie sie dem Star aus der Vernachlässigung in der Kindheit vertraut ist, und dessen Notlage und essentielle Verletzbarkeit dadurch nicht beachtet wird.

Genau wie bei anderen Menschen muss der Therapeut bei berühmten Menschen der vertrauenswürdige Fachmann bleiben. Künstler mögen abwehrend sein („Ich kriege das alleine hin - ich bin ein Star!") oder sie kommen nach Belieben zur Therapie zu spät oder versäumen Verabredungen und unterminieren auf diese Weise ihren eigenen Fortschritt. Viele grollen und fühlen sich von Autoritätspersonen eingeschüchtert, weil sie als Wunderkinder ihre Jugend verloren haben und daher Erwachsenen gegenüber misstrauisch sind. Aber der Therapeut muss sich auf sie einstellen und zielstrebig zur Heilung des Betreffenden beitragen.

EMDR beruht auf einer Anzahl von strukturierten Protokollen und Abläufen. Dadurch kann der Therapeut seine *elterlichen* Grenzen wahren und dabei der bekannten Frage von Berühmtheiten widerstehen: „Warum muss ich das auf diese Art machen?" oder „Warum kann ich nicht über meine Probleme sprechen, wie ich es zuvor mit meinen andern Seelenklempnern getan habe?" Dass man dieser Herausforderung widersteht, indem man den Klienten Schritt für Schritt durch das Prozessieren und noch einmal Prozessieren hindurchführt, ist unerlässlich, um ein heilendes Umfeld zu etablieren. Der Therapeut, der seine Autorität eindeutig und angemessen zur Geltung bringt, beweist seine wahre Fürsorge, im Gegensatz zu einer hohlen Schmeichelei, an die Berühmtheiten gewöhnt sind. Das erlaubt diesen Klienten, dem Therapeuten die Verantwortung für die Heilung anzuvertrauen.

Wunderkinder

Ich habe zwei berühmte Konzertpianisten behandelt, die eine ähnliche Lebensgeschichte hatten. Beide waren im Alter von vier oder fünf Jahren als Wunderkinder eingeschätzt worden, und beide hatten Eltern oder Lehrer, die sie psychisch und physisch missbraucht haben. Sie waren angeschrieen worden, wenn ihre Konzentration nachließ, und geschlagen, wenn sie einen Fehler machten. Einige hochbegabte Menschen erleben in ihrem Leben frühen Missbrauch aufgrund ihres Talents. Sie haben sich dann von ihrer Begabung abgewandt, weil es ihnen verwehrt wurde, sich bei dem wohl zu fühlen, was sie am besten konnten. Diese beiden Pianisten aber hielten irgendwie durch, auch wenn sie wahrscheinlich nie die Höchstleistung erreicht haben, die sie hätten erreichen können. EMDR hat beiden helfen können. Der eine war dann endlich in der Lage, genug Zeit für das Üben einzusetzen, um seine Höchstleistung zu erreichen. Dem anderen gelang es, sein Lampenfieber zu überwinden und erneut in der Carnegiehall aufzutreten. Aber wichtiger noch war für beide, dass sie sich von den Leiden befreien konnten, die sie über Jahrzehnte belastet hatten.

Wenn ein Sohn ein außergewöhnliches Talent auf dem Baseballfeld zeigt oder eine Tochter ein Wunderkind auf dem Tennisplatz ist, werden Eltern sie womöglich aus höchst persönlichen Motiven antreiben. Kürzlich entschloss sich ein Spitzenspieler einer bekannten Baseballmannschaft, diesen Sport aufzugeben. Bei dieser Gelegenheit gestand er, dass er Baseball noch nie gemocht hatte. Seine eigentliche Liebe war Fußball. Sein Vater hatte ihn zu Baseball gedrängt, weil er geglaubt hatte, dass die Begabung seines Sohnes für Baseball überragend sei und weil diese Sportart Gewinn bringender sei als andere. Ob er nun das Spiel aus Entmutigung verließ oder aus Verzweiflung, der junge Mann äußerte sich so: „Ich habe für ihn Baseball gespielt nicht für mich. Ich kann das nicht weiter tun."

Adaptive Dissoziation

Wenn ein Spieler in einem bekannten großen Team spielt und sein Team um einige Punkte zurück liegt, wenn das Publikum hochgradig erregt ist und wenn Millionen das Spiel verfolgen, wie kann man unter einem solchen Druck spielen?
Um in dieser Herausforderung zu bestehen, ist es notwendig, eine adaptive Dissoziation zu erzeugen, um nicht nur die Menschenmenge auszublenden, sondern auch jeglichen Gedanken an Misserfolg. Der Spieler muss in der Lage sein, sich ganz allein auf das Spiel zu konzentrieren, um jeder Spielsituation gewachsen zu sein. Manche Sportler sprechen davon, dass sie in der Lage seien, die Menschenmenge zu ignorieren: Sie könnten die Zuschauermenge wie einen tropfenden Wasserhahn wahrnehmen, aber wenn der entscheidende Augenblick gekommen sei, könnten sie die Zuschauer völlig ausblenden.

Berufssportler sind in der Tat außergewöhnliche Menschen, nicht nur in ihrer körperlichen Stärke, sondern auch in ihrer Hand-Augen-Koordination und in ihrer Sinnesschärfe - so auch beim *Pitcher*, dem Werfer beim Baseball. Tag für Tag mit Spitzenleistung zu spielen, bedeutet, dass man die Erinnerung an frühere Fehler abschütteln muss. Ein Spitzenspieler muss das gestern missglückte Spiel vergessen, ebenso die Tatsache, dass der Vertrag zeitlich begrenzt ist oder den Umstand, dass seine Ehefrau dabei ist, sich einem gegnerischen Spieler zuzuwenden. Der Spitzenspieler muss dissoziieren oder er wird versagen.

Die Fähigkeit zu einer adaptiven Dissoziation - eine der augenblicklichen Herausforderung *angepassten* Ausblendung aller Ablenkungsreize, die die Konzentration beeinträchtigen könnten - ist von grundsätzlicher Bedeutung für jedes öffentliche Auftreten und zwar auf jedem Leistungsniveau. Der Konzertpianist, der Schauspieler, der Strafverteidiger und der Chirurg, alle müssen sie lernen, mit hoher Konzentration zu arbeiten, um ihre Fähigkeiten auf hohem Niveau zu entfalten. In diesem Zustand des Vertieftseins in die anstehende Arbeit wird das Kreischen von Reifen oder das Signal eines Polizeiwagens nicht wahrgenommen.

Neben der adaptiven Dissoziation besteht aber auch eine nicht adaptive, pathologische Dissoziation, die dem Auftreten eher abträglich ist. Darunter leiden manche sehr. Ich habe einmal einen Baseballspieler behandelt, der sich in seinem Spiel in einer hartnäckigen Krise befand. Wir arbeiteten das EMDR-Protokoll durch. „Wo fühlen Sie es in Ihrem Körper?“, fragte ich ihn. „Es sitzt in meinem Magen, aber ich fühle es nicht“, antwortete er. (Übersetzt heißt das: „Ich bin nicht in Kontakt mit meinem Körper.“ „Ich bin mit meinem Körper dissoziiert.“) Es stellte sich heraus, dass sein Vater ihn brutal behandelt hatte und dass die Dissoziation sein Schutz geworden war. Es ging ihm gut, wenn er den Ball gut traf, aber wenn es nicht so gut lief, wurde sein Versagen anhaltend und qualvoll. Schließlich suchte er mich auf. Sein Versagen hatte mit seiner Selbstwahrnehmung zu tun. „Ich kann es nicht verbergen. Ich bin wirklich wertlos.“ In der ersten EMDR-Stunde gewann er seinen Enthusiasmus wieder und in der zweiten sein Selbstvertrauen. Er fand zu seinem erfolgreichen Schlag zurück. Später habe ich ihn aus den Augen verloren. Ich halte nicht alles EMDR zugute, denn vielleicht hätte er auch ohne EMDR aus seinem Leistungstief herausgefunden. Die Wirkung der Sitzungen aber war sofort sichtbar.

Pete: Der Bean-Ball

(Bean-Ball: Wenn der Baseball gegen den Kopf des Gegenspielers geworfen wird, unabsichtlich oder absichtlich, dann meist aus Wut oder Frustration mit dem Ziel, diesen zu verletzen.)

Ein bekannter Baseballspieler tötete einen anderen Spieler mit einem Ballwurf, einem Bean-Ball. Es geschah unabsichtlich. Dieses traumatische Erlebnis zerstörte die Karriere des Werfers. Er fürchtete sich so davor, erneut einen anderen zu verletzen, sodass er nicht mehr leistungsfähig war.

Vor einigen Jahren schlug ein anderer Spieler aus Versehen den Ball in die Zuschauerränge. Der Ball traf ein kleines Kind, das einen Schädelbruch erlitt. Zu diesem Zeitpunkt verfügte der Spieler über einen Schlag mit überdurchschnittlicher Schlagkraft. Nach diesem Unfall fiel diese deutlich ab. Seine spielerischen Leistungen verschlechterten sich zudem durch eine große Anzahl von Fehlern.

Ein anderer prominenter Spieler, Pete, ein Klient, wurde am Kopf getroffen (beaned) mit einer enormen physischen und psychischen Auswirkung. Er kompensierte das zunächst, um mit seinem Team in die höhere Liga aufzusteigen. Aber er wartete voller Angst darauf, dass sich der Unfall wiederholen würde. Ein starkes Symptom einer PTBS ist die unangemessene, übertriebene Angst, dass sich das Trauma wiederholen könnte. In Petes Fall trat dieses Symptom drei Jahre später bei einem Heimspiel auf, als ein gegnerischer Wurf knapp hinter seinem Kopf vorbei zischte. Er brach augenblicklich zusammen und dekompensierte, nicht nur im Spiel sondern auch im Clubhaus, wobei er sich von den Teamkameraden, dem Manager, der Presse und selbst von seiner Ehefrau zurückzog. Er empfand eine große Hoffnungslosigkeit. Der Sportpsychologe des Teams konnte ihm nicht helfen.

Als Pete zu mir kam, nahmen wir das Ausgangsereignis als Thema. Er begann mit dem *Beaning* und von dort sprang er zu einem Autounfall im Alter von vier Jahren. Das Auto der Familie fuhr am Ende einer Schlange, kollidierte mit dem Brückengeländer, kippte auf die Seite und alles, was er sehen konnte, war das Wasser unter ihm. Pete hatte keine bewusste Rückerinnerung an diesen Unfall gehabt, aber plötzlich erinnerte er sich während unserer Sitzung daran. Er erkannte sofort den Zusammenhang mit der totalen Hilflosigkeit, die er nach dem Beaning empfunden hatte. Wenn wir allerdings nur das Beaning durchprozessiert und nicht EMDR angewendet hätten, hätte er nie wieder sein Gleichgewicht erlangen können.

Erst nachdem Pete die Erlebnisse mit dem Bean-Ball und dem Unfall durchprozessiert hatte, konnte er zu dem Triggererlebnis kommen, dem Schlag, der ihn fast getroffen hatte. Innerhalb von fünf Minuten fiel der SUD auf 0. Seine Verarbeitung dieses Erlebnisses war vollständig abgeschlossen. Ich verfolgte seinen Fortschritt in den Zeitungen und im Fernsehen. Er spielte sofort wieder auf höchstem Niveau, wie wir bei einer Fernsehübertragung feststellen konnten.

Geh weiter

EMDR-Therapie benötigt oft mehr als eine Sitzung für den Erfolg. Im Immobilienhandel gibt es das Motto: *Lage, Lage, Lage.* Bei der Arbeit mit EMDR für öffentliches Auftreten gilt: *Geh weiter, geh wei-*

ter, geh weiter. Ohne dieses *geh weiter* passiert nichts. Wenn man nur an der Oberfläche kratzt, kann ein Auftritt vorübergehend besser oder schlechter werden. Wenn man negativ besetzte Themen nur anreißt, ohne sie ganz durchzuarbeiten, besteht die Gefahr eines Rückfalls. Wenn der Klient dann entspannt zu sein scheint, aber die Arbeit nicht tiefgründig genug gemacht wurde, werden sich späterhin Probleme ergeben. Mit Pete zum Beispiel hatten wir sechs Folgesitzungen und viele telefonische Kontakte, wenn er unterwegs war.

In meiner früheren EMDR-Karriere betreute ich ein Tennisteam der Highschool. Die Spieler waren im Einzel gut, hatten aber im Doppel Schwierigkeiten. Auf Einladung des Trainers arbeitete ich mit diesem Spitzen-Team in einer großartigen Sitzung, nach der wir drei in Hochstimmung waren. Die Spieler gingen aufs Feld – und verloren, obwohl sie sich bombig gefühlt hatten. Am Ende einer ersten Sitzung kann ich immer nur sagen: „Wir können nicht vorhersehen, was bei einer ersten Sitzung herauskommt. Wenn Ihr das nächste Mal kommt, können wir die Wirkung der heutigen Sitzung einschätzen." Mit anderen Worten, ich wies sie auf die Notwendigkeit einer Nachfolgesitzung hin.

In der Folgesitzung werteten wir zuerst aus, was sich ins Positive gewendet hatte. Dann verstärkten wir das Positive erneut mit EMDR und bilateraler Stimulierung. Wir überprüften dann die verbliebenen negativen Aspekte und fuhren dann fort, die verschiedenen Problemfelder durchzuprozessieren, die in ihrer Anzahl vermindert wurden und dadurch deutlicher identifizierbar waren.

Wir vermitteln den Klienten immer, was sie erwartet – besonders den Auftretenden, die sich vor einer Herausforderung befinden – und bereiten sie mit In-Vivo-Techniken darauf vor, die ihnen helfen sollen, Geist und Körper zu entspannen, so dass sie Negatives wieder gehen lassen können, wenn es auftaucht, und dass sie Positives mit bilateraler Musik verstärken. Die bilaterale Musik ist besonders wirkungsvoll, wenn man sie fünfzehn bis dreißig Minuten vor dem Spiel oder dem Auftritt hört. Sie hilft, das System im Gleichgewicht zu halten, aufmerksam zu sein aber nicht hypervigilant (übermäßig aufmerksam), entspannt zu sein, aber doch zielgerichtet.

Die Hauptarbeit muss von Angesicht zu Angesicht geleistet werden in den Praxisräumen oder, wenn nötig, beim Klienten zu Hause oder in dessen Büro. Wie immer ist das Vertrauen der wichtigste Faktor. Der Klient gibt die Verantwortung für Dinge, die er nicht alleine leisten kann, in die Hände des Therapeuten. Bei berühmten Personen muss die Beziehung deutlich als eine verstanden werden, in der Ausbeutung keinen Platz haben darf und in der Vertraulichkeit garantiert wird. Stars haben allen Grund misstrauisch zu sein, man denke nur an Stalker. Viele von ihnen hatten zuvor mehr negative als positive menschliche Erfahrungen gemacht. Die Arbeit mit EMDR erlaubt ihnen, sie selbst zu sein.

Vladimir: Der Sturz und seine Folgen

EMDR hilft Schauspielern und Musikern, mit vielen Themen zu arbeiten, denen sie begegnen. Im nächsten Kapitel soll über Kreativität gesprochen werden, auf die jeder Künstler angewiesen ist.

Manchmal allerdings erscheint etwas als ein einfaches psychisches Trauma, verlangt aber nach einer tieferen Heilung, bevor der Auftritt erfolgreich werden kann. Vladimir, ein Konzertgeiger, fiel kürzlich von einer Leiter und verletzte dabei sein rechtes Handgelenk schwer. Da er seine Hand zum Geigenspiel braucht, war das wirklich eine ernsthafte Verletzung, eine, die Vladimirs Verdienstquelle, seine kreative Ausdrucksfähigkeit und seinen Ruf in Frage stellte. Von einer solchen Verletzung geheilt zu werden, wird zu einem emotional belastenden Prozess. Menschen passen sich ihren Verletzungen an und beginnen, sich anders zu bewegen. Daraus entstehen möglicherweise weitere Verletzungen. Sie können außerdem ihren Glauben an den Heilungsprozess verlieren: „Ich werde nie mehr in den Beruf, den ich liebe, zurückkehren können!“ Themen von Schuld und Selbstbeschämung können entstehen: „Wie konnte ich nur so dumm sein!“

Vladimir wurde nicht so schnell gesund, wie die Ärzte vorhergesagt hatten. War der Grund hierfür ein physischer oder ein psychisches oder eine Verbindung von beidem? Wenn er sich in der Therapie nur auf die Verletzung und auf seine Probleme mit dem Gesundwerden konzentriert hätte, würde er allenfalls einen begrenzten Heilungserfolg erlebt haben. Sicherlich wäre es das Ziel vieler Therapeuten gewesen, ihm zurück auf die Bühne zu verhelfen, mit dem Ansatz einer Herangehensweise, die eine bestmögliche Anpassung zum Ziel hat. Mit EMDR konnte aber mehr erreicht werden.

Während des EMDR-Prozesses tauchte in seiner Erinnerung auf, dass er beidhändig war, aber mehr zur Linkshändigkeit tendierte. Überall, zu Hause und in der Schule, hatten seine Eltern und seine Lehrer ihn dazu gezwungen, nur die rechte Hand zu benutzen. Dieser Zwang beeinträchtigte ihn nicht nur physisch, sondern hemmte ihn in seiner Lernfähigkeit. Er wuchs mit dem Gedanken heran: „Da ist etwas falsch an mir!" und „Ich kann nicht gut denken!" Schließlich konnte er sich zu Hause und in der Schule behaupten, aber es verzögerte seine Entwicklung gegenüber seinen Altersgenossen in seiner sozialen Fähigkeit und in der Leistungsfähigkeit um vier bis fünf Jahre. Er hatte das brennende Bedürfnis aufzuholen. Könnte er seinen Erfolg erreicht haben *wegen* dieses Wunsches nach Kompensation? Man weiß es nicht. Nachdem er sich als Geiger einen Namen gemacht hatte, war das Thema vergessen worden. Aber die Verletzung brachte es mit voller Wucht zurück. Seine negative Kognition *Da ist etwas an mir falsch* bezog sich offensichtlich auf die physischen Umständen des Unfalls, aber es war auch ein Hinweis auf seine frühere Problematik.

Vladimir benötigte fünf doppelte EMDR-Sitzungen, bis er die Verbindung zwischen seinen aktuellen Umständen und seiner frühen Erfahrung erkennen konnte. Kein Therapeut kann den Klienten wirkungsvoll über eine solche Verbindung aufklären. Sie muss sich für ihn in der therapeutischen Arbeit selbst, systematisch und organisch, zu gegebener Zeit als sinnvoll erweisen. Wenn beides einmal zusammengefügt ist, ermöglicht diese Einsicht, dass der Klient eine neue Ebene der Ausgeglichenheit erreicht.

Vladimir ist schließlich auf die Konzertbühne zurückgekehrt. Seine Verletzung hatte ihn in einigen technischen Dingen beeinträchtigt, aber nach und nach bemerkte er, dass sein Spiel besser denn je geworden war. Seine Musik, so glaubte er, war inspirierter, kreativer geworden. Er fühlte, dass er sich umfassender kannte und dass das Instrument, das ebenso ein Teil von ihm wie von seinen Fingern und seinem Herzen war, das jetzt besser ausdrückte, was er fühlte. Zwei weitere Sitzungen halfen ihm, diese Erkenntnis zu vertiefen.

EMDR ermöglicht den Zugang zum Körpersystem mit seinem umfassenden Potenzial. Dadurch kann es Menschen bei ihren öffentlichen Auftritten und uns alle auch über das hinaus entwickeln, was wir bis dahin erbracht haben, nämlich zu einem höheren Grad von Effektivität. EMDR heilt nicht nur Traumata. Es berührt den Teil in uns, den wir unser kreatives Selbst nennen.

10. Kreativität steigern

Wir alle, vom Kind bis zum älteren Menschen, vom Büroangestellten bis zum Bildhauer, wir leben unsere Kreativität jeden Tag. Immer wenn wir ein Geschenk einwickeln oder tanzen oder kochen oder einen Brief schreiben oder Vorräte einkaufen oder lieben, wir sind dabei kreativ. Der Geschäftsmann, der einen Handel abschließt, ist kreativ - ebenso der Wissenschaftler, der Lehrer, der Mechaniker, der Schuster. *Denken* ist Kreativität. Diejenigen, die behaupten, sie seien nicht kreativ, verstehen nicht die wahre Bedeutung des Wortes.

Wenn wir indes von Kreativität sprechen, meinen wir im allgemeinen künstlerische Kreativität und es ist richtig, einige sind darin kreativer als andere, zum Beispiel Maler, Schriftsteller, Dirigenten oder Choreographen. Mike Vance, Mitbegründer der *Creative Thinking Association of America* definiert Kreativität als *das Kreieren von etwas Neuem und das erneute Arrangieren des Alten auf neue Weise* und Edward de Bono, eine Autorität auf dem Gebiet des kreativen Denkens, sagt: „Kreativität bedeutet ganz einfach, etwas hervorzubringen, was es zuvor nicht gab." Beide Definitionen beziehen sich auf die Kunst, unabhängig davon, ob sie von einem Amateur oder einem professionellen Künstler ausgeübt wird.

Ich glaube, dass künstlerische Kreativität, im Gegensatz zur Kreativität im Alltagsleben, zwei Voraussetzungen hat: Die Fähigkeit, etwas zu sehen, was die meisten anderen nicht sehen, und es in einzigartiger Weise wiederzugeben, sowie die Fähigkeit, vertraute Dinge dazu zu benützen, etwas Unerwartetes hervorzubringen. Eine solche Kreativität entspringt von innen, etwas wird spontan hervorgebracht und danach weiter entwickelt. Das verlangt emotionale Offenheit, mentale Flexibilität und Eigenwahrnehmung. Bei uns allen kann das durch EMDR gesteigert werden.

Perfektionierung kontra Kreativität bei öffentlichen Auftritten

Die beiden Ziele, Auftritte zu verbessern und Kreativität zu steigern, haben offenkundig Parallelen aber auch deutliche Unterschiede. Einen Auftritt zu intensivieren, bedeutet, eine innere Erfahrung angemessen nach außen umzusetzen. Um eine Blockierung dabei zu beseitigen, muss man dafür eine passende Lösung des Problems, den *Knotenpunkt*, finden. Die Steigerung der Kreativität verhilft zu einer größeren inneren Öffnung und Spontaneität. Ist die Blockierung beseitigt, erstarkt die Kreativität und beginnt zu fließen.

Bei einem Schriftsteller kann die Blockierung verringert oder beseitigt werden, indem man sie als Ausgangsthema nimmt, sie durchprozessiert und dabei die spezifische Erfahrung und die Ursachen der Entstehung der Blockierung bearbeitet. Der Schriftsteller sieht als Ziel, seine ihm wahrscheinlich früher mit Leichtigkeit zur Verfügung stehende kreative Imagination im Schreiben zurückzuerhalten. Dabei ist der physische Akt des Schreibens selbst ein Auftritt. Bei der Arbeit mit EMDR geht es immer um eine nachweisbare Verbesserung im Verhalten und in der Lebensbewältigung. Es geht um eine Bündelung der Emotionen und eine Konzentration auf das eigentliche Problem.

Im Gegensatz dazu sind Menschen mit einem hohen Niveau häufig auf das Äußere ihres Auftretens fokussiert. Sie sind dadurch möglicherweise nicht mit ihren inneren Prozessen verbunden, also mit Prozessen, mit denen man im Kontakt sein muss, weil sonst eine kreative Leistung auf der tiefinnerlichen Ebene nicht möglich ist. Der Konzertgeiger, ebenso wie jeder kreative Künstler, verbindet beides, den äußeren mit dem inneren Fokus. Wie oft konnte man lesen, dass ein Geiger technisch superb sei, es ihm aber an Gefühl mangele. Arthur Rubinstein hat sich oft verspielt, war aber trotzdem einer der größten Pianisten. Die Natur dieser Aufgabe verlangt die Balance zwischen natürlicher Kreativität im Auftreten und technischer Perfektion.

EMDR-Therapeuten und Klienten als Kreative

EMDR ist beides, eine Methode der Behandlung und eine Form der Kunst. Wenn sich ein Klient schnell von Gedanke zu Gedanke bewegt und von Erinnerung zu Erinnerung, so ist das an sich schon ein kreativer Prozess. Die Interaktion zwischen Therapeut und Klient ist ebenfalls ein kreativer Vorgang.

Kreativität findet naturgemäß im Augenblick statt. Der Therapeut gibt den Anstoß, gibt die Melodie vor und hört gleichzeitig zu, folgt dann dem Klienten, wohin der auch gehen mag. EMDR ist mit seinem vorgeschriebenen Protokoll auf eine Weise strukturiert, dass es weniger kreativ zu sein scheint als die Psychoanalyse mit ihrer freien Assoziation oder als die Gestalttherapie. Aber das ist nicht der Fall. Vielmehr ermöglicht EMDR durch sein strukturiertes Vorgehen eine außerordentliche Kreativität. Ein Dichter, der innerhalb einer vorgegebenen Struktur arbeitet, einem Sonett zum Beispiel, kann Wunder der Schönheit und Bedeutung schaffen. Ein Liedkomponist kann die strenge Form A-B-A benützen und dennoch die Seele berühren. Pablo Picasso und Jackson Pollock waren Meister der Linie und der Form.

Je mehr Zugang der Therapeut in der Therapie zum Körpersystem eines Klienten hat, zum Körper-Unbewussten, desto besser kann er aus dem Augenblick heraus kreative Wege zur Lösung des Problems finden. Heilen hat selbst etwas Spontanes und Kreatives. Es besteht aus unzähligen Augenblicken, aus unzähligen einzelnen Fäden, die fortschreitend zu einem einzigen Gewebe verwoben werden. EMDR arbeitet mit der Aktivierung der Sinneseindrücke, des Kognitiven, des Affektiven und des Körpers und zwar alles im selben Moment. Es wirkt nicht durch die Frage, was war *damals*, sondern dadurch, was der Klient *jetzt* in diesem Augenblick erlebt. Die negative Kognition des Klienten ist nicht, was er *damals* über sich gedacht hat, sondern was er *jetzt* in diesem Augenblick über sich denkt. Aktivierung von Bildsprache und Symbolik, von Klang, Geruch, Emotion und dabei das Gewahrwerden, wo dies im Körper empfunden wird, öffnet die Türen zu einem kreativen Prozessieren mit EMDR.

Es gibt eine Entsprechung zwischen EMDR, Jazz und Improvisation beim Schauspiel: Bei allen besteht eine vorgegebene Struktur. Bei EMDR gibt der Therapeut den absichernden, strukturierenden Rahmen. Ein Therapeut braucht ein gutes Ohr, nicht nur, um dem Klienten zuzuhören, sondern auch um den Farbton seiner Stimme wahrzunehmen, seine Tonlage, seine Lautstärke und den Sprachrhythmus, ebenso wie bei gesprochener Lyrik, die das Innerste der Seele enthüllt. Je besser das Ohr, desto geschickter wird ein Therapeut darin sein, auf das Unbewusste und seine Resonanz im Körper zu lauschen.

Gefühlswelt und Denken

Oft wird *Intellekt* mit *Intellektualisierung* verwechselt. Wenn Klienten im EMDR prozessieren, sagen sie oft entschuldigend zu mir, „ich bin in meinem Kopf", als ob daran etwas falsch wäre, als ob sie stattdessen besser etwas fühlen sollten. Aber das denkende Gehirn ist ein wesentlicher Teil des Gesamtsystems und Gedanken nehmen meistens den wichtigsten Abschnitt im letzten Heilungsschritt ein, genau wie sich der Körper zu Beginn im zentralen Fokus des Suchscheinwerfers befand.

Gefühlswelt und Denken sind integrale Teile der Kreativität. Die Konfusion entsteht, wenn man Intellektualisieren dazu benutzt, etwas zu verleugnen oder zu vermeiden und wenn Rationalisierung bedeutsame Gedanken ersetzt. Intellektualisieren neigt dazu, Kreativität zu blockieren. Der intellektuelle Prozess ist jedoch ein notwendiger Bestandteil der kreativen Begabung. Die rechte und die linke Gehirnhälfte arbeiten dabei zusammen. Wenn Menschen im EMDR-Prozess in ein intensives Denken geraten, sage ich oft: „Wissen Sie was? Im Denken zu sein, ist genau das, wo Sie jetzt gerade sein sollten. Gehen Sie damit weiter." Diejenigen Klienten, besonders die unter ihnen, die davor schon eine Therapie gemacht hatten, werden erstaunt sein. Ihr früherer Therapeut sagte ihnen: „Hören Sie auf mit dem Intellektualisieren, mit dem Rationalisieren." Und hier sage ich etwas Anderes. Denken kann nicht nur zur Blockierung sondern durchaus auch zur Unterstützung der Heilung dienen.

Kreativität in der Kindheit

Unsere Kreativität entfalten wir schon in der Kindheit. Spielen ist die Sprache der Kreativität. Aber wir verlieren nach und nach den Kontakt zum kreativen Teil unseres Selbst. Als Erwachsene haben wir keine Zeit zu spielen oder wir halten es für unproduktiv und unreif. Wir verlieren unseren Glauben an das Magische und an die Phantasie. Beide sind für einen kreativen Prozess essentiell. EMDR ermöglicht Zugang zum präverbalen Verstehen, zum Unbewussten und zum Körper und erlaubt uns, wieder mit unserem kreativen Selbst in Verbindung zu treten.

Ein Kind, das in einem ungewöhnlich hohen Maß kreativ begabt ist, kann von anderen Kindern oder von Erwachsenen in Bedrängnis gebracht werden. Etwa ein bis fünf Prozent der Weltbevölkerung ist künstlerisch besonders begabt. Wie Alice Miller in ihrem bahnbrechenden Buch *Das Drama des begabten Kindes* zeigt, kann diese Begabung sowohl ein Fluch als auch ein Segen sein, denn die Begabten werden oft in der Kindheit von Gleichaltrigen gemieden und von Eltern und Lehrern negativ verstärkt. Ihre Botschaft ist: „Du bist verrückt, du bist anders, du bist schlecht." Diese Erfahrung ist für die Begabten besonders traumatisierend, weil sie sehr sensibel sind.

Einige begabte Kinder werden von Erwachsenen besonders gefördert. Manche Begabte können aus ihrer bedrängenden Isolierung ausbrechen, wenn sie einen *besten Freund* finden, der ebenfalls begabt ist. Für andere jedoch ist das Trauma ihrer Kindheit zu belastend. Sie ziehen sich in sich selbst zurück. Glücklicherweise bietet das Erwachsenenalter Möglichkeiten, die unterdrückte Kreativität zu entfalten. Dies eröffnet dem Begabten die Chance, mit anderen in Verbindung zu treten. Es ist kein Zufall, dass große Bewegungen in der Kunst von einer einzigen Gruppe und von einem einzigen Ort ausgehen oder dass Schauspieler und Schriftsteller dazu tendieren, sich an einem Ort (Künstlerkolonie) zusammenzufinden. So können kreativ Begabte eine Heimat finden, in der sie frei über ihre Ansichten mit anderen sprechen können, die sie verstehen.

In jeder Therapie ist Kreativität notwendig, insbesondere, wenn es um Heilung von Begabten geht, und ganz besonders derer, die in der Kindheit verletzt worden sind. Kreative Menschen neigen bei ihrer Behandlung mit EMDR oft dazu, anders zu prozessieren, oft nicht mit verbalem Austausch sondern über Musik, Licht oder Farben.

Ich habe einen Musiker behandelt, der auch malte und der von seiner Mutter mit sechs Jahren verlassen worden war. Das Ausgangsthema für sein Prozessieren war das Bild, wie sie ihn verließ, die negative Kognition *Ich bin wertlos!* und der SUD-Wert war 10. Während des gesamten therapeutischen Prozesses komponierte er Musik und malte wirbelnde Farben. Nach vier Sitzungen war die Arbeit mit dem Protokoll erfolgreich beendet, weder Bild noch Anspannung waren mehr vorhanden. Er gestand mir, dass sich bei ihm während der Auflösung des Problems im Verlauf des gesamten Prozesses weder Worte noch Gedanken im Kopf gebildet hätten.

Wenn ein EMDR-Therapeut nicht kreativ arbeitet oder wenn er die Signale überhört wie damals Eltern oder Lehrer, die nicht auf den Klienten als Kind eingingen, oder wenn der Therapeut versucht, den Klienten von seinem inneren therapeutischen Weg abzubringen oder ihn zu steuern, dann kann er kreative Klienten retraumatisieren. Kreative Menschen prozessieren im Allgemeinen tiefgründiger und schneller. Es darf nicht der gleiche Vorgang stattfinden wie damals, als sie Kinder waren, und als sie nicht verstanden wurden und ihnen das Etikett *Lernschwierigkeiten* angeheftet wurde. Vielmehr sollte der Therapeut mit Kreativen so unvoreingenommen arbeiten, wie beim Malen mit Fingerfarben.

EMDR kann auch bei Gedächtnis- und bei Konzentrationsproblemen helfen. Kollegen haben mir gesagt, dass ihre kindlichen oder jugendlichen Klienten Lerninhalte besser behalten könnten und souveräner seien, wenn sie beim Lernen für die Prüfungen bilaterale Musik hörten. Diese Beobachtung wurde bestätigt durch Untersuchungen mit bilateraler Musik, die ich in Zusammenarbeit mit dem EMDR-Institut *(EMDR Institute, Inc.)*, durchgeführt habe.

Erwachsene können bei ihren Studien ebenfalls Nutzen durch Verwendung bilateraler Musik ziehen. Hal war eigentlich ein begabter Jurist, der aber dreimal durch die große juristische Zulassungsprüfung für die Anwaltschaft gefallen war. Als er sich auf den vierten Anlauf vorbereitete, bekam er so große Angst, dass er bemerkte, wie er dieselbe Seite immer und immer wieder las, ohne den Inhalt behalten zu können. Das ging so weit, dass er Angst davor bekam, ein juristisches Fachbuch in die Hand zu nehmen. Zwei EMDR-Sitzungen genügten, um seine Angst aufzulösen. Wenn er danach über Kopfhörer mit bilateraler Musik lernte, konnte er sich besser konzentrieren. Einige Monate später rief er mich an und teilte mir mit, er habe endlich bestanden.

Wenn jemandem ein Name oder ein Gedanke entfallen ist, kann er versuchen, seine Augen rechts-links-rechts zu bewegen oder auf seine Knie oder Arme zu tappen. Bilaterale Stimulierung ist außerordentlich wirksam, wenn eine im Gedächtnis verloren gegangene Information, die schwierig wieder aufzufinden ist, wieder hochgeholt werden soll.

Mythen über Kreativität

Die stereotype Behauptung, dass traumatische Erfahrungen bei Künstlern eine Voraussetzung für Kreativität seien, ist falsch. Es ist vielmehr so, dass ein Trauma Symptome erzeugt, die den kreativen Prozess blockieren, indem sie den ungehinderten Zugang zum Unbewussten, zur Körperintuition und zur Wahrnehmung von Empfindungen einschränken.

Ein anderer Mythos besagt, dass jemand bei seinem öffentlichen Auftreten ein wenig Angst benötigt, um sein Bestes geben zu können. Diese Auffassung bestand, weil vor der Erfahrung mit EMDR die Werkzeuge fehlten, um angstfrei eine Spitzenleistung zu erbringen. Die Aussagen – *Ich kann es nie loswerden!* und *Ich werde diese schrecklichen Bilder bis ans Ende meines Lebens sehen.* – entsprechen der falschen Vorstellung aus der Zeit vor der Entdeckung von EMDR. Dennoch habe ich Schauspielern, Sängern und Tänzern mit EMDR dabei geholfen, angstfrei auf die Bühne zu gehen. Wenn der Körper entspannt ist, stellen sich Beziehungen her, die Kreativität fließt und das Auftreten bekommt Flügel.

Blockade von Kreativität

Blockade bei Schriftstellern

Schriftsteller, die nicht schreiben können, besitzen die negative Kognition, dass sie *nicht gut genug* sind. *Ich bin nicht so gut. Ich darf kein Schriftsteller sein. Ich werde nie wieder schreiben.* Sie bekommen Angst, werden depressiv und gelähmt, körperlich und mental. Sie sind blockiert.

Könnte dieses Phänomen nicht auf einem Trauma beruhen? Natürlich machen es schlechte Rezensionen und geringe Verkaufszahlen einem Schriftsteller schwer, mit Überzeugung weiter zu arbeiten. Niemand hat Ablehnung gerne. Eine kreative Blockierung jedoch stammt meistens aus der Kindheit, insbesondere dann, wenn die kreativen Seiten, nämlich Spiel und Freude, unterdrückt wurden. Eine Blockierung bei einem Schriftsteller kann von einem Gesichtspunkt eines Ich-Anteils, einem Ego-State, aus betrachtet werden. Tess, die damit beauftragt wurde, einen Roman zu schreiben, fühlte, dass sie von etwas oder jemandem von außen blockiert wurde. Sie besaß auch einen inneren Kritiker, der nicht müde wurde, sie auszuschelten: „Du bist ein Schreiberling. Du bist eine Hochstaplerin!“ Ich leitete sie an, dieses kritische Selbst in den Raum zu bitten, was sie tat. Spontan visualisierte sie eine wütende, finster dreinblickende Vierzehnjährige. Tess erinnerte sich, dass ihre Eltern sich scheiden ließen, als sie vierzehn war. Ihre Stimmung hatte sich danach verändert. Sie wurde frustriert und rebellisch, zuhause wie in der Schule, fühlte sich unverstanden und wurde depressiv. In der Sitzung, von bilateraler Stimulierung aktiviert, imaginierte sie, wie sich ihr kompetenter, fürsorglicher Ich-Anteil vorsichtig dem kritischen Teenager-Ich näherte. Es dauerte lange und verlangte Einfühlsamkeit, aber schließlich trug ihr Erwachsenen-Ich den Sieg über ihr Teenager-Ich davon. Tess brach vor Erleichterung fast zusammen. Als sich beide Anteile umarmten, verschmolz der imaginierte Teenager mit der Erwachsenen. Am nächsten Tag setzte sich Tess wieder an den Computer, trug Kopfhörer und ihre Kreativität war im Fluss.

Sylvia: Die Stimme ist verloren

Es ist hart, sich vorzustellen, dass jemand ein Musikinstrument beherrscht, es dann eines Tages beiseite legt und nie wieder musiziert. Warum wollte oder musste jemand den kreativen Fluss unterbrechen? Es gibt keine definitiven Antworten, aber es geschieht immer wieder. So ging es Sylvia.

Sie kam im Alter von siebenundfünfzig wegen einer Depression zu mir, mit dem Gefühl, dass sie zu hart zu sich selbst sei und ein niedriges Selbstwertgefühl besaß. Bis zu unseren vier Monate lang andauernden EMDR-Sitzungen hatte sie nie jemandem gesagt, dass sie einst eine professionelle Sängerin gewesen war. Mit siebenundzwanzig Jahren hatte sie plötzlich ihr gesamtes oberes Register verloren und es nie wiedergefunden.

Ich fragte sie, was sich zu dieser Zeit in ihrem Leben ereignet habe. „Ich war mit finanziellen Problemen und Beziehungsschwierigkeiten total unter Druck", erwiderte sie, aber das erschien mir nicht als so tief greifend. Ihre Mutter hatte sie während ihrer gesamten Kindheit kritisiert und mit Worten beleidigt, aber das schien nicht den Verlust ihrer Stimme zu rechtfertigen. Lange Zeit packte sie dieses Thema in der Therapie nicht an. Nachdem sie aber einige Wochen darüber nachgedacht hatte, entschloss sie sich, das Thema doch anzugehen.

Obwohl sie mit diesem Problem über dreißig Jahre gelebt hatte, hatte Sylvia bisher keiner Menschenseele jemals gestanden, dass sie mit siebenundzwanzig Jahren vergewaltigt und danach schwanger geworden war. Unmittelbar danach hatte sie ihre Fähigkeit zu singen verloren. Zu dieser Zeit waren Abtreibungen noch illegal, aber sie hatte eine Möglichkeit gefunden. Das war eine Prozedur, die noch traumatischer für sie war, weil sie heimlich vorgenommen werden musste. Sie hatte sie außerdem alleine durchgestanden. Obwohl sie sich an das Erlebnis erinnerte, hinderte ihre emotionale Blockierung sie, den Verlust ihrer Stimme damit in Verbindung zu bringen. Ich leitete sie mit größter Vorsicht an.

Als sie mit dem Prozess begann, erkannte sie, dass sich ihr akutes Trauma chronifiziert hatte und dass alles, was damit zusammenhing, sie verändert hatte. Die Vergewaltigung fand auch einen Widerhall in den verbalen Attacken ihrer Muter. Die Abtreibung war eine Retraumatisierung und zugleich selbst ein Trauma.

Das Prozessieren wurde fortgesetzt. Das Ausgangsereignis war die Vergewaltigung, die negative Kognition lautete *Ich habe darum gebeten.* Als sie darüber sprach, hatte sie das Gefühl, am Hals gewürgt zu werden und assoziierte das damit, dass die Mutter sie am Hals packte, wenn sie Sylvia aufforderte, den Mund zu halten. Der Vergewaltiger hatte sie so stark gewürgt, dass sie das Bewusstsein verlor. Während der Abtreibung gab man ihr die Narkose mit einer Gesichtsmaske. Sie bekam Panik und versuchte, etwas zu sagen, aber der Anästhesist hielt ihr die Maske fest auf das Gesicht gepresst, und sie konnte keinen Laut von sich geben. Als dank EMDR die emotionale Blockierung aufgehoben worden war, verband sie alle Ursachen für den Verlust ihrer Stimme miteinander. Während des Prozessierens stellte sie alle Verbindungen zwischen den verschiedenen Vorfällen her und arbeitete anschließend die Ereignisse einzeln durch. Ich gab ihr Sicherheit und Unterstützung, um sich der qualvollen Wahrheit stellen zu können, um dann alles beiseite zu legen.

Nachdem die Belastung bei allen Aspekten des Traumas auf 0 gegangen war, fragte ich gespannt: „Wie steht es denn jetzt mit Ihrer Singstimme?"

Sie zögerte lange, es zu versuchen, ob sie überhaupt wieder singen könnte. Sie hatte Angst, sich schämen zu müssen. Als sie auch dies durchgearbeitet hatte, versuchte sie, sich vorzustellen, wie sie sich selbst beim Singen zuhörte. Plötzlich war es ihr möglich, keine Angst mehr dabei zu empfinden. Sie begann spontan und vorsichtig zu singen, mit einem wunderbaren, reinen, hohen Register, direkt vor mir, vor meinen Augen und Ohren. Da brachen wir beide in Tränen aus.

Henry: Der Klang der Stille

Henry, ein Schauspieler mit einem enormen Potential, fühlte sich ein Jahr nach seiner Schauspielausbildung auf der Bühne mehr und mehr wie verloren. Während der Aufführung konnte er mit den anderen Schauspielern oder mit den von ihnen dargestellten Charakteren nicht in Verbindung kommen. „Es ist, als könnte ich nicht hören, was rund um mich herum vorgeht", sagte er. Bei der EMDR-Sitzung nahm er als Ausgangsthema, was für ihn das Schlimmste auf der emotionalen Ebene dabei war, nämlich sich unverbunden zu fühlen. Henry berichtete mir, dass er ein musikalisches Wunderkind gewesen sei, ein Geiger, der auch mit anderen Saiteninstrumenten gut vertraut gewesen sei. Eines Morgens, mit sechs Jahren, sei er stocktaub aufgewacht. Er sei entsetzt gewesen. Das Prozessieren brachte Dutzende verschiedener Erinnerungen ans Licht, alle mit dem plötzlichen Verlust des Gehörs verbunden. Sechs Monate hätten die Ärzte nach einer wirkungsvollen Behandlungsmethode gesucht. Während dieser Zeit habe er weiter in derselben Schule bleiben müssen. Obwohl er nichts mehr hören konnte, behandelten ihn die Lehrer wie einen aufsässigen Schüler. Neun Monate später endlich wurde er operiert und erhielt sein Gehör zurück. Er kehrte zu seiner Geige zurück, aber es war nie wieder dasselbe. Als Teenager wandte er sich dann dem Schauspiel zu.

Der EMDR-Prozess rief gewaltige Emotionen bei ihm hervor. Erinnerungen an sein *Gefängnis der Stille* ließen ihn schluchzen. Gefühle von Schrecken und Abgetrenntsein wurden so stark, wie er sie jetzt auf der Bühne empfunden hatte. Er fühlte tiefste Trauer und Wut, wie mit seiner Taubheit umgegangen worden war, bis zum Leid über den Verlust seiner Musik. Das Erinnern ermöglichte ihm erneutes Durcharbeiten und die Heilung. Sein Schauspiel begann sich zu verbessern. Seine Blockierung und das Gefühl, verloren und von den anderen abgetrennt zu sein, lösten sich nach und nach auf. Er wurde nicht gänzlich geheilt, aber EMDR eröffnete ihm neue Horizonte und damit neue Wege der Kreativität. Während Sylvias Kreativität wieder hergestellt worden war, war die von Henry angespornt und hatte sich verbessert. Durch ihre Heilungen fühlte ich mich in meiner Arbeit bestärkt.

Kreativität fördern

Wenn es wahr ist, dass alle Menschen kreativ sind, dann haben wir alle das Potential, unsere Kreativität zu fördern, indem wir ihre Blockierungen zu Gunsten von Ausdrucksfähigkeit aufheben, Blockierungen, die im Allgemeinen von Traumata verursacht worden sind. Ich bin verblüfft über die Reaktionen von Menschen auf EMDR, die sich ursprünglich nicht für kreativ hielten und ebenso über die spirituellen Reaktionen von Menschen, die nicht mit ihrer Spiritualität verbunden zu sein schienen. EMDR öffnet und verbindet alle Aspekte des Selbst, das Intellektuelle, das Emotionale, das Körperliche, das Empfinden und das Spirituelle. Wo auch immer die Kreativität eines Menschen liegt, EMDR wird sie verstärken

Beth: Dem Regenbogen folgen

Beth, eine Malerin, Mitte dreißig, hatte schon ihre Traumaheilung durch EMDR hinter sich. Sie kam erneut zu mir, nicht um gesund zu werden, sondern um sich als Malerin zu vervollkommnen. Sie sagte mir, dass sie durch EMDR neue Wege für ihre Malerei zu finden hoffe. Sie war nicht blockiert, sondern wollte ein ausgedehnteres Spektrum erkunden. Sie wusste, ihr Haupstärke lag im Gebrauch der Farben. Während des Prozessierens begann sie, neue Farben zu entdecken, konnte diese buchstäblich fühlen und schmecken. Wenn sie Form und Schattierung visualisierte, fühlte sie sich inspiriert. Wenn sie nach den Sitzungen nach Hause kam, erlebte sie unerwartetes Neues und einen Durchbruch. Jede neue Sitzung bereicherte sie.

Im Fall von Beth wurde EMDR bei jemandem angewendet, der sich schon auf einem hohen Niveau befand. Es ermöglichte ihr, sich noch mehr zu entwickeln. Genau wie wir alle nur einen kleinen Teil unserer Denkfähigkeit benützen, so benützen wir auch nur einen kleinen Bruchteil unserer Kreativität. Unabhängig davon, wie begabt oder relativ frei von Blockierung jemand ist – und niemand ist gänzlich frei davon – kann doch seine Kreativität noch stärker entwickelt werden.

11. Ein neuer Unterricht für Schauspieler: EMDR und Schauspieler

Schauspieler sprechen besonders gut auf EMDR an. Das ist eigentlich nicht erstaunlich, da doch Schauspielen sehr experimentell, emotional und körperorientiert ist. Um einen Charakter darzustellen, muss sich ein Schauspieler öffnen und tief in sich selbst eintauchen, um Gefühlswelten zu aktivieren, die in seinem eigenen Erinnerungssystem eingewoben sind. Stanislawski, der berühmte Theaterregisseur, stellte die These auf, dass *sense memory* (ein Terminus von Stanislawski) der Eckstein des Schauspielens sei. *Sense-Memory-Methode* heißt, eine Erinnerung an die emotionale Wahrnehmung der dargestellten Person herzustellen und ist damit der Vorgehensweise im EMDR ähnlich. Ein Therapeut sollte die Lebensgeschichte seines Klienten kennen, um den Ursprung seiner aktuellen Symptomatik und seines Verhaltens zu verstehen. Schauspiellehrer entmutigen oft Schauspieler, eine tiefgreifende Entwicklung der Personen des Stücks und ihrer Charaktere darzustellen. Sie glauben, dass dies zu einer aufgeblasenen Intellektualisierung führen könnte.

Bühnenautoren informieren oft detailliert über ihre Charaktere mittels historischer Einzelheiten. Es gibt aber Schauspieler, die ihre eigenen emotionalen Erfahrungen der Entwicklung des Charakters zugrunde legen. Ich glaube, dass der Charakter einer Person in einer Szene beides ist, eine Person in einer bestimmten Situation und eine Person mit einer Geschichte, die als Reaktion auf eine frühere, persönliche Erfahrung des Schauspielers entsteht. Die Basis für die Entwicklung eines Charakters sind die Entwicklungsphasen der frühen Lebensjahre, die tiefgreifende Erfahrungen des Lebens als unauslöschliche Spuren hinterlassen.

Wer mit EMDR vertraut ist, kennt diese Bedeutung, um dem Schauspieler bei seiner persönlichen Auseinadersetzung beizustehen. Hinzu kommt, dass EMDR ihm aus seinem Lampenfieber und seiner kreativen Blockierung heraushelfen kann. Es ist eigentlich erstaunlich, dass ich als Nicht-Schauspieler durch Zufall dazu gekommen bin, die Wirkkraft von EMDR bei Schauspielern als Coach unter Beweis zu stellen. Ich lehrte Schauspieler, sich tiefer in einen Charakter hineinzuversetzen und das *at Warp Speed.*

Ein neuer Ansatz für das Schauspielen

Die Basis für meine Entdeckung wurde sehr früh gelegt. Als Kind nahmen meine Eltern meine Schwester und mich häufig zu Filmen mit. Ich war von allen Aspekten des Films fasziniert, besonders bezüglich der Anlage und der Formung der Rolle durch die Schauspieler. Meine Phantasie, einmal Feuerwehrmann zu werden, wurde von dem Wunsch überlagert, Schauspieler zu werden und dadurch unsterblichen Ruhm zu erlangen.

Mein Interesse am Schauspiel war eine Möglichkeit, aus meiner Familie auszuscheren. Aber meine Schüchternheit und mein Mangel an Selbstbewusstsein hemmten mich. Daher habe ich das nie weiter verfolgt. Erst viel später fand ich heraus, dass auch viele Schauspieler ausgesprochen schüchtern und unsicher sind.

Ein Therapeut muss ebenfalls Schauspieler sein. Jede Sitzung ist auf ihre Art ein Auftritt zum Nutzen und zur Heilung des Klienten. Als Therapeut wurde ich mit vielen dramatischen Begegnungen konfrontiert, die ebenso interessant waren wie jede Charakterdarstellung in einem Schauspiel.

Eines Tages befand ich mich auf einem Flug nach Los Angeles zu einem EMDR-Training. Ich saß neben einem auffallend muskulösen jungen Mann mit Tätowierungen namens Evan Seinfeld. Wir kamen schnell ins Gespräch. Ich erfuhr, dass er der Sänger der erfolgreichen Heavy-Metal-Band *Biohazard* war. Ich kannte sie, weil mein Sohn Jonathan, damals vierzehn Jahre alt, sie im Fernsehen gesehen hatte.

Evan erwies sich als empfindsam und intelligent. Wir verstanden uns sofort, hatten dieselben Vorlieben für Musik, Filme, Sportarten und ähnliche Erfahrungen beim Heranwachsen in Queens und Brooklyn. Wir entdeckten sogar, dass wir zwölf Jahre zuvor Gäste bei derselben Bar Mitzvah bei einem Freund gewesen waren. Wir tauschten unsere Visitenkarten aus, führten unsere Freundschaft am Telefon weiter und trafen in New York zusammen, wenn Evan in der Nähe war.

Jonathan war hingerissen, als ich ihm von meinem neuen Freund erzählte. Er fragte, ob er nicht bei Evans nächstem Video mitmachen könnte, und ich gab die Bitte an Evan weiter. „Ich werde es dir sagen, wenn es so weit ist“, sagte er, „aber du musst Jonathan zeitnah herbringen können.“

Getreu seinem Versprechen rief Evan einige Monate später aus L. A. an. „Wir beginnen morgen früh“, sagte er. „Kannst du Jonathan heute Nacht schon bringen? Es gibt eine Rolle für ihn - und du kannst auch mitspielen.“

Ich versuchte, cool zu bleiben, ließ Jonathans Begeisterung meine eigene ersetzen, aber mein lange vergessenes Schauspielerblut brauste durch meine Adern. Wir erwischten zwar am selben Nachmittag einen Flug, doch, als wir nach L. A. kamen, waren wegen dieses Ereignisses schon alle Hotelzimmer ausgebucht. Ich rief Evan an, der sagte: „Komm und penn bei uns. Wir haben in unserer Hotelsuite noch einen Nebenraum frei.“ Wir betraten wenig später das Hotel und lernten die restlichen Mitglieder der Band kennen. Jonathan drehte sich zu mir um und sagte: „Dad, du bist unglaublich!“ Am Ende war ich also ein Held für ihn.

Der Set in einer Videoproduktion unterscheidet sich nicht von dem Set in einem Film. Als ich diesen Set betrat, überkam mich ein Gefühl von Aufregung wie in meiner Kindheit. Ich sollte einen bösen, verrückten, außer Kontrolle geratenen Wissenschaftler spielen, der Evan und die Band autoritär drangsaliert. Es war eine 1984-Big-Brother-Is-Watching-You-Situation. Ich sollte hinter einer Glaswand sitzen, an Knöpfen auf einem Armaturenbrett drehen und sollte die Gefangenen in meinem Experiment unter Druck setzen. Ich sollte es schaffen, einen von ihnen zu *zerbrechen*, nämlich Evan. Meine Anweisung lautete, in die Zelle zu gehen und Evan als den Rädelsführer des Widerstands zu identifizieren, wonach zwei Aufseher kommen, ihn ergreifen und hinausschaffen würden.

Nun gut, das Stück war nicht *Hamlet.* Aber ich nahm die Aufgabe ernst und überlegte: „Wie könnte ich das spielen? Dies ist meine Chance als Schauspieler. Ich möchte nicht nur so tun als ob.“ Um mich zu beruhigen, drückte ich meine Hände zusammen, rechte Hand, linke Hand und war plötzlich von dem für einen Schauspieler typischen Gedanken getroffen: „Um was geht es in dieser Rolle?"

Die Antwort kam schnell: „Ich hasse Evan." Dann: „Warum hasse ich ihn? Weil ich Angst vor ihm habe - deshalb muss ich ihn in meine Gewalt bekommen." Als ich das durchgedacht hatte, schoss mir eine Erinnerung durch mein Schauspieler-Gedächtnis. Ich sah mich als Teenager und stritt mit meinem Vater, der mir gegenüber aggressiv war. Aber mein wirklicher Vater war weder schroff noch aggressiv. Ich bemerkte, dass das nicht *meine* Erinnerung war, sondern dass sie zu dem verrückten Wissenschaftler gehörte. Sein Vater ging schroff mit ihm um und unterdrückte ihn, und ich, der Wissenschaftler, wiederholte sein Verhalten Evan gegenüber.

Weitere stellvertretende Erinnerungen begannen in meine Rolle einzufließen: Ich wurde in der Schule gedemütigt, wurde von *coolen* Jungs *Streber* genannt, weil ich eine Brille trug und wie eine Ente lief. Daher sagte ich zu mir selbst: „Wenn die Aufnahme beginnt, will ich in die Zelle gehen mit den Fußspitzen nach außen wie eine Ente. Ich werde die Wut von meinem Strebertum verstärken lassen und meinem Bedürfnis nach Unterdrückung Ausdruck verleihen."

„Action!", rief der Regisseur und ich begab mich in den Set hinein, völlig eins mit dem Charakter der Rolle. Ich ging zu Evan hin und Auge in Auge mit ihm zeigte ich auf ihn mit einer Intensität, die ich nicht simulieren musste. Die Wärter schafften ihn auf dieses Zeichen hin hinaus, und ich folgte ihnen nach draußen.

Evan suchte mich etwa zehn Minuten später hinter den Kulissen auf. „Was hat dich geritten?", fragte er. „Als du mir ins Gesicht gesehen hast, hast du mich zu Tode erschreckt." Und dies sagte ein Mann, man erinnere sich, der auf den gefahrvollen Straßen von Brooklyn aufgewachsen war!

Die Aufnahmen gingen weiter bis um drei Uhr morgens. Ich hatte noch drei andere Auftritte, bei denen ich durchweg - durch meine neue Technik - *turboaufgeladen* spielte. Ich hatte auch Vergnügen dabei zu sehen, wie Jonathan gefilmt wurde. Er spielte einen Faulenzer in derselben Kleidung wie die übrigen Bandmitglieder. Ich begleitete ihn überall hin, hinter und vor die Kamera.

Dabei fiel mir auf, dass ich etwas unerwartet Neues gefunden hatte, etwas, das jenseits meiner Erwartungen lag. Es hatte in der Tiefe meines Bewusstseins geschlummert und nur auf den richtigen Moment und den richtigen Ort gewartet, um aufzutauchen.

Ein neuer Workshop für Schauspieler

Sechs Monate später rief mich George Morrison, der Präsident des *New Actors Workshop*, aus heiterem Himmel an. Er hatte ein Seminar von Francine Shapiro besucht und interessierte sich nun für die Möglichkeiten von EMDR für die Ausbildung von Schauspielern. Einer seiner Freunde, ein EMDR-Therapeut, hatte erwähnt, dass ich an der Bühnenangst und der Blockierung bei öffentlichem Auftreten von Künstlern gearbeitet hatte. Er fragte mich daher, ob ich interessiert sei, zu einem Workshop zu kommen und mich mit ihm zu treffen. Natürlich, antwortete ich und erinnerte mich dabei, wie schnell es mir mit EMDR gelungen war, in die Rolle des verrückten Wissenschaftlers zu schlüpfen. Wir verabredeten uns für die darauf folgende Woche.

Bei unserem Treffen war außer George auch Rex Knowles anwesend, ein bekannter Schauspiellehrer. Nach fünfzehn Minuten des Kennenlernens wandte sich das Gespräch dem Thema EMDR zu. George überlegte, ob ein derart wirkungsvolles klinisches Werkzeug wie dieses nicht auch auf das Schauspielen angewandt werden könnte. Ich erwähnte, dass ich möglicherweise schon einen Weg dafür gefunden hätte.

Die meisten Menschen hätten an dieser Stelle mit einer Anzahl von Fragen geantwortet, nicht so diese Schauspieler. Das ist eines der Dinge, die ich an Schauspielern schätze - ihre Offenheit und Bereitschaft zum Experimentieren. Rex sagte:

„Lassen Sie es uns probieren!“

„Wählen Sie eine Rolle“, antwortete ich. Er dachte kurz nach. „Sidney aus *Absurd Person Singular* (von Sir Alan Ayckbourn, geschrieben 1975, damals ein riesiger Erfolg). Ich habe ihn in den Siebzigern gespielt. Er ist ein verklemmter, etwas überspannter Unternehmer.“ Ich sagte, „Okay. Sie sind Sidney und ich werde eine EMDR-Arbeit mit Ihnen als Sidney machen.“

Es war für ihn nicht schwierig. Er schaute mich weiter an, aber plötzlich war er nicht mehr Rex. Ich befand mich Aug in Aug mit Sidney.

„Was belastet Sie jetzt im Moment?“ fragte ich Sidney.

„Auch wenn ich ein erfolgreicher Unternehmer bin, bin ich mir doch manchmal meiner Fähigkeiten nicht sicher.“

„Okay. Beginnen wir damit.“ Ich hatte ihm die Kopfhörer mit der bilateralen Musik aufgesetzt.

„Lassen Sie ihre Gedanken zu einem früheren Erlebnis in Ihrem Leben zurückgehen, nicht als Rex sondern als Sidney.

„Ich bin in der dritten Klasse“, sagte er und kippelte mit seinem Stuhl nach hinten. „Ich sitze in der Klasse. Ich habe etwas bei einer Aufgabe vermasselt und der Lehrer beschimpft mich. ‚Du wirst in Mathe nie irgend etwas auf die Reihe bringen‘, verspottet er mich. Ich fühle eine Mischung aus Scham und Wut.“

„Wo fühlen Sie das in Ihrem Körper?“

Sidney überlegte. „Im Bauch bis zur Brust hinauf.“ Dann sprangen seine Gedanken zu seiner Familie - Mutter, Vater und zwei Schwestern - „Ich würde ihnen nie genügen, und ich würde nie im Leben Erfolg haben.“ Seine Blicke durchbohrten mich geradezu. „Das ist die Aussage, die mich mein ganzes Leben über verfolgt hat.“

In den ersten beiden Sekunden nach dieser Entdeckung glaubte ich, mit Rex als Rex zu sprechen. Aber dann erkannte ich, dass ich von seiner Darstellung getäuscht worden war. Es war Sidney, mit dem ich sprach. Ich fragte, ob Rex bereit sei, zurückzukommen und ich sah, wie sich sein Gesicht veränderte. Einige Sekunden später war er wieder Rex.

„Heiliges Kanonenrohr“, sagte Rex, „das war großartig.“

Auch ich empfand es als großartig. Immerhin war diese Technik für mich bisher eher theoretischer Natur gewesen. Bis dahin hatte ich keine wirkliche Vorstellung von ihrem Leistungsvermögen gehabt. George Morrison hatte das Experiment aufmerksam beobachtet, ohne uns zu unterbrechen. „Wisst ihr was“, sagte er, nachdem wir geendet hatten, „ich habe gerade erlebt, wie jemand, der keine Ahnung vom Schauspielunterricht hat, in zehn Minuten mehr zustande bringt, als ich Schauspiellehrer in Stunden habe bewirken sehen.“

Georges fragte mich, ob ich diese Technik in seinem Fortgeschrittenenkurs für junge Schauspieler bei der Arbeit auf der Bühne ausprobieren wolle. Ich sagte sofort zu.

In der Woche darauf betrat ich den Unterrichtsraum und fand mich vor einer Gruppe von Schauspielschülern, die an einer Kakophonie von Stimmübungen arbeiteten und praktische Handlungsabläufe übten. Ich fühlte mich fehl am Platz. Ein Nicht-Schauspieler, der ihnen einen neuen Ansatz bringen sollte, überraschte sie völlig, weil er keine Unterrichtsmaterialien bei sich hatte. Sie reagierten mit Neugier, Verwirrung, Skepsis, aber auch mit Interesse. Zwei Studenten hatte die Szene aus dem *Tod eines Handlungsreisenden* (von Arthur Miller, uraufgeführt 1949) vorbereitet, in der Biff seinem Vater Ehebruch vorwirft. George forderte sie auf, auf die Bühne zu gehen. Sie führten die Szene in einer handwerklich soliden Art auf. George nickt mir zu. Ich ging auf die Bühne, um mit meiner Arbeit zu beginnen.

„Wer von Ihnen beiden möchte es zuerst ausprobieren?“, fragte ich. Sie sahen sich an. Dann nickte mir Jim zu, derjenige, der Biff gespielt hatte. Ich gab ihm die Kopfhörer mit einer kurzen Erklärung, wie die Arbeit vor sich gehen sollte. „Von jetzt an spreche ich zu Ihnen als Biff, nicht als Jim. Gehen Sie in Gedanken zu einer Erinnerung zurück, die irgendwie mit dieser Szene zu tun hat.“

„Ich hab's. Ich war fünf Jahre alt. Mein Vater Willy fuhr zu einer Handelsreise weg.“

„Können Sie das Bild sehen?“

„Ja.“

„Welcher negative Gedanke gehört dazu?“

„Ich werde meinen Paps nie wieder sehen.“

„Welche Gefühle kommen dabei hoch?“

„Trauer … und Angst.“

„Wo fühlen Sie das in Ihrem Körper?“

„In meiner Brust.“

„Okay, sehen Sie einfach zu, wohin Ihre Gedanken wandern.“

Durch den Kopf von Jim/Biff schossen schnell aufblitzende Erinnerungen an seine streitenden Eltern, an seine weinende Mutter, an Spiele mit seinem übermäßig aggressiven Bruder, an das Verlorenheitsgefühl in der Schule. Erstaunlicherweise gehörten alle diese Erinnerungen allein zu Biff. Jim hatte sie *erfunden.* Er hatte keinen Bruder. Dennoch waren sie ein Teil von Biffs Körpersystem. Ich bat

Biff, in die Gegenwart zurückzukehren und danach bat ich Jim zurückzukehren. Er öffnete die Augen. „War das eine Reise!"

Danach spielten die beiden Schauspieler die Szene noch einmal, aber nur Jim war verändert. Er *spielte* nicht Biff, er *war* Biff. Seine Augen funkelten, er bewegte sich absolut spontan, und der Schauspieler, der Willy Loman spielte, wurde von seiner Energie mitgerissen. Alles, was George sagen konnte, war: „Wow!"

Die Studenten konnten kaum erwarten, Jim zu fragen, was er in der erneut gespielten Szene gefühlt habe. „Ich habe gefühlt, als käme es von meinem Körper – als ob die Erinnerungen in mir selbst seien. Ich habe viele neue Möglichkeiten der Darstellung entdeckt, während ich es noch einmal spielte, weil ich mich jetzt in die Rolle neu eingefühlt habe: Wie ich ein Wort sagte, wie ich eine Requisite hielt, wie ich mich bewegte."

Die zweite Szene, die vorgeführt wurde, stammte aus der *Glasmenagerie* (von Tennessee Williams, uraufgeführt 1944) und zwar das erste Zusammentreffen zwischen Laura und Gentleman Caller. Beim ersten Durchlauf spielten die Schauspieler hervorragend. Für mich hatte das schon Theaterqualität. Wie sollte ich das noch verbessern? Ich war neugierig.

Diesmal arbeitete ich mit der Schauspielerin Ellie. Sie setzte den Kopfhörer auf. Ich wiederholte die Anweisungen und sie wurde Laura. Ihre erste Erinnerung war, wie sie krank wurde und ihre Rippenfellentzündung *blaue Rosen* nannte. Dann sprang sie zu einer Erinnerung mit fünf Jahren, als ihre Mutter sie mit „Lügnerin, Lügnerin, Lügnerin" beschimpfte. Sie glitt durch so viele Erinnerungen, dass sie sie gar nicht alle wiedergeben konnte. Spontan nahm sie die Kopfhörer ab und sagte: „Lass uns noch einmal anfangen."

Die Schauspieler begannen die Szene noch einmal und es knisterte, als Laura ihren Partner mit ihrem Spiel mit sich riss. Mir war, als säße ich in der ersten Reihe in einer Broadwayproduktion. Am Ende der Szene setzte sich Ellie, fasste sich und hatte plötzlich einen Gesichtsausdruck wie eine *Cheshire-Grinse-Katze.*

Wie kann ein Schauspieler eine Erinnerung entwickeln, die nicht seine eigene ist? Ein erfahrener Schauspieler kreiert etwas genau wie ein Schriftsteller. Zweifellos ist diese Schöpfung auf einer unbewussten Ebene metaphorisch autobiographisch, denn EMDR dringt so tief in das neurophysiologische System ein, dass die Erinnerungen, die entstehen, einzigartig zu sein scheinen, als ob sie nur allein zu der Person in dieser Rolle gehörten.

Dieses erste Experiment brachte George und mich dazu, mehr Routine zu entwickeln. Er lud mich wöchentlich einmal in seine Klasse ein: Studenten waren auf der Bühne, er gab Hinweise und ich arbeitete als Coach, indem ich einen zweiten Durchlauf der Szene anleitete. Dann gelang mir eine Weiterentwicklung. Ich bereitete beide Schauspieler simultan vor, wobei beide einen Kopfhörer trugen, deren Musik aus demselben CD-Player stammte.

Ich sprach zu jedem der beidem Darsteller, erst zu dem einen, dann zu dem anderen, ging alle dreißig bis sechzig Sekunden zwischen beiden hin und her und leitete sie an, zu einer früheren Erinnerung zurück zu kehren, die mit der Szene zu tun hatte.

Dabei fokussierte ich auf die gefühlte Erinnerung (*sense memory*) des EMDR-Protokolls. Ich fragte: „Was haben Sie gesehen?“, „Was haben Sie gehört?“, „Gerochen?“, „Was fühlen Sie in Ihrem Körper?“, „Wo?“ Zuerst widmete ich mich dem ersten Schauspieler, dann ging ich zum anderen und wiederholte dasselbe bei ihm. Nach einiger Zeit waren die Gefühle nicht mehr nur mit einer Erinnerung verbunden, sondern führten tiefer und tiefer, wechselten von einer Erinnerung zu einer anderen aufgetauchten Erinnerung, genau wie ein Klient dies im EMDR-Prozess tun würde. Am Ende forderte ich die Schauspieler auf, dem andern in die Augen zu sehen und, ohne ein Wort zu sagen, weiter zu prozessieren, dann die Kopfhörer abzunehmen und die Szene erneut zu spielen, spontan beginnend, wenn sie sich dazu bereit fühlten. Wenn sie damit anfingen, verließ ich befriedigt die Bühne.

Danach begann ich, ihnen mehr Kenntnisse über psychologische Entwicklungstheorie zu vermitteln, insbesondere solche, die mit Traumata zu tun haben. Wie die Menschen auch sind die Personen der Rollen nicht zweidimensional sondern multidimensional. Die meisten der Rollen, die man auf dem Theater sehen kann, besitzen einen eindeutig traumatischen Hintergrund. Wenn sie den nicht besäßen, wären sie nicht so tief berührend. Schauspiellehrer neigen dazu, Schauspieler darin zu entmutigen, die Anlage ihrer Rollen mit der Lebensgeschichte der dargestellten Person zu verknüpfen (siehe oben). Aber ebenso wie tiefe oder traumatische Ereignisse unsere eigene Persönlichkeit formen, gilt dasselbe auch für die Charaktere der Rollen. Die Vorstellung im EMDR, dass traumatisierende Vorkommnisse im Körpersystem eingeschlossen wurden und wieder aktiviert werden können, körperlich und unbewusst, ist bei Schauspielern nahezu unbekannt. Wenn sie es aber einmal erkannt haben, können sie gar nicht mehr anders, als die Rollen so zu erarbeiten.

Zwei Studenten bereiteten eine Szene vor, in der eine Frau vom Hochzeitsaltar wegläuft, weil ihr lange verlorener Vater aufkreuzt, der sie in der Kindheit sexuell missbraucht hatte. Sie taucht wieder auf - mit Gedächtnisverlust - tausend Meilen entfernt. Ein Fremder kümmert sich um sie. Dieser Fremde hatte seine Frau ein Jahr zuvor verlassen, nach dem Tod ihres minderjährigen Sohnes. Ich unterstützte die Studenten darin zu verstehen, wie die persönliche Traumageschichte die Personen miteinander verband, wobei durch den EMDR-Prozess eine zusätzliche Dimension hinzugefügt wurde, die ihnen half, die Szene zu vertiefen.

Ich arbeitete auch weiterhin mit der Klasse von George. Die Veränderungen waren oft erstaunlich. Die Schauspieler spielten beispielsweise eine Szene zuerst als Komödie, im zweiten Durchlauf als Tragödie. Andere Male ging es umgekehrt, indem der Humor nun das Tragische überdeckte. In der Zwischenzeit lernte ich das Schauspielhandwerk kennen, nicht nur durch Zuschauen, sondern indem ich zuhörte, wie George die Schauspieler anleitete.

Eines Tages lud George mich in die Masterclass von Mike Nichols ein, dem großen Theater- und Filmregisseur, den ich sehr bewunderte. Bevor Nichols eintraf, arbeitete ich in der Klasse mit zwei Schauspielerinnen an der Begegnungsszene zwischen Elena und Sonja im dritten Akt von *Onkel Wanja* (Komödie von Anton Tschechow, uraufgeführt 1889). Beide waren sehr ängstlich, weil sie die Szene für Nichols vorbereiten wollten. Sie hatten mich gebeten, sie bei ihrer Vorbereitung mit EMDR zu coachen. Im ersten Anlauf arbeiteten wir zwei Stunden zusammen. Beim zweiten Mal fünf Stunden und zuletzt eine Stunde kurz vor ihrem Auftritt. Als unsere Arbeit abgeschlossen war, hatten beide das Gefühl, dass es zwischen beiden Charakteren eine lange und komplexe Geschichte gäbe, die in einem Konflikt, aber auch in gegenseitiger Abhängigkeit kulminierte. Beide Schauspielerinnen fühlten sich nun ruhig und gelassen. Sie wussten, sie waren gut vorbereitet.

Die Szene wurde ein glänzender Erfolg. Nichols wusste weder von ihrer Vorarbeit noch von meinem Anteil daran. Er bemerkte nur, dass er zwei hoch talentierte Schauspielerinnen in einer der größten Szene der westlichen Literatur gesehen hatte. Die vierzig Studenten im Zuschauerraum waren hingerissen.

Nachdem die Szene geendet hatte, herrschte lange Zeit Stille. Nichols sagte schließlich „Das war überaus bemerkenswert", rief die Schauspielerinnen zu sich und gratulierte ihnen. Sie sagten ihm, sie hätten die Szene mithilfe der EMDR-Techniken von David Grand vorbereitet. Zu meiner großen Freude antwortete er, dass George ihm davon berichtet habe. George ließ mich daraufhin ebenfalls auf die Bühne kommen.

Nichols stellte mir Fragen zur Methode. Ich erläuterte ihm, wie EMDR Schauspielern dabei helfen könne, die Formung der Rolle zu entwickeln. Er bat mich, es mit zwei verschiedenen Schauspielern zu demonstrieren, mit einer Szene aus einem anderen Stück, einer kleinen Komödie. Das Paar ging auf die Bühne. Ihr erster Durchlauf war gut. Sie erhielten viele Lacher. Zwei Menschen mit all ihren Fehlern, irgendwie lächerliche Personen, befanden sich in einer Situation, in der sie ihn zu verführen suchte und er nichts davon wissen wollte. Nichts ist spaßiger als die Realität und auch nichts tragischer. Nach dem Coaching mit EMDR waren beide in der Lage, das Menschliche der Situation ebenso zu übermitteln wie das Humorvolle. Die Szene knisterte, weil jeder im Zuschauerraum sich mit den Charakteren identifizieren konnte, anstatt über sie zu lachen. Nichols war erneut beeindruckt.

Arbeit mit Berufsschauspielern

Seitdem wurden viele Menschen aus der Schauspielergemeinschaft auf meine Arbeit aufmerksam. Ich habe nicht nur mit Schauspielern gearbeitet, sondern auch mit Schauspiellehrern, Regisseuren, Stückeschreibern. Einige haben mich sowohl aus persönlichen Gründen als auch aus beruflichen aufgesucht. Andere wiederum, um an ihrem Auftritt zu arbeiten, auch wenn dabei oft eigene persönliche Probleme auftauchten. Für mich ist es besonders bereichernd, mit Leuten vom Theater zu arbeiten. Mehr denn je wurde mein Büro zu einer Art von Bühne für die Schauspieler, wo sie - und ich - an ihren Rollen arbeiteten.

David: Der edle Mohr

David Toney war ein imposanter Afroamerikaner mit einer mächtigen Sprechstimme, die der von James Earl Jones ebenbürtig war. (James Earl Jones, geboren 1931, ist amerikanischer Schauspieler und berühmt für seine tiefe, markante Stimme. Er spielte in vielen Filmen, im Fernsehen und auf der Bühne, und auch den Othello.) Wenn David sprach, schien die Wand hinter mir zu beben. Er bereitete sich auf die Rolle des Othello vor, die er schon früher gespielt hatte.

David Toney war mir von einem Kollegen geschickt worden, der meine Arbeit mit Schauspielern kannte. Das Anliegen Davids war es, ein größeres Verständnis für das Herz, die Seele und das Gemüt des Mohren zu erarbeiten. Einer der anregendsten Aspekte von EMDR ist, wie anpassungsfähig es ist. Als ich mit David arbeitete, kam mir wie ein Blitz eine Idee, um den Übergang in die Person hinein und aus ihr heraus zu erleichtern, nämlich *In den sehenden Spiegel schauen.*

Er setzte den Kopfhörer auf und begann nachdenklich, seine Augen hin und her wandern zu lassen.

„Ich hätte gern, dass Sie sich vorstellen, wie Sie sich selbst in einem Spiegel betrachten“, sagte ich.

Wenn man Schauspieler bittet, etwas zu tun, tun sie es, fast schon bevor man den Satz zu Ende gesprochen hat. „Können Sie sich selbst sehen?“, fragte ich. „Ja.“

Ich wollte, er sollte es wie ein Experiment betrachten. „Nun möchte ich, dass Sie, wenn Sie in den Spiegel sehen, nicht sich selbst sehen, sondern Othello. Können Sie ihn sehen?“

„Ohne Probleme.“

„Wie sieht er aus? Was hat er an?“

„Er sieht aus wie ein Kriegsheld. Er ist in ein königliches weißes und purpurnes Gewand gekleidet.“

„Gut. Nun möchte ich, dass Sie Othello werden, während Sie in den Spiegel sehen und sich selbst sehen.“

Eine Pause. Dann: „Ich hab’s.“

„Von nun an, spreche ich zu Ihnen als Othello. Othello, schau in den Spiegel und sieh dich selbst.“

So begannen wir, mit David, der David anschaute, dann David, der Othello ansah, dann Othello, der David ansah, und am Ende Othello, der Othello anschaute. Mein Ziel war, ihm nicht nur das Mittel zu geben, um schneller in einen Charakter zu schlüpfen, sondern nach dem Ende des Stücks auch wieder aus dem Charakter herauszufinden. Diesen Othello, der sich auf EMDR einließ, bat ich, seine Gedanken zu einem früheren Erlebnis gehen zu lassen, das tief oder traumatisch war. Othello sprang sofort zum Mord an seinem Vater (eine erfundene Erinnerung, nicht eine von Shakespeare). Ich leitete Othello an, Bilder zu sehen, Klänge zu hören, seine Gefühle wahrzunehmen und zu fühlen, wo er sie in seinem Körper wahrnahm. Er wendete sich schnell einer ersten Erinnerung zu, als er mit elf Jahren einen Mann getötet hatte, um seine Mutter zu beschützen. Dieser Vorfall erklärte, auf welche Weise er zu einem Kriegsheld geworden war, ein großer General, und ich bat ihn, zu beschreiben, wie es sich anfühle, einen Menschen zu töten. Er berichtete, wie es ist, sein Schwert in einen Menschen zu stechen und ihn erzittern zu fühlen.

An diesem Tag hatte ich ein Kreuzworträtsel der New York Times beendet, bei dem der Name *Jago* zu raten war. Als ich ihm das mitteilte, blickte er mich finster an und brüllte, „Sprich nicht schlecht von Jago!“ Wir kamen zu Desdemona und er prozessierte seine Anziehungskraft auf sie, seine Liebe zu ihr und die Überzeugung, dass sie ihn möglicherweise betrogen habe. Der frühere Regisseur in Virginia hatte David angewiesen, in dem Moment, in dem er von ihrer Untreue überzeugt wurde, auf der Bühne hinzustürzen und einen Krampfanfall zu simulieren, so wie Laurence Olivier es in der Londoner Aufführung getan hatte. Er hatte Angst vor diesem Augenblick, weil er befürchtete, in Anwesenheit von so vielen Menschen die Kontrolle über sich zu verlieren. Alles was David und ich unternahmen, führte darauf hin, und als der Augenblick kam, in dem er das tun musste, sagte er, es fühle sich wie Elektrizität an, die in seinem Gehirn pulsiere und dass er den Geruch riechen könne. Während dieser Arbeit trug David den Kopfhörer. Das war EMDR, verbunden mit Schauspieltraining.

Er stellte sich vor, ein Blitz habe ihn wirklich getroffen, und zwar in meinem Büro. Er spielte einen Krampfanfall, heulte laut über den Tod der Soldaten, die er getötet hatte, sah da ihre zerstückelten Körperteile liegen, brüllte aus Wut über Desdemona. Mein nächster Klient saß schon im Warteraum. Ich fragte mich, was er sich bei dem Brüllen wohl dachte. Aber ich wusste, ich durfte den Prozess nicht vorschnell beenden. Nachdem Othello diese Szene beendet hatte, leitete ich ihn wieder aus dem Charakter heraus, indem Othello zuerst seinen Blick in den imaginierten Spiegel warf, darin sah Othello David. Dann umgekehrt, David sah Othello. Und wir endigten, David sah David. Er war - in Sicherheit - wieder bei sich selbst angekommen.

Einiges von dem allem hätte vielleicht auch ohne bilaterale Stimulierung erreicht werden können, aber die Schnelligkeit in der Verwandlung, die Tiefe der Charakterisierung und die Auswirkung der Erinnerungen auf Othello wären nicht annähernd so großartig gewesen. Vielleicht hätte David den Krampfanfall nicht so erlebt, dass es sich wie ein echter ausnahm. Jago, seine Vergangenheit, und seine eigene Imagination hatten ihn zu dem zitternden Wrack werden lassen, zu dem er auf dem Boden meines Büros wurde und das er Nacht für Nacht auf der Bühne werden würde.

Ich traf mich ein zweites Mal mit David, um ihn auf die Proben vorzubereiten, die eine Woche später stattfinden sollten. Ich leitete ihn mit EMDR an, es erneut zu durchleben, auf dem ersten Treffen aufbauend. Neue Erinnerungen tauchten auf und wieder hatte er seinen Krampfanfall. Dieses Mal war es weniger explosiv und er war mehr damit verbunden. Er war nun ein Schauspieler im Innern eines Mannes mit unkontollierten Leidenschaften, nicht aber jener Mann selbst.

Ich fuhr zur Premiere nach Virginia. Eine Stunde, bevor David auftreten sollte, trafen wir uns für eine halbe Stunde für eine angeleitete, bilaterale Vorbereitungssitzung.

Dies wäre für manche wohl ein Akt auf dem Hochseil gewesen, aber erneut fühlten wir uns im Einklang miteinander. Es erschien keinem von uns als riskant. Es war Davids Wunsch, das so zu tun, und ich leitete ihn an, seinen Körper darauf vorzubereiten. So war er in der Lage, sich zu entspannen und mit der Sitzung mitzugehen. Dann gingen wir gemeinsam zum Theater hinüber. Er ging hinter die Bühne und ich ging zu meinem Platz.

Ein großes Theaterstück ermöglicht eine große Aufführung. Und David war wahrlich bemerkenswert. Sein Othello war ein Mensch aus der Realität, nicht jemand, der schauspielerte, sondern der es *war.* Ich sah diese Aufführung zusammen mit Nina und Jonathan, die mich nach Virginia begleitet hatten. Was ich im Gesicht meiner Familie und in den Gesichtern der Zuschauer sah, beruhigte mich. Wir hatten alle etwas Außerordentliches erlebt.

Meine Familie und ich waren nach der Aufführung hinter die Bühne geladen worden. David nahm mir mit seiner Umarmung fast den Atem und zog mich dann beiseite. In unserer letzten Sitzung vor der Aufführung hatte ich ihn gefragt, was sein Ziel sei. „Meine Erwartungen zu erfüllen", hatte er erwidert. „Nun", sagte ich, „Also, haben sich deine Erwartungen erfüllt?" Seine Darstellung des Othello war seine beredte Antwort. Seine Antwort für mich war ein einfaches *Ja.*

Kein Schauspieler kann mit sich allein EMDR durchführen. Ebenso wenig kann ein Schauspieler zu guten Resultaten kommen ohne die Erfahrung der Arbeit mit einem guten Schauspiellehrer. Aber einige der Techniken können für den Eigengebrauch adaptiert werden (siehe Kapitel 14). Für mich bleibt EMDR ein aufregendes Werkzeug für das Schauspielen und eine bereichernde Unternehmung. Sein Potential ist bis jetzt unübertroffen. Dies war für mich eine Reise in einen anderen Bereich, die ich zutiefst genossen habe, eine von vielen weiteren Reisen, von inneren und äußeren Reisen, die ich mit EMDR als Anleitender unternommen habe.

IV. Die Türen öffnen sich: Meine Reise mit EMDR

12. Umgeworfen und mitgezerrt: Das Trauma in meiner Familie

Zu einem guten Teil praktiziere ich mit Therapeuten, die meisten von ihnen sind EMDR-Therapeuten. Nachdem diese klinischen Therapeuten ihre eigenen Klienten bei deren *Warp-Speed-Wundern* begleitet hatten, sagten viele dieser Kliniker: „Hey, wir wollen das auch selbst mal erleben." Sie wenden sich daher an andere erfahrene EMDR-Therapeuten, um dort ihre eigenen Probleme zu lösen. Wir alle haben in unserem Leben irgendwann ein Trauma erlebt. Das ist unausweichlich, wenn man in dieser Welt aufwächst. Therapeuten bilden da keine Ausnahme. Das Konzept des *verwundeten Heilers* geht auf altes Wissen und schamanische Praktiken zurück. Nach diesem Konzept wird das Können des Heilers vertieft, wenn er durch sein eigenes Trauma für das der anderen sensibilisiert worden ist. Uns selbst mit unseren eigenen tiefen Verletzungen zu konfrontieren und diese zu überwinden, macht uns stärker, weiser und oft spirituell eingestimmt.

Nicht alle Traumata erleidet man in der Kindheit. Manchmal erleben Psychotherapeuten auch Traumata erst als Erwachsene, zum Beispiel durch eine schwere Operation, einen Autounfall oder durch den Tod eines geliebten Menschen. Diese Traumata der erwachsenen Therapeuten müssen genau wie Kindheitstraumata bearbeitet werden, damit sie nicht ihre therapeutische Arbeit mit den Klienten beeinträchtigten. Ohne das Werkzeug EMDR würde eine solche Trauma-Arbeit wohl so lange und so mühevoll wie eine Psychoanalyse sein. Mit EMDR ist die Linderung eines Erwachsenen-Traumas zwar nicht unbedingt eine einfache Angelegenheit, aber doch in einem kurzen Zeitraum zu bewältigen.

1985 trafen in meinem beruflichen und persönlichen Leben mehrere Dinge zusammen. EMDR lag noch in der Zukunft, aber meine eher konventionelle Arbeit lief gut, und ich baute eine gut besuchte und erfolgreiche Praxis auf. Das ermöglichte mir, eine Anzahlung auf ein eigenes Haus vorzunehmen. Ich war 33 Jahre alt. Ich war seit drei Jahren mit Nina verheiratet und Jonathan war ein Jahr alt. Alles in meiner Welt schien in Ordnung zu sein.

Aber mein Vater kämpfte mit einer Reihe von nicht diagnostizierten Krankheitssymptomen. Er litt andauernd unter Schmerzen im unteren Rücken, deren Ursache kein Arzt finden konnte. Die Ärzte unterzogen ihn einer Fülle von Therapien, die seine Beschwerden nicht linderten. Er hatte eine Schwellung im oberen Brustbereich, die als eine Muskelzerrung diagnostiziert wurde. Schließlich entschied man sich für eine Computer-Tomographie.

Ich weiß nicht, ob es anderen Therapeuten ebenso geht, aber immer, wenn beunruhigende Nachrichten eintrafen, befand ich mich gerade in einer Therapiesitzung. Ich gehe nicht ans Telefon, wenn ich mit einem Klienten arbeite. Nach der Sitzung höre ich regelmäßig meine Nachrichten ab. Meine Frau hat einen besonderen Code für dringende Angelegenheiten: drei mal ein einziges Mal klingeln lassen und dann aufhängen. Das macht mich aufmerksam, sie so schnell als möglich anzurufen. Wenn sie schlechte Nachrichten für mich hat, kann ich nicht sofort reagieren. Ich registriere es und versuche, meine Arbeit so gut ich kann weiter zu tun. In seltenen Fällen allerdings werde ich mit dringenden persönlichen Dingen konfrontiert. Dann widme ich mich diesem Problem und sage meine Stunden ab.

An diesem Tag bekam ich einen Anruf von meinen Eltern aus ihrer Wohnung. Mein Vater war am Telefon, meine Mutter am Nebenanschluss. Meine Mutter weinte herzzerreißend. Die Ergebnisse des CT waren gekommen. Sie zeigten einen Tumor im unteren Rücken meines Vaters, der wahrscheinlich bösartig war. Ich arbeitete noch mit den letzten beiden Klienten dieses Abends und fuhr dann zum Haus meiner Eltern. Während der endlosen Fahrt habe ich mich unablässig mit den medizinischen Fragestellungen zu seinem Tumor beschäftigt.

Mein Vater war dreiundsiebzig, rauchte nicht, hielt seine Diät ein, ging viel spazieren und achtete im Allgemeinen sehr gut auf sich. Somit schien nichts in seinem Lebensstil zu dem Wachstum des Tumors geführt zu haben. In den nächsten Tagen und Wochen kamen nach und nach die schlimmsten Nachrichten dazu. Es war ein bösartiger Nierenkrebs, der eindeutig nicht mehr heilbar war, weil er schon metastasiert war. Als meine Schwester und ich mit dem behandelnden Arzt sprachen, informierte er uns in dieser deutlichen aber grausamen Art, die manche Ärzte für angemessen halten, „Machen Sie sich keine Hoffnung. Meine Schwiegermutter hatte dieselbe Art von Krebs. Sie ist innerhalb von drei Monaten gestorben."

Einer der Faktoren, die Menschen hilft durchzuhalten, ist die Hoffnung. Aber die Mitteilung des behandelnden Arztes und seine Form der Mitteilung - er hatte es meinen Eltern noch nicht gesagt - ließ unsere Hoffnung in sich zusammenstürzen. Meine Mutter nahm es am schwersten, als wir es ihr sagten. Sie wurde beinahe ohnmächtig. Was meinen Vater betraf, so war es nicht klar, inwieweit er mit seinen Gefühlen in Verbindung stand, weil er sie uns mit Sicherheit nicht mitteilte. Er bewies seine Charakterstärke während des gesamten Krankheitsverlaufs und seine vorbildlich gute Haltung mit seinem Mut und seiner Standhaftigkeit. Ich hoffe, dass ich dieselbe ruhige Weisheit haben werde und den guten Humor, den er uns gegenüber zuweilen zeigte, wenn ich so weit sein werde.

Mein Vater lebte noch zwei Jahre, also wesentlich länger als die übliche Drei-bis-sechs-Monate-Prognose der Ärzte. Damals gab es keine Behandlung für einen metastasierenden Nierenkrebs. So unterzog er sich drei verschiedenen Therapieversuchen. Ob sein längeres Überleben etwas mit diesen Behandlungen zu tun hatte, wissen wir nicht. Mein Vater wollte so lange wie möglich leben. Dass er zu Hause unter der Fürsorge meiner Mutter leben konnte, hat ihm sicherlich geholfen.

Auf eine Art ging es ihm besser als uns anderen, denn die Mitglieder der Familie brachen einer nach dem anderen zusammen. Es ist nicht verwunderlich, dass meine Mutter als erste zusammenbrach. Zeitweise war sie so erschüttert, dass sie gänzlich dissoziativ wurde und dann für kurze Zeit den Kontakt zu dem verlor, was um sie herum vor sich ging. Gott sei Dank waren ihre Trauma-Symptome nur vorübergehend, obwohl es uns anderen, die zusehen mussten, fast das Herz brach.

Auch meine Schwester litt. Sie wurde depressiv, ängstlich und für kurze Zeit unfähig, ihren Alltag zu bewältigen. Während dieser Zeit bemerkte ich, dass ich selbst dachte: „Wie kann ich das aushalten? Breche ich auch zusammen? Wann werde ich zusammenbrechen?“

Dies geschah dann genau einen Monat vor dem Tod meines Vaters. Ich trug gerade einen schweren Stuhl durchs Haus, als mein Rücken plötzlich zwischen den Schulterblättern von einem Krampf befallen wurde. Es war, als würden sich die oberen Rückenmuskeln in eine feste, stark zusammengekrampfte Faust verwandeln, die nicht wieder geöffnet werden konnte. Der Schmerz war fürchterlich: Medikamente zur Muskelrelaxation, elektrische Stimulierung, Massage - nichts half. Ich erkannte, dass mein Körper meinen Kummer ausdrückte, weil ich überhaupt keinen Einfluss auf den bevorstehenden Tod meines Vaters hatte, auch nicht auf die schweren Belastungen, die meine Mutter oder meine Schwester durchlebten und dass ich gleichzeitig an dem Leben des geliebten Vaters festhalten wollte.

Drei Monate später litt ich immer noch unter diesen unerträglichen Schmerzen. Ich befolgte den Rat meines Arztes und ließ eine Ultraschalluntersuchung machen. Die Resultate waren negativ. Alles war in Ordnung. Der Arzt rief mich wegen der Resultate an. Aber obwohl die Resultate ermutigend waren, fühlte ich dabei unvermittelt einen Stich in der rechten Schläfe, der sich schnell zu einer kompletten Migräne entwickelte, meiner ersten innerhalb von zehn Jahren. Minuten später fand ich mich in einem dunklen, stillen Raum liegend wieder, auf das Erbrechen wartend, das zu Stunden von Schlaf und Erlösung führen würde.

Dann rief meine Mutter an, um 8.14 Uhr am Morgen des 15. Januar 1987. Ich war zufälligerweise zu Hause. Sie teilte mir mit, dass sich mein Vater nicht mehr bewegen könne. Er hatte einen Schlaganfall im Rückenmarksbereich erlitten, wie zwei Stunden später diagnostiziert wurde. Ich eilte zu ihrem Haus und kam gerade an, als mein Vater in den Krankenwagen getragen wurde. Ich fuhr unmittelbar hinterher zum New York Hospital. Der Arzt bat mich und meine Mutter, unser Einverständnis schriftlich zu geben, ihn nicht wieder ins Leben zurückzuholen. Wir stimmten zu. Es sollten keine lebensverlängernden Maßnahmen vorgenommen werden.

Wir riefen meine Schwester an, die sich gerade nicht in der Stadt befand. Irgendwann rollten die Krankenpfleger meinen Vater auf einer Krankenliege zu einem Krankenzimmer, ich an seiner Seite, eine Tasse mit Eiswasser in der Hand haltend, das mein Vater durch einen gebogenen Strohhalm trank. Diese Erinnerung trug ich viele Jahre in mir. Als ich ihn so liegen sah, wusste ich, er würde nicht mehr nach Hause kommen. Sein tapferer Kampf war vorüber und er wusste es auch. Er ergab sich in Würde und glitt hinüber. Worte können nicht vermitteln, wie es sich anfühlte, bei seinem Ende anwesend gewesen zu sein, während sich der Rest der Familie in den Armen hielt. Wir sprachen den Kaddish, das jüdische Totengebet, und sagten ihm ein letztes Lebewohl.

Nichts von alledem ist außergewöhnlich. Auf die eine oder die andere Art erleben dies täglich unzählige Familien. Nichts Bizarres war geschehen. Es gab da keine *Überraschungen*. Jeder von uns erlebt Verluste auf die eine oder andere Art. Sie rufen Gefühle wach, die individuell und sehr persönlich sind. Meine Familie durchlebte ihren eigenen Trauerprozess und erholte sich nach und nach. Meine besondere Sorge galt in dieser Zeit dem dreijährigen Jonathan. Ich war besorgt wegen der Auswirkung des Verfalls und des Todes seines Großvaters auf ihn, und ich versuchte, ihn zu beschützen, so gut ich konnte. Zu meiner Überraschung fand ich gerade in ihm eine Quelle des Trostes. Seine lebensvolle Unschuld war ein erfrischendes Gegenmittel zu dem Unglück, das mich umgab und das ich durchlitt.

Während dieser Zeit suchte ich nach therapeutischer Hilfe. Die Therapeutin, die ich mir wünschte, war im Urlaub. So ging ich zu ihrer Vertreterin, einer älteren, erfahrenen Frau. Diese interpretierte meinen Wunsch, mich auf meine aktuelle Krise zu fokussieren und diese Krise Sitzung für Sitzung erneut zu bearbeiten, als Widerstand gegen eine übliche Therapie. Egal wie sehr ich mein Bedürfnis betonte, sie gab nicht nach, und ich verließ sie, um nicht die Beherrschung zu verlieren. Ich weiß, dass ein Therapeut während der Sitzung eine gewisse Leitung übernehmen muss, aber diese Frau wollte mir ihre Bedingungen aufzwingen. Nicht nur, dass sie nicht empathisch war, sie war sogar regelrecht feindselig. Wenigstens habe ich das so empfunden. Viel später entdeckte ich genau darin eine grundlegende Erkenntnis für mich, nämlich dass ich mich genau so *nicht* verhalten durfte. EMDR gibt den Klienten mehr Kontrolle in die Hand. Die Therapie kann von Sitzung zu Sitzung ohne zuvor festgelegte Themen durchgeführt werden. Gerade der Klient und seine Bedürfnisse sollen den Ablauf bestimmen und eben nicht der Therapeut. Beim EMDR verläuft der Prozess genau entgegen gesetzt zu der verbreiteten therapeutischen Mentalität: Therapiestunde Mittwoch, nachmittags drei Uhr, lebenslänglich.

Ich versuchte es mit zwei anderen Therapeuten, bei beiden mit denselben enttäuschenden Ergebnissen. Der erste war empathisch aber nicht besonders einsichtig. Der andere war nur unwesentlich besser. So beschloss ich, auf meine eigene Weise zurechtzukommen, ein altes Familienmuster seit meiner Kindheit. Ich habe natürlich weiter mit Klienten in meiner Praxis gearbeitet, was sich als eine Unterstützung in meinen chaotischen Lebensumständen erwies. Der dreijährige Prozess, ausgehend von der ersten Diagnose bis zur Beendigung des Trauerprozesses - manche Aspekte des Trauerns können nie wirklich aufgearbeitet werden - war lange ein qualvolles, unablässig präsentes Trauma, das vorerst Wunden in mir unverheilt zurückließ. Denn der Verlauf des Sterbens meines Vaters, insbesondere die Erlebnisse an dem Tag, als er starb, blieben in vielfacher Weise in mir lebendig. Ich habe die meisten der damit verbundenen Aspekte in meiner späteren EMDR-Therapie bearbeiten und damit meinen Trauerprozess beenden können.

Das Erleben des Todes meines Vaters trug zu meinem eigenen Wachstum bei. Ich bin fähiger geworden, den naturgemäßen und unvermeidlichen Verlusterlebnissen ins Auge zu sehen, die Tod und Sterben begleiten. Während der Krankheit meines Vaters habe ich meine Eltern wöchentlich besucht und wir sind uns näher gekommen. Nie aber haben wir gewisse Barrieren bei meinem Vater durchbrechen können. Wir haben sie akzeptiert. Als sich das Ende näherte, zog er sich zurück, nicht nur von mir, sondern vom Rest der Welt. Dies gehört zu dem besonderen Narzissmus eines sterbenden Menschen. Es ist sein Bereich und sein Recht. Aber für mich bedeutete das, die letzte Möglichkeit zu verlieren, eine Nähe zu ihm zu gewinnen, die ich in meiner Kindheit vermisst hatte - ein weit verbreiteter Vorgang.

Der Unfall meines Sohnes

Es war Freitagmorgen, der 14. August 1997, zwei Monate nach Jonathans Bar Mizwa. Alles lief für mich besonders gut, sowohl zu Hause als auch bei der Arbeit. Ich war gerade in einer Sitzung, als mein Telefon klingelte, nicht nur einmal sondern viermal. Ich erkannte die Nummer nicht und beschloss, dass der Anrufer warten könnte. Dann folgten wiederholt Anrufe auf meinem Anrufbeantworter. Es war zehn Minuten vor Stundenende. Ich entschied mich, den Zeitraum noch durchzuhalten, bis ich fertig war. Dann das dreimalige kurze Klingeln und dreimalige Auflegen auf meinem Telefon. Es war Nina. Ein Notruf!

Ich entschuldigte mich bei meinem Klienten und rief sofort zurück. „Was ist passiert?"

Ihre Stimme klang gefasst aber zitternd. „Jonathan hatte einen Unfall. Aber es kommt alles in Ordnung. Einige Knochen sind gebrochen und er hat Brandwunden. Das Krankenhaus hat versucht, dich zu erreichen. Er ist in der Notaufnahme im Krankenhaus. Sie bringen ihn auf die Intensivstation für Kinder. Komm her, so schnell du kannst."

Ich sagte meinen letzten Klienten ab. Der nächste wartete schon im Wartezimmer. Ich dachte, ich könnte die anderen vom Krankenhaus aus anrufen, nach einer zehnminütigen Fahrt von meiner Praxis. Zehn Minuten, sie dauerten eine Ewigkeit.

Hatte Nina die Wahrheit gesagt, als sie sagte, dass alles in Ordnung käme? War er in Gefahr? Würde er einen bleibenden Schaden behalten? Waren neurologische oder Rückenprobleme mit im Spiel? Notaufnahme? Intensivstation? Was, zum Teufel, ging da vor?

Der totale Mangel an Information hatte mich im Griff. Ich erinnere mich an nichts mehr von dieser Fahrt ins Krankenhaus außer, dass ich still und instinktiv zu Gott für meinen Sohn betete. Ich parkte beim Krankenhaus und versuchte verzweifelt, durch unendlich viele Korridore die Kinder-Intensivstation zu finden. Irgendwie fand ich dorthin. Nina erwartete mich an der Tür. Sie trug kein Make-up. Und der gequälte Ausdruck in ihren Augen strafte die Ruhe ihres Verhaltens Lügen. In Momenten der Krise findet sie in besonderer Weise zu ihrer inneren Stärke. „Was ist passiert?", fragte ich.

„Er fuhr auf dem Fahrrad und wurde angefahren. Ein rückwärts fahrendes Auto fuhr ihn um. Er ist zwölf Meter unter dem Auto mitgeschleift worden. Eine Schulter ist gebrochen. Sein Becken hat beidseitig Frakturen. Sein Knöchel ist gebrochen.“ Ihre Stimme verlor etwas von ihrer Ruhe. „Und er hat Brandwunden durch den Kontakt mit dem Auspufftopf und Schürfwunden, weil er mitgeschleift wurde.“

Ich nahm sie in die Arme, und wir standen einige Sekunden still bei einander, eng umschlungen, dann löste ich mich und schaute ins Zimmer hinein. Jonathan lag auf dem Rücken in einem Gewirr von Infusionsschläuchen und Bandagen. Sein Blick war verhangen und sediert. Er erkannte mich mit einem schwachen Lächeln. Ich hätte meinen Sohn verloren haben können – mein einziges Kind. Alles in mir versank und ich betete still.

Sein Mund war ausgetrocknet. Er bat mich um etwas Wasser. Ich ergriff einen Plastikbecher mit Eiswasser und einen flexiblen Strohhalm. Als er zu saugen begann, erlebte ich augenblicklich ein Flashback zu einer gleichen Szene, nur war es diesmal nicht mein Vater am letzten Tag seines Lebens. Diesmal war *ich* der Vater und der Patient war mein eigener Sohn. Er *würde* gesund werden, erkannte ich, trotz seiner physischen Verletzungen, aber wer konnte wissen, welche emotionalen Verletzungen ihm bleiben würden.

Erst später hörten wir die gesamte Story. Jonathan war mit seinem Freund Donny auf einer ruhigen Vorortstraße in der Nachbarschaft auf seinem Fahrrad gefahren, als eine ältere Frau rückwärts aus ihrer Einfahrt herausfuhr, auf die falsche Straßenseite geriet und dabei zweifellos nicht nach hinten blickte. Irgendwie erwischte sie Donny nicht. Donny und Jonathan waren eng nebeneinander gefahren. Aber sie fuhr Jonathan an, überfuhr ihn und sein Fahrrad und schleifte ihn zwölf Meter mit, beide unter dem Auspufftopf festgekeilt. Sie fuhr rückwärts in eine andere Schotterstraße und kam endlich zum Stehen, bemerkte zuerst weder Donnys Schreie noch was sie getan hatte. Auch ihr Mann auf dem Beifahrersitz hatte nicht bemerkt, was geschehen war.

Als sie schließlich erkannt hatte, was geschehen war, sprang die Frau heraus, ließ aber den Motor weiter laufen. Jonathan war immer noch unter dem Auto festgeklemmt. Die Schwere seiner Verbrennungen auf einer Seite und an seinem Gesäß kam von dem Auspuff, der heißer und heißer wurde. Schließlich hastete ein Nachbar aus seinem Haus und schaltete die Zündung aus. Er brachte seinen Wagenheber und schaffte es, den Wagen anzuheben. Er hatte den richtigen Gedanken, nicht zu versuchen, Jonathan von dort wegzubewegen, wo er lag. Hätte mein Sohn einen Helm getragen, was er eigentlich hätte tun sollen, dann hätte der Druck auf seinen Kopf zwischen dem Auto und der Straße seinen Schädel zerschmettert oder ihm den Hals gebrochen. Jonathan sagte später, als er unter dem Wagen war, habe er leise zu Gott gebetet und ihn gebeten, ihn am Leben zu lassen. Daraufhin habe er sich wie von einem warmen, schützenden Licht umgeben gefühlt.

Donnys Vater, der einige Häuserblocks von uns entfernt wohnt, rannte zu unserem Haus und sagte zu Nina „Du musst kommen. Jonathan wurde von einem Auto angefahren." „Ist er in Ordnung?", fragte sie. „Ich weiß es nicht", antwortete er, was bedeutete, dass sie von dem Moment an, als er zu ihr kam, bis sie zu dem Unfallort kam, nicht wusste, ob Jonathan tot war oder ob er lebte, ein ungeheuer wichtiger Anteil bei ihrem eigenen Trauma.

Die Polizei kam schnell und übernahm die Sache. Jonathan wurde in einen Krankenwagen gelegt und mit großer Eile ins Krankenhaus gebracht. Was die Verursacher des Unfalls betrifft, so wurde der Wagen nicht für eine Untersuchung beschlagnahmt. Sie haben auch niemals einen Strafzettel erhalten. Das Ehepaar verschwand und zerstörte wohl den Nachweis, denn das Auto war verschwunden und ist nie wieder aufgetaucht. Es ist verständlich, dass sich jemand schützen will, aber es ist auch angemessen, sich als ein menschliches Wesen zu zeigen. Für mich zeigte das Verhalten der beiden, des Ehemannes und seiner Frau, einen so großen Mangel an Verantwortlichkeit und Anständigkeit, dass ich noch Jahre später davon träumte, einen Truck zu mieten, mit ihm auf ihre Wiese zu fahren und ihn rückwärts durch die Fenster mit den verspiegelten Glasscheiben mitten in ihr Wohnzimmer zu lenken. Ich hatte keine Lust, sie umzubringen. Ich wollte ihnen eben nur gerne eine Kostprobe des Schreckens vermitteln, den sie Jonathan zugefügt hatten. Dieser Drang ist schließlich in den Hintergrund getreten, aber während ich dies schreibe, wirkt die Vorstellung noch nach.

Die Situation war auffallend ähnlich zu Krisen, die ich bei Klienten über Monate und Jahre behandelt habe; ich wurde sehr stark daran erinnert, als Klienten von ihrem Herzen sprachen, als ihr Sohn von einem Auto angefahren wurde. Jonathan lag in den darauf folgenden drei Wochen auf der Intensivstation. Eine Schraube wurde ihm in sein Sprunggelenk implantiert, aber die Verbrennungen waren das eigentliche Problem. Tag für Tag war es notwendig, die betroffenen Körperzonen zu sterilisieren und zu waschen, wobei die Technik einer vorsichtigen örtlichen Betäubung angewendet wurde. Obwohl Jonathan nicht mitbekam, was mit ihm geschah, konnten Nina und ich doch seine Schreie und sein Stöhnen hören, was für uns kaum zu ertragen war. In der gesamten Zeit bewies Jonathan eine sehr mutige Haltung. Ich aber trug nicht nur sein Trauma auf meinen Schultern, sondern auch mein eigenes und das von Nina und dem Rest der Familie.

Nina und ich wechselten uns rund um die Uhr ab, um bei ihm zu sein, Nina am Tage und ich in der Nacht. In Jonathans Zimmer gab es einen Stuhl mit nach hinten klappbarer Rückenlehne. Auf diesem Stuhl schlief ich, sobald Jonathan eingeschlafen war. Hier fühlte ich einen seelischen Frieden, wie ich ihn nie zuvor erlebt hatte. Einfach nur für ihn da zu sein und *mit* ihm zu sein, war außerordentlich. Ich könnte nicht sagen, dass ich glücklich war, aber in diesen Stunden befand ich mich in einer veränderten Verfassung und mit meinem Sohn verbunden. Dieses Gefühl konnte ich nicht einmal mit Nina teilen. Wir sahen uns meist nur im fliegenden Wechsel. Ich fragte mich, ob sie etwas Ähnliches erlebte. Etwas war ganz sicher: Wir taten beide, was wir für unseren Sohn tun wollten.

Jonathan musste unzählige medizinische Prozeduren über sich ergehen lassen. Er litt damals wie heute noch unter einer Spritzenphobie. Jetzt hatte er Infusionsschläuche, die aus seinen Händen und Füßen herauskamen und war gezwungen, endlose Bluttests über sich ergehen zu lassen. Er wurde mit allem fertig. Als Kind eines EMDR-Psychotherapeuten im Teenager-Alter hatte er sich immer gegen jede Erfahrung mit dem EMDR-Prozess abgeschottet. Wenn er mich am Telefon mit einem Kollegen sprechen hörte, sagte er, er wolle nichts damit zu tun haben: „Mach diesen EMDR-Shit nicht mit mir.“ Mit diesen Worten zog er sich elegant aus der Affäre. Im Krankenhaus jedoch bat er mich, die EMDR-Stimulierung an seinen Füßen durchzuführen, damit er sich besser entspannen und mit den Schmerzen umgehen konnte. Ich massierte seine Füße rechts und links, immer wieder und immer wieder, bis zur Erschöpfung. Manchmal bestand er darauf, dass ich weitermachte, auch wenn ich nicht mehr in der Lage dazu war. In der Nacht trugen wir beide Kopfhörer und hörten bilaterale Musik, was uns beiden half zu entspannen und einzuschlafen.

Ich bin überzeugt davon, dass die bilaterale Massage an Jonathans Füßen ihm nicht nur emotional geholfen hat sondern auch zu seiner körperlichen Heilung beitrug. Er wurde schnell gesund. Plastische Chirurgie mag eventuell später die Narben beseitigen, die er an den Armen und an der Seite hat. Bisher hat er das abgelehnt, obwohl sich das noch ändern kann, wenn er älter wird. Seine Genesung hat er jetzt im Griff. Ich hätte gerne eine chirurgische Behandlung für ihn, weil ich glaube, dass es für ihn in der Zukunft besser sein würde, aber ich behalte meine Meinung für mich und überlasse ihm die Entscheidung. Ich habe beharrlich vermieden, irgendeine Trauma-Arbeit mit ihm durchzuführen. Ich bin sein Vater und nicht sein Therapeut. Tatsache war, dass ich selbst traumatisiert war. Ich hatte mich eher um meine eigene PTBS zu kümmern als um seine und musste meine Therapie einem Fachmann anvertrauen. Die Rechts-Links-Fußmassage und die CD mit der bilateralen Musik waren lediglich dazu da, dass er sich angesichts der Attacken, die sein Körper und seine Gefühle Tag für Tag auszuhalten hatten, besser fühlte.

Die bilaterale Stimulierung war für ihn eine große Unterstützung für den Heilungsprozess, für sein Durchhaltevermögen, für die Linderung der körperlichen Schmerzen und für sein spirituelles Wachstum. Als wir endlich nach Hause kamen, hatte er wegen seines Fußgelenks Schwierigkeiten zu gehen und humpelte mit seinen Krücken wie ein alter Mann. Wir besorgten ihm ein Krankenhausbett. Nach sechs Wochen ging es ihm nach und nach so viel besser, dass er in die Stadt gehen und dann, zu unserem allseitigen Glück, in die Schule und zu einem normalen Leben zurückkehren konnte.

Mein alter Freund Uri behandelte ihn mit EMDR. Er kannte Jonathan zwar, hatte aber so viel Abstand, dass er ein objektiver Therapeut für ihn sein konnte, und ich vertraute ihm. In drei Sitzungen war Jonathans PTBS, das wirkliche Trauma, bewältigt. Er hat noch Narben an den Armen, an der Seite und am Gesäß, aber die emotionalen Wunden waren geheilt.

Zu einem späteren Zeitpunkt tauchte ein anderes psychisches Thema auf. Jonathan hatte ein Jahr später eine Jahrestagsreaktion. Er wachte nach einem Alptraum mit der Angst auf, in kein Auto mehr steigen zu können. In weiteren Schritten bearbeitete Uri dies schnell und vollständig, wie ich glaube. Eine der faszinierenden Begleiterscheinungen dieser Erfahrung war, dass Jonathan, der immer ein kreatives, begabtes Kind gewesen war, spontan begann, Gedichte zu schreiben. Nicht über den Unfall, sondern über das Leben, über seine Gedanken und Gefühle. Die Worte strömten am Computer aus ihm heraus. Einmal hielt ich einen Vortrag über Kreativität und las einige der Gedichte von Jonathan und einige von mir. Eine Frau hob die Hand. „Ihre Gedichte sind gut", sagte sie, „aber die von Jonathan sind *großartig*." Ich hatte kein Problem damit, das als ein Kompliment zu sehen.

Auch Nina hatte einige Sitzungen bei Uri, ich aber stand ihm als Freund zu nahe und ging zu einer Therapeutin. In fünf Sitzungen bei ihr war meine PTBS aufgelöst. Meine tiefe Dankbarkeit gegenüber EMDR ist, dass es nicht nur Jonathan emotional geheilt hat, sondern es der ganzen Familie ermöglicht hat, geheilt zu werden. Diese Erlebnisse schlossen für mich den Kreis meiner beeindruckenden Erfahrungen mit EMDR, durch dessen Wirkkraft Leben verändert werden können.

Gelegentlich sprechen wir noch in der Familie von dem Unfall, allerdings nicht häufig. Obwohl ich nicht länger mit meinen PTBS-Symptomen zu kämpfen habe, schwingt der Unfall immer noch in mir nach. Er ist ein Teil meines *Systems,* meiner Erfahrung. Er verändert nicht die Art, mit der ich Dinge *tue.* Er ist der andere Teil meines Offenwerdens für die Erkenntnis, dass meine Zeit für mich, der ich auf die fünfzig zugehe, endlich ist, und dass ich aktiver werden muss, wenn ich meine Lebensziele erreichen will. Im Allgemeinen denke ich nicht bewusst darüber nach, aber es ist in meine Struktur eingewebt, genauso wie die Krankheit und das Dahinscheiden meines Vaters.

13. Den Teufelskreis unterbrechen: EMDR im humanitären Einsatz

Mein Engagement mit EMDR beim *Humanitären Hilfsprogramm HHP (Humanitarian Assistance Program, HAP)* veränderte mein Leben. Auch dafür habe ich Francine Shapiro zu danken.

EMDR wurde erst 1987 entdeckt. Francine Shapiro hatte innerhalb von zwei Jahren überall im Land Trainingsprogramme abgehalten. Bis 2003 (dem Erscheinungsjahr der 2. Auflage) sind etwa vierzigtausend Therapeuten in EMDR eingeführt worden, dreißigtausend in den Vereinigten Staaten, die übrigen in Kanada, Europa, Südafrika, Südamerika, Australien, im Nahen Osten und in Asien.

Wenn die Entdeckung von EMDR als *Phase eins* bezeichnet werden könnte, die Behandlung mit EMDR als *Phase zwei*, das Training mit EMDR als *Phase drei*, dann wäre die Anwendung in humanitärem Zusammenhang die *Phase vier*, angesichts der Notwendigkeit, die Heilung nicht nur zum Vorteil Einzelner einzusetzen, sondern auch zur Heilung von gesellschaftlichen Gruppen oder auch eines Volkes. Bei diesem Schritt wie bei den vorausgegangenen hat sich Francine Shapiro als Vorbild erwiesen, als Mentorin und als Kraft für das Gute, sowohl national als auch international.

Der Ursprung des Humanitären Hilfsprogramms

Die Anwendung von EMDR als Antwort auf große Katastrophen begann, nachdem der Hurrikan Andrew die Stadt Homestead in Florida 1992 verwüstet hatte. Als ich 1993 durch diese Stadt fuhr, war sie noch weitgehend zerstört. Ich konnte mir die Szenerie ein Jahr zuvor kaum vorstellen, ebenso wenig wie den Schrecken und den allgemein herrschenden, tiefgreifenden seelischen Schock.

Von Francine Shapiro angeregt, versuchte zunächst eine kleine Anzahl von Therapeuten ehrenamtlich der verstörten Einwohnerschaft mit EMDR zu Hilfe zu kommen und damit für die traumatisierten Rettungsmannschaften Entlastung zu bringen, die unaufhörlich nach Überlebenden suchen und den Verletzten oder Obdachlosen helfen mussten.

HHP war eine natürliche Folge der freiwilligen Hilfe von EMDR-Therapeuten, die unentgeltlich lokale Therapeuten an Orten schulten, wo sonst keine Schulungsmöglichkeiten vorhanden waren. Wenn man auch den ortsansässigen Helfern helfen möchte, was wäre besser, als diese selbst zu unterstützen? Das vermeidet Bevormundung, denn, wie ein altes Sprichwort sagt, bring nicht Essen zu den Menschen, sondern bringe ihnen bei, Nahrungsmittel anzubauen. Pilotprojekte gab es zuerst in Südamerika und in den Balkanländern, aber um die Wahrheit zu sagen, HHP kam erst so richtig in der schweren Zeit nach dem Bombenanschlag in Oklahoma City 1995 zum Zuge, einem der schwersten Terroranschläge in den Vereinigten Staaten. Dabei boten sehr viele EMDR-Therapeuten ehrenamtlich EMDR-Training und Krisenmanagement für die ortsansässige Therapeuten an als Hilfe für eine ganze Stadt, die unter PTBS litt. Auch andere Krisenstäbe haben sich engagiert. EMDR jedoch war die einzige klinische Methode, die aktiv involviert war, schon weil es so unerhört rasch und effektiv wirkt, *at Warp Speed*, insbesondere bei einem erst kürzlich zurück liegenden Trauma.

Die Arbeit bei HHP ist eindeutig eine Folge des Behandlungsmodells von EMDR. Sie existiert, weil EMDR sogar bei derart erschütternden Traumata einsetzbar ist, wie beim Sprengstoffanschlag von Oklahoma City. In Fällen wie diesen wären Überlebende früher lebenslang verstört gewesen. Den Beweis habe ich gesehen, sowohl innerhalb als auch außerhalb der Vereinigten Staaten.

Der Teufelskreis der Gewalt

Ein Kreislauf der Gewalt kann entstehen,

- wenn ein Junge missbraucht wurde, besteht die Gefahr, dass er als Erwachsener dieses Muster wiederholt und selbst zum Täter wird,
- wenn ein schlimmer Streit zwischen Gruppen ausbricht, wird der

Kampf zwischen ihnen über Generationen weitergeführt, lange noch nachdem der ursprüngliche Vorfall längst vergessen ist,

- wenn eine Gruppe Anspruch auf ein Gebiet erhebt, das die andere als das ihrige ansieht, toben die Kämpfe zwischen beiden Gruppen, bis das Gebiet wertlos geworden ist,
- wenn die Kämpfe zwischen Katholiken und Protestanten, Moslems und Hindus oder Serben und Kroaten unauflösbare Feindschaft zur Folge haben.

Der Teufelskreis der Gewalt wird durch diejenigen aufrechterhalten, die anderen Gewalt zufügen, nur weil sie selbst Gewalt erlitten haben, als Individuen, als Gruppen oder als Nationen. Alle Beteiligten leiden unter eigenen traumatischen Erlebnissen. Wenn man die Lebensgeschichte eines Sexualstraftäters betrachtet, wird man in aller Regel erkennen, dass er selbst schwer missbraucht worden war. Ein Serienmörder wird üblicherweise in seinen ersten Entwicklungsjahren Erlebnisse von physischer oder sexueller Gewalt erfahren haben. Wenn Kinder andere Kinder oder Erwachsene erschießen, wird man nicht lange nach den Ursachen für ihre Gewalt suchen müssen. Trauma erzeugt Trauma in einem fortdauernden Kreislauf von Missbrauch und Täterschaft.

Glücklicherweise werden nicht alle missbrauchten Kinder zu erwachsenen Missbrauchstätern. Oft leiden sie im Stillen und beeinträchtigen auf subtile Weise die Menschen in ihrer Umgebung und letztlich die Gesellschaft als Ganzes. Einige Menschen mit einer Missbrauchserfahrung besitzen eine bemerkenswerte Überlebensfähigkeit und Widerstandskraft. Sie sind in der Lage, über ihre Geschichte hinaus zu wachsen und ein produktives Leben zu führen. Aus dem Pool der Traumatisierten jedoch erwachsen neue Täter.

Aus diesem Grunde besteht die Gefahr, dass ein traumatisiertes Volk seinen Nachbarn Leiden zufügt. Die während des ersten Weltkrieges und in der Folgezeit erlittenen Traumata der Deutschen bereiteten den Weg für Hitlers Aufstieg. Der Ursprung des tödlichen Kampfes zwischen Serben, Bosniern, Kroaten und letztlich Kosovaren erwächst aus dem Trauma und der Retraumatisierung von Generationen und liegt Jahrhunderte zurück.

EMDR-Therapeuten sind überwiegend der Auffassung, dass unsere neu entdeckte Fähigkeit, Traumata tiefgreifender und schneller zu heilen, uns eine neue Chance gibt, den Teufelskreis der Gewalt zu durchbrechen. Der Anknüpfungspunkt für einen Neuanfang liegt sowohl für den Einzelnen als auch für Nationen in den Kindern, denn sie sind es, die Traumata am umfassendsten übernehmen und sie in die Zukunft hinüber tragen. Kinder, die mit großen Steinen werfen, mit automatischen Waffen schießen oder als Kindersoldaten missbraucht werden, gehören zu den traurigsten Bildern, die wir sehen müssen.

Ich arbeite in meiner eigenen Praxis überwiegend mit Jugendlichen und Erwachsenen, von denen viele in der Kindheit Traumata erlitten haben. Viele Therapeuten, die ausschließlich mit Kindern arbeiten, haben EMDR in ihre therapeutische Herangehensweise aufgenommen. Die Philosophie von HHP ist, das Augenmerk auf alle jene zu richten, die in Not sind, hierzulande oder außerhalb. Ich bin überzeugt davon, dass den Nöten von Kindern oberste Priorität eingeräumt werden sollte.

HHP außerhalb der USA

Die humanitären Bemühungen von Francine Shapiro außerhalb der USA wurden zu Beginn von ihr selbst geleitet. So bot sie Behandlung und Ausbildung in einem ländlichen Gemeindezentrum in Colombia (Südafrika) an, das von örtlichen Helfern für krebskranke Kinder, die von ihren Familien ausgestoßen wurden, eingerichtet worden war. Ihre Erfolge verblüfften sie, ganz besonders weil sie die körperlichen und emotionalen Leiden der Kinder und deren Phantomschmerzen erleichtern konnte.

Eine der ersten offiziellen HHP-Einsätze wurde in den Balkanstaaten geleistet. Das Trainingsteam stammte aus den USA. Die meisten der Trainingsteilnehmer kamen aus Bosnien und Kroatien, obwohl auch aus Serbien zwei Therapeuten mutig angereist waren, das sich im Kriegszustand mit Bosnien und Kroatien befand. Solche Menschen handeln nicht nur im Heilberuf, sondern dienen ihren Mitbürgern als Vorbild, weil sie bei kulturellen und religiösen Auseinandersetzungen Brücken schlagen.

Die erste internationale EMDR-Konferenz, die ich besucht habe, fand 1995 in Santa Monica, Kalifornien, statt. Am Ende von Francine Shapiros Vortrag sprach sie über die Arbeit von HHP. Blitzartig erkannte ich in meinem Kopf und meinem Herzen, dass HHP eine Aufgabe für mich bereithielt. Seit Jahrzehnten hatte ich nationale und internationale Katastrophen verfolgt und dabei eine Mischung aus Schmerz und Hilflosigkeit empfunden. Was konnte ich als einzelner tun, um solchen massiven Traumata entgegen zu treten? Aber in diesem kleinen Augenblick eröffnete sich mir eine Möglichkeit. Ich erkannte, dass ich meine Arbeit auf andere Länder und andere Kulturen ausdehnen konnte. Die Frage war, wie beginnen?

Nordirland

1993 entdeckte ich meine Liebe zur irischen Musik während einer Reise meiner Familie zu den Kanadischen maritimen Provinzen und nach Neufundland, das sind aktive Zentren gälischer und keltischer Kultur. 1995 reiste meine Familie nach Irland, wo wir acht Tage verbrachten, um dann nach Norwegen und Dänemark weiter zu fahren.

Eines Nachts in Irland hörten Nina und ich zufällig eine ortsansässige Band in einem Pub in Kilkenny. Der Raum war überfüllt. Schließlich fanden wir einen Platz am Tisch eines Paares, das aus Nordirland stammte, wie wir schnell herausfanden. Als ich nach dem aktuellen Stand der Unruhen fragte, gaben sie nur vage Antworten. Nach einigen Gläsern Guiness jedoch begannen sie, sich zu öffnen, und wir erfuhren Geschichten aus ihrem Alltagsleben, das von Bombenanschlägen, von Morden und von Kidnapping unterbrochen wurde.

Ich wusste nicht, ob sie katholisch oder protestantisch waren, aber ihre Angst war unübersehbar. Das Schlimmste sei, so erzählten uns unsere neuen Freunde, dass man durch die Angst und Unsicherheit im Alltagsleben langsam zermürbt würde. Der Mann nannte dies das tägliche *tropf, tropf, tropf,* der heimliche Argwohn gegen andere, die Straßenblockaden und Checkpoints des Militärs. Sie versuchten, uns den akustischen Unterschied zwischen dem Knall eines Auspuffs und von Gewehrfeuer nahe zu bringen, den Knoten im Magen, wenn man eine Zeitung öffnet und über die letzten Vorfälle liest und sich fragt, ob ein Familienmitglied oder ein Freund verletzt wurde?

Als sie weiter erzählten, fragte ich mich, ob es in Nordirland EMDR gebe. Wieder zu Hause erfuhr ich, dass es in diesem Land bisher noch kein EMDR-Training gegeben habe. In Belfast gab es einen einzigen EMDR-Therapeuten, der aber in den USA ausgebildet worden war. In diesem Augenblick entschied ich, dass es meine Aufgabe sei, EMDR nach Nordirland zu bringen. Alles hatte darauf hingeführt, und durch HHP könnte es möglich werden.

Der Grund für mein Engagement lag nicht nur in der Begegnung im Irish Pub. Gewalt empört mich. Obwohl ich weder Militärdienst geleistet noch in Vietnam gekämpft habe – und nicht durch Schuldgefühle belastet werde wie so viele meiner Zeitgenossen, die unter ihnen litten – konnte ich diese Bilder nicht aus meinen Gedanken verbannen, in einer Form von sekundärer oder stellvertretender Traumatisierung. Ich erinnere mich, wie ich bei den Nachrichten im Fernsehen dem Verlesen der Namenslisten der gefallenen Amerikaner gelauscht hatte, und wie ich mich gewundert hatte, warum offenbar niemand von den Leiden der Südvietnamesen oder gar dem unserer damaligen Feinde Notiz nahm, die dort ihr Leben verloren hatten. Und fast zeitgleich waren die Unruhen in Nordirland wieder ausgebrochen, ein Konflikt, dessen Ursache drei Jahrhunderte zuvor darin lag, dass die Briten schottische Familien in nordirische Gebiete umgesiedelt hatten, also Protestanten in ein katholisches Land. Nach Jahrzehnten entwickelten diese neuen Einwohner ihre eigene Idendität. Irland wurde aufgespalten. Der Norden seinerseits wurde zwischen Katholiken und Protestanten aufgeteilt. Hass und Konflikte schwelten von Generation zu Generation wie ein langsamer Abstieg in die Hölle.

Ich habe mich bisweilen über meine Verbundenheit mit dem irischen Volk und seiner Kultur gewundert. Meine beste Antwort fand ich in den Wurzeln meines eigenen jüdischen Erbes. Mein Volk hat über Jahrhunderte ums Überleben gekämpft. Es wurde durch seinen Glauben und seine Kultur zusammen gehalten, also durch den hohen Wert, der der Familie, der Spiritualität, dem Lernen, der Nahrung, der Musik, dem Tanz, dem Mystizismus und dem Humor beigemessen wurde. Genau so steht es bei den Iren. Im Nachhinein habe ich verstanden, warum ich das Ausbrechen der Unruhen in den siebziger Jahren so aufmerksam verfolgt habe, ganz besonders die qualvolle Geschichte des Hungerstreiks und schließlich des

Todes von Bobby Sands und seiner Landsleute im Gefängnis, weil diese Themen und Bilder in mir einen Widerhall fanden, ähnlich denen des Aufstandes des Warschauer Ghettos und des Massenselbstmords der Juden in Massada, die nicht in die Hände der Römer fallen wollten.

Ich sprach mit Francine Shapiro über meinen Wunsch, HHP nach Irland zu bringen. Ihre Antwort kam prompt: „Tu das." Als ersten Schritt, sagte sie mir, muss ein Kontakt vor Ort in Nordirland gefunden werden. Mir fiel nichts ein außer, mich an Iren in New York zu wenden, zum Beispiel an den irischen Fußballverein *The Hibernians* aus Edinburg oder an den *American-Irish Fund*, eine Stiftung, die sich für Frieden und Versöhnung einsetzt. Aber alle hielten mich für ein Kuriosum, für einen Nicht-Iren, der sich in irische Angelegenheiten einmischen wollte und mochten mich nicht unterstützen.

Schließlich fand ich eine Verbindung durch eine Frau, Joan Kinnear, eine Arbeitsberaterin der *Long Island Rail Road*, mit der ich dank meiner Arbeit mit den Lokführern häufig in Kontakt stand. Joans Familie gehört zur ersten Generation irischer Einwanderer in Amerika. Sie unterstützte Camps für sozial benachteiligte irische Kinder. Als ich sie anrief, sagte sie mir, sie habe zwei Psychologen-Freunde in Belfast und gab mir deren Namen und Telefonnummern.

Die rief ich an. „Hallo", sagte ich, „ich möchte mich Ihnen gerne vorstellen. Mein Name ist David Grand. Ich bin Psychotherapeut und rufe aus New York an. Ich würde gerne zu Ihnen kommen und einige Ihrer Leute ehrenamtlich in einer traumatherapeutischen Technik ausbilden." Wenn ich das Gespräch so in den USA begonnen hätte, hätte ich im Telefon wahrscheinlich ein Klicken gehört, gefolgt von einem Freizeichen. Aber Joans Freunde hörten respektvoll zu. Da sie Wissenschaftler waren, konnten sie nicht direkt helfen, aber sie brachten mich mit einer ortsansässigen klinischen Psychologin, Patricia Dooelly, in Verbindung, eine der psychologischen Supervisorinnen am *Belfast Hospital* für Kinder.

Patricia schien interessiert zu sein. Ich fragte, ob ich Mitarbeiter für das Training mitbringen dürfte und ob sie mir helfen könnte. Ja, sagte sie, aber ich wusste, dass mir die eigentliche Bewährungsprobe noch bevorstand.

Das war der Anfang, nach dem ich gesucht hatte. Die nächste und auch größte Herausforderung war es, eine Finanzierung zu finden. Wir würden 5000 $ benötigen, so schätzte ich, um alles zu bezahlen, Trainingsanleitungen sowie Verpflegung und Unterbringung vor Ort. Ich wusste, dass eine meiner Klientinnen, die über leidvolle Jahre nach einem schweren Autounfall unter einer gravierenden PTBS gelitten hatte, mit EMDR geheilt worden war und danach ihre Erbschaft für gute Werke nützte. Ich überwand meine Scheu, mich an eine ehemalige Klientin zu wenden. Sie spendete glücklicherweise 3000 Dollar. Barb Korzun, eine EMDR-Supervisorin, bot ihre Hilfe an und wurde eine unschätzbare Hilfe im Beschaffen der weiteren Mittel. Sie und ich verkauften Anstecker und T-Shirts mit HHP-Aufdruck bei der nächsten internationalen EMDR-Konferenz in Denver. Barb wandte sich an ihre Freunde und ihre Familie und bat um Unterstützung. Als ich bemerkte, wie notwendig organisatorische Hilfe war, kontaktierte ich meinen Schwager, Irwin Cohen, den Präsidenten des Rotary Clubs in Half Moon Bay. Er konnte das Interesse des Clubs wecken, der 500 Dollar spendete und, was ebenso wichtig war, uns eine Liste mit Rotary Clubs in Belfast gab.

Wir schlugen eine Brücke über Kontinente mit Hilfe befreundeter Rotary-Clubs. Wir benötigten einen Tagungsort für das EMDR-Training. Wir fanden ihn im *West Antrim Rotary Club,* einem Klub von angesehenen Herren, die uns auch an einem arbeitsfreien Tag zwischen den Trainingseinheiten durch das Land führten. Nordirland ist ein wundervolles Land und Belfast, trotz seines negativen Images, eine zauberhafte Stadt.

Im November 1996 hatten wir unser fünfköpfiges Team beisammen, drei Männer und zwei Frauen. Inzwischen hatte Patricia Donelly die Hilfe von Desmond Poole erhalten, dem Chefpsychologen der Royal Ulster Polizei, der zahllose traumatisierte Polizeibeamte behandelte. Sie hatten zusammen ein beträchtliches Interesse bei den örtlichen Klinikern hervorgerufen. Als sich die Nachricht verbreitete, wuchs das Interesse exponentiell. Es erreichte sogar Dunblane in Schottland, wo zehn Therapeuten von unserem Unterfangen hörten und zu uns stießen. Sie hatten traumatisierte Bürger behandelt, die durch ein Massaker in einer Schule, das von einem geistesgestörten Mann mit einer Maschinenpistole begangen worden war, aus der Bahn geworfen worden waren.

Die Anzahl von Katholiken und Protestanten unter den klinischen Psychotherapeuten war praktisch gleich groß. Diese Menschen, die wir ausgebildet haben, die protestantischen oder katholischen Kliniker, hassten sich nicht – Kliniker haben eine allgemein gültige Verpflichtung –, aber es war eine darunter liegende Anspannung spürbar. In meinen vorbereitenden Studien habe ich gelernt, niemals jemanden zu fragen, ob er oder sie Protestant oder Katholik sei. Schon allein der Name gab diese Information. Ironischerweise waren die kulturellen Nuancen für unsere Ausbildergruppe dadurch besonders verzwickt, dass wir zwar eine gemeinsame Sprache sprachen, die kulturellen Unterschiede jedoch so gravierend waren wie zwischen Franzosen und Schweden. Ich wurde zum Beispiel während des Trainings dazu ausgewählt, den Kollegen Des Poole darin zu unterstützen, ein Supervisor zu werden. Die Rolle eines Supervisors ist es, die Lernenden sorgfältig während ihrer praktischen Ausbildung zu beobachten und einzugreifen, wenn der Auszubildende einen Fehler macht. Aber Des, der sorgfältig beobachtete, legte die Hände bei offensichtlichen Fehlern einfach in den Schoß. Ich forderte ihn auf, aktiver einzugreifen, denn wie sonst hätten die Kursteilnehmer lernen können. Er nickte zum Einverständnis, blieb aber bei seiner Grundhaltung des Nichteingreifens.

Ich musste lernen, dass es ein Ire als unhöflich ansieht, die öffentliche Aufmerksamkeit auf die Fehler eines anderen zu lenken, ganz im Gegensatz zu dem direkten amerikanischen Stil. Des und ich konnten dieses Problem offen miteinander besprechen. Als wir am Ende des Trainings einen neuen Termin für ein HHP-Nachfolgetraining suchten, schlug ich einen zeitnahen Termin vor. Er hielt ihn für zu verfrüht und begann, mich vor dem gesamten Trainingsteam zu kritisieren. Wir warfen uns einen kurzen Moment einen Blick zu und brachen dann beide in Gelächter aus.

Wir setzten zwei Grundkurse (Level I) in dieser Woche an. Die Auszubildenden waren sehr erfahrene, empfindsame, zugängliche Psychotherapeuten, ihrer Aufgabe ergeben und voller Anerkennung für die Arbeit, die wir taten und für die Wirkkraft des EMDR als einem Handwerkszeug für die Heilung. Unser Trainingsteam arbeitete in Nordirland nicht eigentlich klinisch, aber Patricia Donnely, die die ganze Sache ermöglicht hatte, hatte am Ende der Woche schon zwei Klienten behandelt.

Der Erste war ein Teenager, der ein Jahr zuvor gesehen hatte, wie sich sein bester Freund hinten aus einem schnell anfahrenden Lastwagen zu Tode stürzte. Patricia hatte den Jungen seit Monaten ohne Resultat behandelt, aber nun konnte sie ihm in einer EMDR-Sitzung helfen, das Trauma und seine Überlebensschuld zu beheben.

Der Zweite war ein Katholik, dem von der IRA unterstellt wurde, mit Protestanten kooperiert zu haben, ein völlig haltloses Gerücht. Er war gekidnappt worden. Es war ihm mitgeteilt worden, er müsse seine Familie und seine Gemeinschaft verlassen, andernfalls blühe ihm eine gefährliche Zukunft. Er kam zu der Sitzung mit einem unkontrollierbaren Zittern. Mit EMDR konnte er sein Gleichgewicht wieder finden und er fasste den Plan, einen ortsansässigen Priester um Unterstützung zu bitten, der Einfluss auf die IRA hatte und der für die Loyalität des Jungen einstehen konnte. Es wurde später berichtet, dass er Erfolg gehabt habe, dass der Junge noch bei seiner Familie lebe und frei von Traumasymptomen sei.

Als wir erstmalig nach Belfast kamen, gab es nur einen EMDR-Therapeuten in der Stadt. Als wir wieder abfuhren waren es etwa dreißig. Wir kamen ein Jahr später wieder, um einen Fortgeschrittenenkurs (Level II) für die erste Gruppe anzubieten und einen Grundkurs für eine neue Gruppe. Zwischenzeitlich hatten wir Beratungen und Unterstützung mittels E-mail und Fax ermöglicht. Bereits im Jahre 2003 gab es schon 250 EMDR-Therapeuten in Nordirland. Sie bilden eine eigenständige, klinisch arbeitende Gruppe, von denen einige Mitglieder ausschließlich Kinder behandeln. Nachdem der Waffenstillstand schon ein Jahr lang eingehalten worden war, wurde ein Bombenattentat von einer terroristischen Splittergruppe auf dem Marktplatz von Omagh verübt. EMDR-Therapeuten waren zur Stelle, um den Verletzten und den Angehörigen der Todesopfer zu helfen.

Inzwischen hat der Terror nachgelassen. Unser humanitäres Team von EMDR-Experten wäre nie so vermessen, unsere Wirkung zu überschätzen, aber wir waren sicherlich ein kleiner Teil der Entwicklung hin zu Heilung, Frieden und Versöhnung. Wir waren ein Kettfaden, der zusammen mit vielen anderen Fäden in das Gewebe verwoben wurde. Unsere Bemühung war der Anregung Francine Shapiros und unserer frühen Vorbilder in der HHP gefolgt, wurden aber auch von den klinischen Kollegen, Protestanten und Katholiken, unterstützt, die uns Zugang zu ihrem Land ermöglicht haben und uns in der Aufgabe des Heilens beistanden.

Durch diese Erfahrung habe ich viele neue Freunde gewonnen. Meine Liebe zur keltischen Musik und Kultur hat eine neue Dimension hinzugewonnen. Was bei dieser besonderen Erfahrung herausgekommen war, überstieg mein Fassungsvermögen: Habe ich das geträumt? Habe ich das selbst getan? Ich fühle, dass ich einen Beitrag zu etwas Tiefem und Wichtigem geleistet habe und dass das Werkzeug, EMDR, eine Kraft besitzt, die Veränderungen bewirken kann und die über die Heilung für einzelne hinausweist.

Die Innenstädte

Nachdem wir so viel Aufmerksamkeit auf unsere HHP-Bemühungen außerhalb der USA gelenkt hatten, merkten einige von uns, dass wir zu Hause ganze Gebiete vernachlässigt hatten, wo ein großer Bedarf nach Heilung bestand. Abgesehen von Orten wie Homestead oder Oklahoma City, wo Naturkatastrophen oder von Menschen verursachte Katastrophen in erster Linie unsere Aufmerksamkeit auf sich gezogen hatten, besitzen viele Gebiete in den USA eine eingeschränkte Gesundheitsversorgung, so die innerstädtischen Zentren und die ländlichen Gemeinden sowie amerikanische Indianer-Reservate.

Ich berichtete im sechsten Kapitel über Elaine Alvarez, die das Innenstadtprojekt gestartet hatte. Die unauffälligen Bürger der Innenstadt sind zurückhaltende, hart arbeitende, familienorientierte Männer und Frauen, die unter Lebensumständen leben, die denen in Nord Irland vergleichbar sind. Die Idee der ethnischen und kulturellen Vielfalt faszinierte mich. Wie können Menschen sich gleichen und doch zugleich verschieden sein. Es ist eigenartig, wie diese Unterschiede einerseits Misstrauen und Animositäten hervorbringen und andererseits das Gefüge der Welt ergänzen können. Die Kultur der Schwarzen, die für manche Weiße so bedrohlich und verwirrend ist, verkörpert für mich ein lebendiges Beispiel für die Diversität unserer Nation. Ich fühle mich hingezogen zu der Idee, an der Versöhnung und Heilung in ethnisch gemischten Gebieten zu arbeiten.

Wie in so vielen anderen Stadtteilen ist auch in dem New Yorker Stadtteil Bedford-Stuyvesant die medizinische und psychologische Grundversorgung für die Unterschicht mangelhaft. Es ist bittere Ironie, dass solche Dienste gerade in verarmten Stadtteilen besonders dringend gebraucht würden. In Bedford-Stuyvesant wird eine große Zahl unterschiedlicher Traumata auf der Straße durch benachteiligte Jugendliche und durch die Verbreitung von Schusswaffen verursacht. EMDR wird mehr und mehr als wertvolles Handwerkszeug anerkannt und wird zunehmend zu Innenstadt-Schulungen verwendet. Carol Forgash und ich haben gemeinsam für HHP ein EMDR-Training für achtzig kommunale Therapeuten auf Long Island koordiniert, wo weitaus mehr Armut und Rassenkonflikte vorhanden sind, als sich die meisten das vorstellen können.

In Bedford-Stuyvesant bildete unser HHP-Team 25 EMDR-Therapeuten aus, die sich für diesen Stadtteil einsetzten und dort arbeiteten. Viele Themen, die mit Vertrauen zu tun hatten, kamen zum Vorschein, ganz ähnlich wie in Nordirland. Die übliche Skepsis der Menschen gegenüber EMDR wurde durch ethnische Fragen verschärft. Obwohl Elaine Afroamerikanerin ist, was beträchtlich half, mussten wir große Aufmerksamkeit auf Vertrauensbildung und auf die Entkräftung der Sorge richten, dass wir die Klienten der Trainingsteilnehmer als Versuchskaninchen für ein Behandlungsexperiment missbrauchen wollten. Wir erhielten in Dutzenden von Fällen Berichte über phänomenale Erfolge der Behandlung mit EMDR.

Die Erfahrung in Bedford-Stuyvesant hat mich tief beeindruckt. Die multikulturellen und multiethnischen Aspekte meiner Heimat spielen in meinem Denken und meiner Arbeit eine große Rolle. Die Arbeit in Bedford-Stuyvesant war die natürliche Fortsetzung der Arbeit von Belfast. Auch hier konnte mit Hilfe von EMDR ein weiterer Aspekt von Francine Shapiros Vision von Versöhnung und Heilung verwirklicht werden.

Israel und Palästina

In Israel und Palästina gehören Traumatisierung und Retraumatisierung zum Alltag. Die PTBS-Rate übersteigt in beiden Völkern möglicherweise 90 Prozent! Glücklicherweise hat sich EMDR in Israel mit mehr als dreihundert Therapeuten verbreitet. Als ich jedoch im November 1999 auf einer Traumakonferenz in Jerusalem einen Vortrag hielt, erfuhr ich, dass es in den Palästinensergebieten keinen einzigen Therapeuten gebe.

Diplomatie ist immer ein Eiertanz. Hier war es ebenso. Die israelischen EMDR-Trainer und -Supervisoren haben großherzig angeboten, ihre palästinensischen Mitbürger auszubilden, die sich immer noch und immer wieder in der verwundbaren Position eines jüngeren Bruders empfinden. Im nahen Osten ist es wichtig, sein Gesicht nicht zu verlieren. Irgendwie mussten die Mitarbeiter von HHP den Trainingsball für die Palästinenser zum Rollen bringen und dann, als die Zeit dafür reif war, die Israelis mit der größtmöglichen kulturellen Sensibilität in den Prozess einbinden. Das ultimative Ziel war es, die palästinensischen EMDR-Therapeuten mit ihren israelischen Kollegen auf gleicher Augenhöhe zusammen zu bringen. Der Argwohn sitzt tief in diesem Teil der Welt. Die Heilung muss letzten Endes tiefgreifender ansetzen.

Noch ist die Hoffnung nicht verloren. Drei mutige palästinensische Therapeuten kamen 1999 nach Israel herüber, um an der Traumakonferenz teilzunehmen und beeindruckten mich durch ihr Wissen und ihr Können. Ein Kollege, Samir, machte einen besonders großen Eindruck auf mich. Er arbeitete in einem Zentrum für psychisch Kranke in Hebron. Einer seiner Patienten war ein Palästinenser, der sechs Jahre zuvor miterlebt hatte, wie sein Cousin von einem LKW überfahren und getötet worden war. Diese Tragödie hatte sein Leben zerbrochen. Trotz der größten Bemühung Samirs konnten die Traumasymptome des Mannes nicht verringert werden. Ich bot an, mit ihm nach Hebron zu kommen, um zu versuchen, ob EMDR helfen könnte. Er nahm bereitwillig an.

Der Patient, ein stolzer Mann in den Fünfzigern, sah auf beeindruckende Weise einem Indianer ähnlich. Er wurde von zwei von ihm erlebten Bildern gleichzeitig verfolgt, vom Vorgang des Unfalls selbst und von seinem Cousin, der, von einem blutigen Tuch bedeckt, im Leichenschauhaus lag. Sein Hauptsymptom bestand in unerträglichen Schmerzen hinter den Augen, einer körperlichen Metapher für das, was seine Augen gesehen hatten. Er war der Überzeugung, dass der LKW-Fahrer seinen Cousin absichtlich überfahren habe. Dabei war die Ungerechtigkeit der israelischen Behörden, den Fahrer nach einer oberflächlichen Untersuchung frei zu lassen, für ihn unerträglich. Ich arbeitete in einer zweieinhalbstündigen Sitzung mit ihm, wobei mir Samir mit seiner Übersetzung und Unterstützung beistand. Während dieser Zeit ließen die Bilder nach, ebenso wie der Schmerz hinter in den Augen. Sein Körper fand erstmalig seit Jahren Entspannung. Seine Heilung aber war noch lange nicht vollständig. Es würde mit Sicherheit mehr Zeit benötigt werden, und ich bedauerte, dass ich sie nicht für ihn hatte. Aber ganz offensichtlich stak er nicht mehr in seinen Trauma-Bildern fest und Samir hatte danach die Möglichkeit, den Heilungsprozess weiter zu fördern. Ich übergab Samir das Handbuch der klinischen Behandlung mit EMDR-Technik. Im Mai gab er, unter dem Schutzdach von HHP, den allerersten EMDR-Trainingskurs in den palästinensischen Gebieten, ein kleiner Schritt im großen Heilungsprozess. Um Konfuzius zu zitieren, die Reise von fünfhundert Meilen beginnt mit dem ersten Schritt.

14. Eigenanwendung von bilateraler Stimulierung: Ja oder Nein

Es ist oft die Frage gestellt worden, ob man bilaterale Stimulierung auch bei sich selbst anwenden könne. Die Antwort lautet: ja, aber nicht bei schwer wiegenden Problemen. Bei psychischen Erkrankungen wie zum Beispiel Depressionen oder Panikattacken oder bei Vorliegen von Traumata muss ein Therapeut zu Hilfe gerufen werden. Begründung: Bei der Eigenanwendung von EMDR besteht unter diesen Voraussetzungen die Gefahr, dass Erinnerungen oder Gefühle aufbrechen könnten, die bis dahin nicht im Bewusstsein des Betreffenden vorhanden gewesen waren und die man möglicherweise nicht alleine bewältigen kann. Dabei kann es zu Überschwemmung oder zu Retraumatisierung kommen.

Je komplexer ein Problem ist, desto diffiziler ist seine Auflösung. Vorsicht gehört zwingend zu EMDR. Wenn beispielsweise ein Therapeut mit sehr fragilen Klienten arbeitet und sie ermuntern würde, die Augen zu bewegen, bilaterale Musik zu hören oder selbst auf ihre Knie zu tappen, wenn sie alleine sind, dann könnte eine schädigende Reaktion angetriggert werden. Wenn die bilaterale Stimulierung in Anwesenheit eines qualifizierten EMDR-Therapeuten geschieht und wenn die Klienten dazu angeleitet werden, langsam und behutsam vorzugehen, können sie schrittweise mehr Stabilität und Ich-Stärke sowie mehr Einsicht in die Ursachen ihrer Probleme gewinnen.

Die Anwendung von EMDR aktiviert mit Bedacht. Dieses Vorgehen ermöglicht, die Dinge vertiefter anzugehen und insbesondere die positiven Erfahrungen und positiven Glaubenssätze zu installieren. Diese Aktivierung verbindet den Betreffenden mit einem Thema, das in seiner Erinnerung und mit seiner Deutung anklingt. Die Aktivierung gibt dadurch das Trauma frei und kann damit die Leiden eines Menschen als Teil des Prozesses einer Heilung zugänglich machen. Natürlich kann es gefährlich werden, wenn die Anwendung von EMDR durch eine ungeeignete Person und zum falschen Zeitpunkt erfolgt. Bei Betrachtung des EMDR-Prozesses wird deutlich, dass das Endziel die Installierung der positiven Kognition ist. Nachdem die negative Kognition aufgelöst und durchgearbeitet worden ist, kann die positive Kognition die negative leichter ersetzen.

Wegen dieser potentiellen Gefahr der Schädigung warnen viele EMDR-Therapeuten davor, ganz besonders auch Francine Shapiro, die EMDR-Technik bei sich selbst anzuwenden.

Bilaterale Stimulierung im Alltagsleben

Wir sind uns dessen nicht bewusst, dass bilaterale Stimulierung zu unserem Alltagsleben gehört. Wir werden zum Beispiel stimuliert, wenn wir gehen. Ein Spaziergänger oder Läufer tritt mit dem linken Fuß auf, dann mit dem rechten, in einem natürlichen Rhythmus. Manchmal geht man unbewusst dem Bedürfnis nach Stimulierung nach, wenn man ein Problem im Gehen durchdenkt. Auch das Lesen stellt eine Form bilateraler Stimulierung dar, nämlich der Augen, und ermöglicht Entspannung. Dies sind alles natürliche, lebensnotwendige Vorgänge. Bilaterale Stimulierung ist ein von aus Natur angeborener, notwendiger Teil unseres Lebens und als solcher wirkt sie entspannend, Antrieb steigernd und heilend.

Diese Beispiele mögen für unbewusste Anwendung der Rechts-Links-Stimulierung stehen. Bewusst angewendet, kann bilaterale Stimulierung bei leichteren Alltagsproblemen von Nutzen sein wie unter anderem bei leichteren emotionalen Verstimmungen, bei Verspannungen oder bei Schlafstörungen.

EMDR und Entspannung

EMDR-Therapeuten wissen, dass bilaterale Stimulierung ohne ein Arbeitsthema im Allgemeinen zu einer Entspannungsreaktion in Geist und Körper führt. Wenn Entspannung das Ziel in der Eigenanwendung ist, dann beginne man mit der Wahrnehmung, wo man sich im Körper entspannt fühlt, imaginiere gleichzeitig einen sicheren, heiteren Ort und wende dabei bilaterale Stimulierung an. Wenn etwas Negatives oder Störendes auftaucht, versuche man freundlich, zu dem Positiven zurückzugehen. Wenn das nicht gelingt oder wenn etwas Besorgniserregendes auftaucht, halte man sofort an und versuche, zu einem heiteren Thema umzuschalten.

Es gibt verschiedene Möglichkeiten der bilateralen Stimulierung, visuell, taktil oder auch akustisch. Jeder möge seine eigene für ihn angenehme Form herausfinden.

- Visuell: Es können sehr langsame, sanfte Augenbewegungen ausgeführt werden. Dabei fokussiere man nicht, sondern schaue großräumig, um das Sehen nicht zu beeinträchtigen. Je langsamer die Bewegung, desto weniger muss man sich darauf konzentrieren und desto besser kann man aus der Anspannung herausfinden, aus den erregten in die frei flottierenden und entspannten Gedanken. Dabei ist es hilfreich, erst einen Punkt an der Wand zu wählen und dann einen zweiten horizontal dazu im Raum, an einem Gegenstand wie einem Bild oder eine Lampe. Dann halte man seinen Kopf gerade ausgerichtet und lasse die Augen langsam von einem Punkt zum andern und wieder zurück gleiten, nicht ruckweise, sondern in einer sanft fließenden Bewegung. Dasselbe kann man bei geschlossenen Augen tun. Allerdings verlangt dies einige Übung.
- Taktil: Man kann sich bei Erregung am Tag oder bei Einschlafschwierigkeiten in der Nacht sanft taktil stimulieren, zum Beispiel durch Öffnen und Schließen der Fäuste - auch bei Schlafunterbrechungen nachts - rechts links, rechts links. Das hilft, sich zu entspannen und in den Schlaf hinüber zu gleiten.
- Akustisch: Bei Erregung während des Tages kann man auch die bilaterale Musik einsetzen.

Man wähle zur Entspannung die Form der Stimulierung, die man am liebsten hat. Man beachte, dass die Bewegung langsam sein muss. Je langsamer man stimuliert, desto beruhigender und entspannender wirkt die Stimulierung. Je schneller man stimuliert, desto aktivierender ist es. Schnelle Stimulierung würde daher dem Ziel der Entspannung zuwider arbeiten.

Bei Eigenanwendung der bilateralen Stimulierung sind dem Anwender bei schwereren Problemen Grenzen gesetzt. Sie kann nur bei leichteren Problemen eingesetzt werden, etwa bei der eigenen Klärung und Bearbeitung komplexer Fragestellungen. Eltern können ihr Kind mit bilateraler Stimulierung leichter zum Einschlafen bringen, falls es keine gravierenden emotionalen Probleme hat. Besonders kleine Kinder sprechen gut auf bilaterale Stimulierung an. Wenn man Hände, Füße oder Schultern mit einer Rechts-Links-Massage sanft berührt, kann das Kind seine Anspannung vermindern und sich entspannen.

Wenn man selbst wütend oder verwirrt ist, vermag ein Rechts-Links-Schließen der Fäuste den eigenen Gefühlen die Spitze zu nehmen und zu einer offeneren Perspektive zu verhelfen. Ein kurzer Spaziergang mit einer Wahrnehmung dessen, was gerade im eigenen Inneren vor sich geht, kann sehr effektiv sein. Bei einem Geschäftstreffen kann ein Tappen auf den Knien (unter dem Tisch!) Lampenfieber verringern, Gedanken klären und Selbstvertrauen erhöhen. Bilaterale Musik, über Kopfhörer abgespielt, ist in Stressmomenten besonders wirksam, beispielsweise kurz vor einem Vorstellungsgespräch, vor einem Vorspiel von Musikern oder vor einem Tennisspiel, während einer lang dauernden Zahnbehandlung oder vor oder während einer medizinischen Behandlung unter Lokalanästhesie. Während der Behandlung kann der Patient mit bilateraler Musik besser entspannen und mit dem Arzt besser kooperieren.

Höhenangst

Die Eigenanwendung von bilateraler Stimulierung kann bei leichten Ängsten hilfreich sein, nicht aber, wie oben erwähnt, bei schweren Ängsten, wie Phobien oder einer Panikerkrankung. Bei letzteren ist die Hilfe eines Therapeuten zwingend erforderlich.

Früher habe ich unter Höhenangst gelitten, die besonders akut wurde, als Nina und ich die *Weltraumnadel* (Space Needle in Seattle, Höhe 184,4 Meter) besuchten. Als wir uns ihr näherten, kämpfte ich mit der offenkundig irrationalen Vorstellung: *Heute wird sie einstürzen!* Die Nadel war schon 1962 errichtet worden und sicherlich hatte sie zwanzig Jahre auf meinen Besuch oben auf der Spitze gewartet, um sich von selbst in den Abgrund zu kippen. Ich wollte meiner Angst nicht nachgeben und zwang mich hinaufzufahren, mit zitternden Knien, Magenflimmern und Schwindel. Wieder unten angekommen, wäre ich am liebsten auf Hände und Knie niedergefallen, um die Erde zu küssen, wäre da nicht eine so große Menschenmenge um mich herum gewesen.

Viele Jahre später besuchte ich den *Canadian National Tower* in Toronto (mit 553 Meter damals der höchste Fernsehturm der Welt). Weil ich inzwischen EMDR gelernt hatte, beschloss ich, die persönliche Herausforderung anzunehmen und ihn zu besuchen. Dieses Mal trug ich den Kopfhörer mit bilateraler Musik. Als ich in der Schlange auf den Aufzug wartete, blickte ich bewusst zu dem hoch aufragenden Giganten hinauf. Angst durchzuckte mich wie ein Messerstich, verschwand aber wieder so schnell, wie sie aufgetaucht war. Der nach oben rasende Aufzug war überhaupt kein Problem für mich. Auf der höchsten Aussichtsplattform angekommen, empfand ich beim Verlassen des Aufzugs erneut einen kurzen, plötzlichen Stich im Magen, konnte mich dann aber entspannen, während ich oben die Runde machte, um das Panorama zu bewundern. Dann näherte ich mich dem möglichen Verderben, einer Fläche aus Plexiglas, etwa 3 mal 6 Meter groß, von wo aus man 350 Meter tief senkrecht zum Boden hinunter schauen kann.

Obwohl diese Stelle absolut sicher ist, hatte ich zunächst ein höchst unangenehmes Gefühl, andere Menschen dabei zu beobachten, die an den Rand der Brüstung traten, um vorsichtig hinunter zu spähen. Dies zeigt, was für ein wundervoll kompliziertes Organ das Gehirn doch ist, das instinktiv auf ein falsches Gefahrensignal reagiert und so den Verstand außer Kraft setzt. Mit der hin und her schwingenden Musik in den Ohren ging es mir jedenfalls gut. Ich trat einen Schritt nach vorne und blickte ebenfalls ohne Angst hinunter. Ich überquerte auch den durchsichtigen Boden mehrere Male und ging dann weiter. Nur jemand mit derselben Phobie kann den Stellenwert meines Sieges über mich selbst richtig einschätzen.

Während ich den Turm erforschte, tauchte plötzlich eine Erinnerung auf. Ich bin mit sechs Jahren in Paris mit meinen Eltern und meiner Schwester auf den Eiffelturm gestiegen. Der Wind brachte den Turm zum Schwanken. Das Geländer war niedrig. Ich war dabei voller Entsetzen und befürchtete, dass der Wind mich hinunter blasen könnte. Später hat man die oberste Ebene geschlossen. Die bilaterale Stimulierung, die mich auf dem kanadischen Turm rettete, hatte nicht nur meine Angst bezwungen, sondern auch meine Erinnerung herauf beschworen, die wahrscheinlich der Ursprung meiner Ängste war. Als ich kürzlich wieder den Eiffelturm bestieg, diesmal mit Jonathan, kletterten wir zwei Drittel des Weges hinauf, auf Stufen aus eisernem Gitterrost, durch den man den Boden unten sehen konnte. Wir wären noch höher hinauf gestiegen, aber der weitere Aufstieg war verschlossen. Ich fühlte keine Angst. Es ist selten, dass es jemandem gelingt, zum Auslöser der Höhenangst in der Kindheit zurückzukehren, um sie dann zu beenden und loszulassen. Es war eine großartige Erfahrung.

Lampenfieber

Für einige Schauspieler liegt der Ursprung ihrer Bühnenangst in ihren Erlebnissen in der frühen Kindheit begründet. Auf der Bühne zu stehen, fühlt sich für sie an, wie erneut mit übergriffigen, überkritischen oder auch körperlich missbrauchenden Eltern konfrontiert zu werden. Daher ist das Erkennen und die Verarbeitung des Traumas auf emotionaler und neurophysiologischer Ebene das Wesentliche, um diese zeitweise lähmende Angst zu überwinden. EMDR in Eigenanwendung ist in einer solchen schweren Situation nicht zu empfehlen. Diese Schauspieler müssen mit einem ausgebildeten Therapeuten arbeiten.

Für andere Schauspieler ist das Auftreten nicht so vorbelastet, etwa wenn sie früher von einem Lehrer oder Klassenkameraden beschämt worden sind.

Bilaterale Stimulierung ermöglicht zumindest eine Reduzierung der Angst. Aber es ist unrealistisch zu glauben, dass Lampenfieber in Eigenarbeit völlig beseitigt werden kann. In meiner Arbeit mit Schauspielern habe ich herausgefunden, dass die anfangs vor dem Auftritt noch vorhandene Angst nach dem Hören der bilateralen Musik abgenommen hatte.

Schauspielern und Rednern mit Lampenfieber ist zu raten, einige Stunden bei einem EMDR-Therapeuten zu nehmen und zu schauen, ob das Lampenfieber eine tiefer liegende Ursache hat. Wenn dem nicht so ist oder wenn ein relevantes Trauma entdeckt und durchgearbeitet worden ist, dann sollte man in den letzten fünfzehn Minuten vor dem Auftritt bilaterale Musik hören. Während des Auftritts kann man andauernd und unmerklich die Fäuste drücken. Die Angst wird voraussichtlich abnehmen, auch wenn sie vielleicht nicht ganz verschwindet. Wenn man jedoch entdeckt, dass die Probleme komplexer sind, dann ist abzuklären, ob eine Langzeit-EMDR-Therapie angezeigt ist.

Je entspannter, desto besser ist mein Credo für meine eigene Arbeit. Ich höre bilaterale Musik kurz bevor ich einen Vortrag halte und gehe dabei meine Aufzeichnungen noch einmal durch. Dabei habe ich erlebt, dass mir die Musik sowohl verstärkte Entspannung als auch erhöhte Kreativität ermöglicht. Neue Ideen scheinen dann in mir aufzutauchen. Wenn ich ans Rednerpult trete, bin ich konzentriert. Aufgeregt, ja, von Adrenalin überschwemmt, nein. Ich kann es dann kaum erwarten anzufangen, weil ich meine neuen Ideen vortragen möchte. Während ich spreche, gerate ich in einen fließenden Ablauf, in dem mir die Worte wie von selbst zuzufliegen scheinen. Dabei bin ich sehr präsent und bin mir dessen bewusst, dass das, was ich sage, der in diesem Moment bestmögliche Ausdruck meiner Gedanken ist. Jede Spitzenleistung kann jedoch noch verbessert werden. Einer der Gründe, warum zum Beispiel Tiger Woods einen so großen Erfolg als Sportler hat, ist, dass er immer nach Wegen zur Verbesserung seiner Leistung sucht. Einer meiner Golffreunde fragte mich, ob ich glaube, dass ihm EMDR helfen könne. Ich war davon überzeugt und sagte es ihm. Mein Golffreund besaß einige Schwachstellen und Fehlerquellen in seinem Spiel, wenn er angespannt war. Ich ließ ihn sich die Situationen vorstellen, bei der ihm diese Fehler passierten. Er bemerkte, dass es vor allem zu Beginn des Spiels passierte, bevor er sich eingewöhnt hatte. Als er dies mit EMDR durcharbeitete, malte er sich aus, wie er einen tiefen Atemzug nähme und dabei den Schlag bedächtiger ausführte. Mit Golfern nutze ich immer eine zweigleisige Herangehensweise. Ich lasse sie etwa fünfzehn bis dreißig Minuten vor dem Start Kopfhörer tragen. Ich ermutige sie, sich dann die Zeit zu nehmen, alle Löcher zu spielen. Ich bitte sie, auf alles zu achten, was ihnen in den Sinn kommt, sei es Positives und Negatives. Wenn es negativ ist, leite ich sie an: „Lauf es heraus“, und wenn es positiv ist, sage ich: „Lauf es hinein.“ Wenn der Golfer einen guten Schlag getan hat, leite ich ihn dazu an zu visualisieren, wie es ausgesehen hat, als er lief und sich zu erinnern, wie es sich im Körper angefühlt hatte. Aber wenn der Schlag nicht gelungen war, sage ich ihm, er müsse das Gehen dazu nutzen, die negativen Gedanken, Gefühle und Bilder durch Gehen aus sich heraus zu entlassen. Beim Golf besteht die Chance, eine fortwährende Stimulierung durch das Gehen zur Verfügung zu haben.

Eigenanwendung von EMDR und Selbstbefragung

Wenn man sich in einer tiefen, anhaltenden oder akuten Depression befindet, kann nur eine intensive Arbeit mit einem Therapeuten helfen. Aber wenn man sich *nicht ganz in Ordnung* fühlt oder wenn etwas in einem nagt, das man nicht identifizieren kann, dann vermag die Eigenanwendung von bilateraler Stimulierung zu helfen. Wenn man die Rechts-Links-Stimulierung benützt, muss man darauf achten, was man fühlt und wo man es im Körper fühlt. Dann stimuliert man weiter und fragt sich: *Warum belastet mich dies gerade jetzt?* Die richtige Antwort liegt nur in einem selbst. Wenn man bereit ist, sich selbst zu vertrauen und dem zu folgen, wohin das Gefühl einen führt, wird eine Antwort auftauchen. Man sei nicht erstaunt, wenn die Antwort sehr schnell kommt. Je häufiger man diese Technik benutzt, desto wohler wird man sich damit fühlen und desto versierter wird man mit ihr umgehen. Diese Technik kann immer dazu genutzt werden, geringfügige Erscheinungsformen von seelischer Beklommenheit zu lindern, frei flottierende Ängste zum Beispiel oder das allgemeine Empfinden, dass körperlich etwas nicht in Ordnung ist, auch wenn man es nicht lokalisieren kann. Wenn man sich fragt: *Was belastet mich jetzt wirklich?*, wird die Antwort im Kopf blitzartig aufschießen: *Ich ärgere mich über die Art, wie mein Chef mich heute Morgen behandelt hat.* Wenn die Antwort schnell im Kopf entsteht, ist es wahrscheinlich die Wahrheit, auch wenn die Antwort im Augenblick in keinem Zusammenhang mit den Umständen zu stehen scheint. Wenn man dann weiter stimuliert, wird man mehr erfahren. Vielleicht wird sich das Thema auch in eine andere Richtung wenden und die Suche sich in einen größeren Bereich hinein ausweiten. Wenn jemand eine Frage in einer Therapiesitzung stellt, bitte ich denjenigen oft, sich diese Frage selbst zu stellen. Es ist dies dasselbe Vorgehen wie bei der Eigenanwendung, nur dass der Klient dabei sowohl der Fragende als auch gleichzeitig der Befragte ist. Man erinnere sich dabei immer an die Warnung: Bei dem ersten Anzeichen einer übermäßigen Belastungsreaktion unterbreche man den Prozess sofort und lenke die Aufmerksamkeit auf etwas Anderes, etwas Positives.

EMDR und Lernen

Eltern haben mir gesagt, dass ihre Kinder konzentrierter lernten und das Gelesene besser behalten könnten, wenn sie beim Lernen bilaterale Musik hörten. Diese Erkenntnis ist nicht von wissenschaftlichen Studien untermauert, sondern basiert allein auf der Beobachtung ihrer Kinder sowie auf ihrem eigenen Erleben. Wir können darüber nur spekulieren, warum dies so geschieht. Es kann auch nicht garantiert werden, dass dies immer so möglich ist. Ich selbst habe diese Reaktion auch bei mir festgestellt.

Ich arbeite mit einer großen Anzahl von Teenagern und jungen Erwachsenen, die Zugangstests zur Hochschule absolvieren wollen, mit College-Studenten, die ihr Abschlussexamen ablegen wollen und sogar mit zukünftigen Rechtsanwälten, die sich auf ihre Berufszulassungsprüfung vorbereiten. Bilaterale Stimulierung hilft, den Verstand zu schärfen, indem sie ihn freier macht, sachdienliche Information zu verarbeiten. Es zeigt sich, dass sie den Gedankenmüll beiseite räumt. Selbst bei einer einfachen Multiple-Choice-Frage wird sie oft helfen, die richtige Option zwischen den Möglichkeiten zu wählen, wenn man dabei die rechte und dann die linke Faust schließt. Sie kann dabei helfen, Blockaden bei einfachen Fragen zu überwinden, indem sie ermöglicht, die Gedanken klarer zu gliedern. Wenn man den Kopfhörer vor einem Test benutzt, wird die Angst reduziert, genau wie dies vor einem Auftritt auf der Bühne geschieht. Es sei noch einmal betont, es geht immer darum, Verbindungen (wieder) herzustellen.

Wenn ich bei meiner Arbeit entdecke, dass die Lebensgeschichte eines Menschen der erfolgreichen Arbeit bei einer Prüfung entgegensteht - wenn es bei ihm ein Kindheitstrauma gibt oder ein deutliches Anzeichen für eine Dissoziation - dann rate ich demjenigen, niemals eine Eigenstimulierung zu machen, weder vor dem Test noch zu irgendeiner anderen Zeit. Bei den Übrigen kann der Nutzeffekt bedeutend sein.

Schmerzsyndrome tendieren dazu, durch Stress zuzunehmen. Permanente Schmerzen sind selbst eine Ursache für Stress. Rechts-Links-Stimulierung kann Schmerzen oft lindern, besonders wenn sie stressbedingt sind. Man gehe aber mit Vorsicht ans Werk. Schmerz ist ein Signal des Körpers, dass etwas nicht stimmt, ein Signal, auf das man hören sollte und das medizinisch voll abgeklärt werden sollte. Wenn der Schmerz eng mit einer traumatischen Erinnerung verknüpft ist, kann bilaterale Eigenstimulierung ein zerstörerisches Werkzeug sein. Aber für geringere Schmerzen wie Muskelverspannung, leichte Rückenschmerzen und ähnliches kann eine langsame Stimulierung helfen, besonders wenn sie mit positiven Gedanken oder beruhigenden Bildern einhergeht. Man versuche, Orte im Körper zu finden, wo man schmerzfrei ist und frage nach einer Farbe, die dazu passt. Dann aktiviere man durch eine sanfte, langsame, bilaterale Stimulierung und beobachte, wohin die Gedanken wandern. Man kehre zeitweise dahin zurück, wo es sich nun angenehm im Körper anfühlt. Man imaginiere die Farbe, die dieses positive Gefühl begleitet und fahre mit der bilateralen Stimulierung fort. Dieselbe Technik kann bei emotionalen Missempfindungen, die mit einem Ort im Körper verbunden sind, angewendet werden. Man fokussiere zuerst auf positive Gedanken, auf gute Dinge in seinem Leben und umgebe den *schmerzenden Ort* mit ihnen. Dabei wird das Unwohlsein emotional und körperlich mit Positivem überlagert. Wenn man positive-gute und negative-schmerzende Orte im Körper nebeneinander da sein lässt und beide gleichzeitig erfühlt, kann eine optimistischere Perspektive aktiviert werden.

Eigenstimulierung vermag Verbindungen herzustellen, Blockaden zu beseitigen, Auftritte und Kreativität zu verbessern und leichte Schmerzen und Ängste zu lindern. Man kann sie dazu benutzen, sich emotional und sogar spirituell besser zu fühlen. Menschen begleiten oft Gebet oder Meditation mit bilateraler Stimulierung.

15. Ausblick

EMDR-Therapeuten haben erst einen kurzen Weg hinter sich, aber sie haben schon wahre Wunder vollbracht. Das Samenkorn von Francine Shapiros Idee aus dem Jahr 1987 ist zu einer Eiche mit vierzigtausend Ästen herangewachsen - EMDR-Therapeuten - und hat Millionen von Eicheln hervorgebracht, - Menschen, denen durch dieses wundervolle Handwerkszeug mit dem schwerfälligen Namen *Eye Movement Desensitization and Reprocessing* geholfen werden konnte.

Ich habe seit vielen Jahren EMDR angewendet, habe es auf meine eigene Weise weiter entwickelt, habe gesehen, wie es Traumata heilte, kürzlich entstandene oder seit längerem bestehende, und habe beobachtet, wie sich ein Wandel ins Positive vollzog, nicht nur bei Einzelnen, sondern auch bei Gemeinden und größeren Bevölkerungsgruppen. Natürlich weiß ich, dass wir erst am Anfang stehen. Wir können aber mit dieser Methode eine so schnelle und tief greifende Heilung bewirken, von der wir früher nur träumen konnten. EMDR könnte wie ein zentraler Punkt bei einem klinischen Rad angesehen werden, wobei die Vielzahl therapeutischer Therapieformen die Speichen sind, um im Bild zu bleiben. Das bedeutet, dass es eine größere Anzahl an klinisch-therapeutischen Ausrichtungen gibt, die EMDR in ihre Arbeit mit einbeziehen können: die Psychoanalyse, aber auch klientenzentrierte, körperzentrierte und verhaltenstherapeutische Therapiemethoden. Es geht in der Therapie immer darum, Verbindungen zu schaffen, um diejenigen zu heilen, die zerbrochen sind, also Verbindungen wieder aufzubauen, die zuvor nicht mehr existiert haben. EMDR vermag es, Körper, Geist, Gedanken, Gefühle und Geist zu aktivieren, dadurch disparate Anteile wieder zu integrieren und so Zerbrochenes wieder zu einem Ganzen werden zu lassen. Die EMDR-Therapie wird weiter wachsen und sich entwickeln. Sie wird sich nicht in ihrer grundlegenden Lehre verändern, aber unser Wissen über Körper, Gehirn und Geist und die Verbindungen zwischen ihnen wird zunehmen.

Die der EMDR-Behandlung zugrunde liegende Philosophie ist, dass emotionaler Wandel möglich ist und dass individuelle Heilung schnell und tief greifend bewirkt werden kann. In der EMDR-Arbeit öffnen Therapeut und Klient gemeinsam eine Tür zur Psyche und gehen hindurch. Keiner von beiden weiß, was sie dort erwartet. Der Raum, den sie betreten, wird für beide neu sein, angefüllt mit Unerwartetem. Dieser Raum aber, ist er einmal ausgeleuchtet, öffnet viele neue Türen zu neuen, unbekannten Räumen, die alle erforscht werden müssen, bis der Klient wieder zu seiner Ganzheit gefunden hat. Dabei blickt auch der Therapeut tiefer in sich selbst hinein, wird bereichert und kann dann dieses neue Wissen in seinem eigenen Leben und für seine therapeutische Aufgabe, andern zu helfen, nutzen.

Es bleiben Geheimnisse

Wir sind schon weit gekommen mit EMDR, aber wir können noch weiter gehen. EMDR blickt schon auf eine geraume Zeit in der Entwicklung, der Anwendung und der Verfeinerung seiner Technik zurück. Es wurde schon auf vielen Gebieten hilfreich eingesetzt. Bisher konnte jedoch auf neurophysiologischer Ebene nicht wirklich geklärt werden, wie und warum EMDR wirkt. Die Vorgänge im Gehirn, die dabei beteiligt sind, bleiben vorerst ein Rätsel trotz des schon weit fortgeschrittenen Verständnisses, das die Forschung in den neurophysiologischen Zusammenhängen durch Gehirnscanning gewonnen hat. Bis diese Geheimnisse gelüftet werden können, müssen Erklärungsversuche vorerst hypothetisch bleiben.

Es gibt indessen Untersuchungen, (auch ich bin daran beteiligt), bei denen während einer EMDR-Sitzung die Gehirntätigkeit eines PTBS-Kranken mittels eines MRT-Scanners beobachtet wurde. Dabei konnte zu Beginn der Sitzung einseitig eine größere Aktivität in der rechten Gehirnhälfte festgestellt werden. Das ist die Seite der emotionalen Verarbeitung bei einem Rechtshänder, so die Hypothese. Am Ende der Sitzung zeigte sich eine größere Ausgeglichenheit, nämlich eine gleichstarke Aktivität in beiden Gehirnhälften. Diese Untersuchungen befinden sich noch in den Anfängen. Die Reaktionen müssen noch besser gedeutet werden können.

Auch wenn die Wirkungsweise noch nicht wirklich geklärt ist, so zeigen sich doch atemberaubende Durchbrüche in unserem Verständnis der Interaktion zwischen Körper und Gehirn, also im gesamten System des Menschen, denn die Interaktion kann sowohl verhindern, dass sich emotionale Traumata festsetzen, als auch sie heilen. Je besser wir verstehen, auf welche Weise Erfahrungen im Leben das Gehirn beeinträchtigen, desto besser werden wir befähigt, die vom Trauma verursachten Wunden und ihre Begleitsymptome zu heilen. In der Zukunft vielleicht werden wir möglicherweise die Traumafolgen noch effektiver behandeln und eine bessere Prognose der Heilung stellen können, als wir das heute zu tun vermögen. Die Monitoraufnahmen des Gehirns während einer Therapiesitzung werden ein Teil dieses Forschungsprozesses sein, wobei man in der Zukunft sicherlich noch leistungsfähigere MRT-Geräte zur Verfügung haben wird.

Neben EMDR gibt es andere, weit entwickelte Methoden, die zum Heilungsprozess beitragen können. *Somatic Experience (SE)* beispielsweise beruht auf dem Konzept, dass gejagte Tiere keine PTBS entwickeln, weil sie in der Lage sind, die Folgen der Gefahr, in der sie sich befunden haben, abzuschütteln. Es fokussiert darauf, den Körper des Klienten, der im Trauma erstarrt ist, darin zu unterstützen, dass er sowohl den Sinneseindruck als auch die unvollendete Abwehrbewegung, die beide im Körper festgehalten worden sind, auflöst, beziehungsweise zum Abschluss bringt (so genannte biologische Komplettierung). Allerdings geht es hierbei weniger um die Beobachtung der direkten Verbindung zwischen Gedanken und Emotionen, was beim EMDR das zentrale Anliegen ist. Man kann viel von SE lernen, insbesondere dass hier auch die positiven, ressourcenvollen Empfindungen zum Ziel der Beobachtung gemacht und in den Therapieprozess eingebunden werden.

Auch die *Gedankenfeldtherapie (Thought Field Therapy, TFT)* kann mit EMDR zu einer neuen vielseitigen Therapieform kombiniert werden. TFT ist nach Aussagen ihrer Vertreter eine rasch wirkende, prozessorientierte Kurzzeittherapiemethode unter Einbeziehung des Körpers, beziehungsweise eines angenommenen *körperlichen*

Energiesystems. Die TFT-Methode wird teilweise als psychologische Akupunktur bezeichnet. Sie verbindet angewandte Kinesiologie mit dem östlichen Ansatz des Energieflusses - chi oder prana - und arbeitet mit Berühren oder Tapping von Akupunkturpunkten mit dem Ziel, Energie durch die Meridiane fließen zu lassen. Dies ist ein viel versprechender Ansatz, an dem weitergearbeitet werden sollte.

In der Psychotherapie wie auch in der Medizin verdient das uralte Heilerwissen, respektiert und erforscht zu werden. Es gibt bei der Heilung der menschlichen Psyche eine große Anzahl an Möglichkeiten des Herangehens genau wie auch in der Heilung des Körpers. Viele Ureinwohner auf allen Kontinenten arbeiten mit Trommeln, Klängen und Gesängen, was oftmals die bilaterale Stimulierung einschließt. Viele Forscher, ich einbegriffen, sind von dieser Möglichkeit fasziniert und erkunden die Wirkung von derartigen Klängen auf den Heilungsprozess. Damit können in unserer Zeit alte und neue Techniken in den Heilungsprozess integriert werden.

Die Zukunft von EMDR

Es wurde bisher beschrieben, dass das EMDR-Verfahren nicht nur innerhalb der Traumaheilung, sondern auch außerhalb derselben angewandt werden kann. Wenn dieses Verfahren Blockierungen beim Lernen, bei künstlerischen oder öffentlichen Auftritten oder in kreativen Berufen auflösen kann und auch Leistungsverbesserung bei denen bewirkt, die schon Spitzenleistungen erbringen, dann kann man sich vorstellen, welche Möglichkeiten in der Anwendung in der Zukunft liegen könnten!

Wenn die Kenntnis von der Wirkung bilateraler Stimulierungen weiter verbreitet und auch die Wirkung in größerem Umfang akzeptiert wäre, nämlich Blockierungen aufzulösen und Leistungen zu verbessern, müssten Athleten nicht länger unter anhaltenden Krisen leiden, müssten sich Schriftsteller, Schauspieler und Maler nicht mehr mit lähmender Blockierung quälen, könnten Studenten bei ihren individuellen Studien oder bei Examina die Kopfhörer mit bilateraler Musik benutzen und könnten Einzelheiten besser im Gedächtnis speichern und im Zusammenhang deuten.

Eine positive emotionale Erfahrung heilt unseren Geist, den Körper und die Seele, die alle Aspekte unseres integrierten Selbst sind. Für mich birgt diese Erfahrung eine neue Grundlage für den Glauben an einen natürlichen Fortschritt. Das habe ich erfahren, indem ich selbst EMDR-Therapie erhalten habe und auch anderen diese Hilfe weitergeben konnte. Ich selbst wurde geheilt und konnte andere heilen. Deshalb habe ich den Wunsch, dass sich Heilung über den ganzen Globus ausbreiten möge. Kein anderer Zugang zu seelischer Gesundung hat diesen Heilungsprozess jemals so direkt unterstützt.

Therapeuten haben sich zusammengeschlossen, um ihre Vorstellung von sozialer Verantwortung in einem ausgedehnteren Netzwerk zu verwirklichen. Meines Wissens wurde die Heilung einzelner noch nie zuvor so unmittelbar in eine umfassende, sozial verankerte, therapeutische Herangehensweise integriert. Francine Shapiro erkannte die Wirkungskraft von EMDR und ermöglichte damit Heilung an Orten des Traumas wie Oklahoma City. Traumaheilung, individuell oder national, bedeutet, dass Heilung den Teufelskreis der Gewalt durchbrechen kann und dass dadurch die Weitergabe des Traumas beendet werden kann.

Glaube ich daran, dass alle Probleme der Welt gelöst werden könnten und gelöst werden würden? Natürlich nicht. Aber mit Bedford-Stuyvesant und Belfast wurde immerhin schon ein Anfang gemacht. Ich glaube auch nicht, dass wir die Traumata, die unsere Gesellschaft quälen, allein durch die Anwendung von EMDR heilen können. Aber EMDR hat mich gelehrt, dass Dinge in einem Ausmaß verändert werden können, das ich früher nie für möglich gehalten hätte. Wenn dieses Verfahren ein Individuum verändern kann, indem es seine auseinander gefallenen Systemteile wieder zu einem Ganzen zusammenfügen kann, dann ist es nur ein weiterer Schritt dahin, die Wirkungskraft auch auf unsere Umgebung oder gar auf ganze Völker auszudehnen.

Gras drängt sich immer irgendwie durch die aufgebrochenen Risse von Straßen. Dinge bleiben nicht so, wie sie sind. Menschen müssen nicht dauerhaft mit PTBS-Symptomen leben, die ihr emotionales, physisches oder Familienleben belasten. Man denke nur an die Lokomotivführer der Eisenbahngesellschaft, die durch EMDR zu ihrer vollen Gesundheit zurückgefunden haben. Und wenn das

Hunderte waren, oder gar Tausende von ihnen, warum könnten es nicht Millionen werden? Wir könnten mit EMDR Heilung in die ganze Welt zu bringen. Eine großartige Phantasie und eine, für die es sich lohnt, sich einzusetzen.

Oft höre ich die Stimme von Bob Marley, die mir bei meinen ersten Erfahrungen mit EMDR durch den Kopf schoss:

> Emancipate yourself from mental slavery.
> None but ourselves can free our mind.

Anhang zur deutschen Ausgabe

Von EMDR zu Brainspotting

Es ist schon fast 10 Jahre her, dass die erste Ausgabe von *Emotional Healing at Warp Speed* erschienen ist. Vieles ist seither in der Welt in all diesen Jahren geschehen und vieles in meinem Leben. Das Buch wurde am 23. August 2001 auf den Markt gebracht, neunzehn Tage vor dem Angriff auf das World Trade Center. Die Vorgänge am 11. September haben die Welt nicht nur für die Menschen in New York verändert, nicht nur für die Amerikaner sondern auch für die Menschen in der übrigen Welt. Ich hatte bis dahin schon humanitäre Arbeit in den USA und rund um die Welt geleistet, aber diesmal ereignete sich die Tragödie sozusagen in meinem eigenen Hinterhof. Im Verlauf des darauf folgenden Jahres habe ich ehrenamtlich so viele Behandlungen durchgeführt, mit einzelnen und mit Gruppen, dass ich den Überblick über die Anzahl verloren habe. Ich weiß nur, dass es weit über dreihundert waren. In all den Jahren seither erhalte ich immer wieder Therapieanmeldungen von Überlebenden des 11. September. Dieses Megatrauma hat viele meiner früheren Ansichten und Überzeugungen in Frage gestellt. Ich sah mich gezwungen, neue Sichtweisen und neue Antworten auf das außergewöhnliche menschliche Leiden zu finden, das meinen Weg kreuzte.

Als ich 2003 mit einer sechzehn Jahre alten, sehr talentierten Eiskunstläuferin arbeitete, erlebte ich einen Durchbruch. Ich vermute, dass meine Arbeit mit den Überlebenden des elften September mich auf diese Erfahrung eingestimmt und mich dafür vorbereitet hat. Tara suchte mich wegen einer Blockierung in ihrem Eiskunstlauf auf. Sie war großartig im Training, machte aber im Wettkampf Fehler, sehr zum Verdruss ihres Vaters und des Coach. Tara und ich arbeiteten wöchentlich in neunzigminütigen Sitzungen. Wir benutzten dafür ein von mir entwickeltes integratives Programm zur Verbesserung von öffentlichen Auftritten, das sowohl *Somatic Experience* als auch eine Zerlegung des Bewegungsablaufs in kleinste Einheiten *(Mikrobewegungen)* mit bilateraler Musik beinhaltete. Tara arbeitete sehr hingebungsvoll und war an die Wiederholung von Übungsabläufen gewohnt wie alle ernsthaften Sportler. Sie hatte schon wichtige Erfolge errungen und hatte ihre wichtigsten Blockierungen und ihre lähmende Angst beseitigen können. Tara war dabei, in lokale und regionale Wettbewerbe von Eiskunstläufern aufzusteigen, aber sie war bei einem Sprung blockiert, der die Voraussetzung dafür war, einen höheren Rang im Turnier zu erlangen. Dieser Sprung, der dreifache Rittberger, der für normale Sterbliche kaum zu schaffen ist, gehört für einen Eiskunstläufer der Spitzenklasse noch nicht einmal zu den schwersten Sprüngen. Ihre Blockierung bei diesem Sprung zu beseitigen, war die letzte Hürde, die sie nehmen musste, um auf nationaler Ebene anzutreten. Wir versuchten es mit dem gesamten integrativen Programm, waren aber nicht in der Lage, diese letzte Blockierung zu überwinden. Und dann passierte es.

Ich leitete Tara an, sich bei ihrem Auftritt den Ablauf des dreifachen Rittberger vorzustellen und genau in dem Moment anzuhalten, wo es anfing, für sie schief zu gehen. Während sie das tat, benutzte ich eine Variante von EMDR, indem ich die Augenbewegungen sehr langsam durchführte. Als ich meine Finger vor ihren Augen auf der Höhe ihres Nasenrückens vorbei führte, begannen ihre Augenlider stark zu flattern und ihr Blick starr zu werden. Instinktiv hielt ich mit meinem Finger an dieser Stelle an. Es war, als ob eine große Hand mein Handgelenk packte. Daher hielt ich meinen Finger genau auf der Linie dieser Augenstörung an, und etwas Bemerkenswertes ereignete sich. Während der nächsten zehn Minuten entstand ein Verarbeitungsprozess wie ein Sturzbach und Tara berichtete jeden kleinen Schritt auf diesem Weg, so als ob sie ein Video anschauen würde. Neue Traumata tauchten auf, sowohl vom Eislaufen als auch aus ihrem persönlichen Leben, die wir dann durchprozessierten. Trauma nach Trauma wurde verarbeitet. Aber dies war es nicht, was meine Aufmerksamkeit am meisten erregte. Vielmehr war es das, dass Traumata wieder zum Vorschein kamen, die wir früher schon vermeintlich vollständig verarbeitet hatten. Sie tauchten erneut auf und wurden dieses Mal auf einer viel tieferen Ebene durchprozessiert. Die Sitzung endete und ich wusste, dass etwas Bedeutungsvolles geschehen war.

Am nächsten Morgen rief mich Tara aus dem Training an. Sie teilte mir begeistert mit, dass sie den dreifachen Rittberger problemlos gesprungen habe. Sie hatte auch seither nie wieder mit diesem Problem zu kämpfen. Ich erkannte, dass ich auf etwas Wichtiges gestoßen war. Ich begann, bei anderen Klienten auf ähnlich ungewöhnliches Augenverhalten zu achten. Immer wenn es wieder auftauchte, hielt ich mit dem Finger an und leitete den Klienten an, direkt auf den Finger zu schauen. Ich beobachtete, dass erneut tiefere, nachhaltige Prozesse auftraten. Viele meiner Klienten sind EMDR-Therapeuten. Ihre Antworten erregten meine Aufmerksamkeit. Sie berichteten, dass sich die Wahrnehmung innerhalb des Prozesses tiefgreifender anfühle als bei EMDR. Manche sagten: „Ich fühle es bis in meinen Hinterkopf." Alle fragten mich, was ich da täte, und ich erzählte ihnen von meiner Erfahrung mit Tara. Therapeuten sind Therapeuten - sie begannen schnell bei ihren eigenen Klienten mit meiner Entdeckung zu experimentieren. Innerhalb weniger Wochen erhielt ich viele Rückmeldungen, die meine eigenen Beobachtungen bestätigten. Dies überzeugte mich, dass mein neues Vorgehen einen Durchbruch bedeutet und dass es über das bisherige EMDR hinausging.

Ich begann, nach einem Namen für diese Technik zu suchen. Ich brütete einige Wochen darüber, bis mir der Namen *Brainspotting* einfiel. Wenn wir auf die Augenposition schauten, war es, als ob wir einen Ort oder eine Stelle im Gehirn fänden, die wichtige Informationen gespeichert halten. In den darauf folgenden zwölf Monaten stellte ich fest, dass jeder sichtbare Reflex, der in den Augen oder sogar im Gesicht des Klienten auftauchte, - wenn man bei einem Klienten das Gesichtsfeld scannte, also den Finger langsam horizontal vor dem Gesichtsfeld vorbei führte, - ein Brainspot ist. Solche Reflexe sind starkes oder häufiges Blinzeln, Erweiterung oder Verengung der Augen, Runzeln der Augenbrauen, Bewegen des Kopfes, Schnauben, starkes Schlucken oder Lecken der Lippen. Ich war immer wieder erstaunt, wie stark die Reaktionen jeweils waren, die die verblüffenden Ergebnisse übertrafen, die ich früher mit EMDR erreicht hatte. Bei den Klienten trat die Besserung schneller ein.

Einen Monat nach meiner Entdeckung nahm ich auf Einladung des Berliner Instituts für Traumatherapie an einem Therapeutentreffen auf der griechischen Insel Hydra teil. Ich wurde von Oliver Schubbe eingeladen, dem Leiter des Instituts. Während dieses Treffens teilte ich Oliver Schubbe und anderen anwesenden Therapeuten meine Entdeckung mit und führte mehrere Sitzungen mit meinem neuen Behandlungsansatz durch. Alle waren begeistert und unterstützten die Idee. Oliver Schubbe gab mir einen guten Hinweis: „Brainspotting ist ein guter Weg, zugleich von innen nach außen und von außen nach innen zu schauen." Oliver wurde der erste Trainer, der außer mir Brainspotting-Trainingskurse anbietet. In Berlin habe ich die ersten Trainingskurse für Fortgeschrittene gegeben. Dies zeigt die enge Verbindung des Brainspotting, die mit Deutschland beziehungsweise mit Oliver Schubbe besteht.

Nachdem ich in die USA zurückgekehrt war, geschah wieder etwas Bemerkenswertes. Während ich mich noch bemühte, von außen Reflexe bei den Klienten zu erkennen, um Brainspots zu lokalisieren, begannen einige Klienten, mich von sich aus anzuleiten. „Sie sind gerade daran vorbei gegangen", oder „Es ist mehr da drüben." Sie leiteten mich nicht durch das an, was ich von außen bei ihnen entdeckt hatte, sondern durch ihre innere Wahrnehmung des Brainspots. Ich erkannte dadurch, dass es zwei Arten gibt, den Brainspot zu finden. Ich nannte die erste, die originale Methode, „Outside Window" und die zweite Art des Herangehens „Inside Window" und benutzte dabei eine Metapher von Shakespeare, der sagte, dass die Augen das Fenster zur Seele seien.

Nach einem Jahr der Weiterentwicklung beschloss ich, erneut ein Brainspotting-Training durchzuführen. Ich entwickelte ein zweitägiges Modell und bot es in Boston, New York und Chicago zusammen mit Lisa Schwarz an, die meine Co-Entwicklerin in Brainspotting wurde. Ich war noch unsicher, wie der Trainingskurs und die neue Methode aufgenommen würden, aber alles lief gut. Meine neue Methode wurde damit offiziell in die Welt gesetzt. Bald darauf leitete ich mein erstes internationales Training, das natürlich in Berlin unter Oliver Schubbes hilfreicher Schirmherrschaft durchgeführt wurde.

Seit diesen ersten Workshops wurden Fortbildungsseminare mit über 3000 Therapeuten durchgeführt. Brainspotting wurde bisher gelehrt in Argentinien, Australien, Brasilien, Deutschland, Ecuador, Israel, Österreich, Portugal, Rumänien, Spanien und der Türkei. Ich habe fünf Brainspotting-Trainer in den USA ausgebildet und zehn international. Die eingangs beschriebene Entdeckung mit der sechzehnjährigen Eiskunstläuferin hat meine kühnsten Erwartungen übertroffen.

In der Folge habe ich mit Unterstützung anderer Kollegen weitere Möglichkeiten auf dem Wege dahin entwickelt, Punkte im Gesichtsfeld zu finden, um tief im Gehirn der Betroffenen Heilungsprozesse zu ermöglichen. Diese neuen Möglichkeiten sind:

- die Nutzung des dreidimensionalen Gesichtsfeldes,
- unsere Tendenz, im Alltag auf Dinge zu starren,
- die Nutzung einer Ein-Auge-Position für eine größere Genauigkeit,
- das Finden multipler Spots, wobei man sich mit den Augen von einem Spot zum andern bewegt.

Zusätzlich hat Lisa Schwarz das *Ressourcenmodell* entwickelt. In dieser Herangehensweise werden Brainspots lokalisiert, die im Körper mit Gefühlen von Ruhe und Geerdet-Sein verbunden sind. Dadurch kann Brainspotting auch bei den fragilsten und den am schlimmsten verletzten Klienten sowie bei dissoziativen Klienten angewendet werden, ohne dass diese *überschwemmt* werden.

In meiner Lehrtätigkeit habe ich die einzigartigen Therapiemöglichkeiten betont, die durch Brainspotting eröffnet werden. Obwohl es im Grunde ein technisches und gehirnbasiertes Vorgehen ist, ist es auch stark in der therapeutischen Beziehung verankert. Ich habe das *Dual Attunement Model* genannt, weil sich der Therapeut in einer Beziehung zum Klienten befindet und zugleich auf dessen Neurophysiologie einwirkt. Brainspotting hat somit die einzigartige Eigenschaft, einen Fokus zu setzen und zugleich auf der Beziehungsebene zu wirken. Beides sind notwendige Elemente, um die tiefsten psychischen Wunden zu heilen. Grundlegend für Brainspotting ist, dass *keine Erwartungen* auf Seiten des Therapeuten bestehen. Ebenso grundlegend ist das phänomenologische Modell, wonach das menschliche System in der Blickrichtung sowohl von innen nach außen als auch von außen nach innen verstanden werden kann. Dieses Aufeinanderabgestimmtsein mit den angeborenen Selbstheilungsfähigkeiten des Menschen kann mit dem Brainspotting-Modell erreicht und in einen Rahmen gebracht werden. Brainspotting sollte als ein offenes, integratives Modell verstanden werden, das die anderen Therapieverfahren anerkennt und sich ihnen einfügt. Gebietskämpfe und Territorialverhalten haben in der Durchführung und in der dem Brainspotting-Modell zugrunde liegenden Haltung des Therapeuten keinen Platz.

Ich schaue mit Spannung nach vorne, wohin sich Brainspotting in der Zukunft entwickeln mag. Es ist derzeit ein internationales Phänomen, das auf seinem Weg über mich hinaus gewachsen ist. Es wurde von zahlreichen anderen auf psychotherapeutischem Gebiet und in anderen Therapiegebieten geformt, beeinflusst und entwickelt. Brainspotting wird daneben auch auf anderen Gebieten genutzt, insbesondere um öffentliche Auftritte zu verbessern, Kreativität zu fördern und Leistungen auf der Bühne oder beim Lernen zu steigern. Da Brainspotting von neuen Herangehensweisen und von den Menschen beeinflusst worden ist, die diese Herangehensweise entwickelt haben, ist es meine Hoffnung, dass meine Arbeit auch andere inspirieren wird, um neue, vielleicht sogar noch effizientere Methoden zu entwickeln.

Oktober 2010

Interview mit David Grand

Renate Schelling: Herr Grand, Sie haben gerade am „Institut für Traumatherapie Oliver Schubbe" in Berlin ein fünftägiges Brainspotting Intensivtraining geleitet. Wie haben Sie Brainspotting entwickelt und was ist das für eine Methode?

David Grand: Ich habe Brainspotting entdeckt, als ich langsame Augenbewegungen anleitete. Das war eine Variante von EMDR. Ich arbeitete mit einer sechzehnjährigen Eiskunstläuferin, einer US-amerikanischen Meisterschaftsläuferin. Sie verfolgte ganz langsam meine Finger nach links und rechts. Und als sich meine Finger gerade wieder ihrer Nase näherten, sah ich, wie ihre Augen ganz stark zuckten, dann erstarrten und die Blickrichtung wie eingefroren blieb. Als das passierte, war ich überrascht und statt meine Finger weiter hin und her zu bewegen, hielt ich meine Hand direkt in einer Linie mit der Stelle, an der diese Augenreaktion aufgetreten war. Meine Hand befand sich nicht direkt vor ihrem Gesicht, sondern ungefähr anderthalb Meter von ihr entfernt. In diesem Moment und in den folgenden zehn Minuten beobachtete ich ein erstaunliches Ausmaß dessen, was wir Prozessieren nennen, eine innere Erfahrung, bei der eine innere Wahrnehmung auf die nächste folgt.

Ich hatte ein Jahr lang sehr intensiv mit ihr gearbeitet, und sie hatte fast alle Probleme bewältigt, die mit ihrer Leistungsangst und ihren Leistungsblockaden zu tun hatten. Was mich aber überraschte, war, dass in zehn Minuten so viele neue traumatische Erinnerungen und Blockaden auftauchten, auch andere negative Erfahrungen wie Verletzungen, Niederlagen und Familienprobleme, die zuvor noch nie aufgetaucht waren.

R. S.: Dann hatten Sie mit ihr vorher schon mit EMDR gearbeitet?

David Grand: Es war eine Kombination aus EMDR, *Somatic Experiencing* und meiner eigenen Vorgehensweise beim Sportlercoaching. Dazu gehört, die Bewegung sehr langsam zu machen, was wir *Micro Movement,* also Zeitlupenbewegung nennen, und den Körper zu beobachten, in welcher Position er die negative Erfahrung festhält. In diesen zehn Minuten kamen also all diese verschiedenen traumatischen oder belastenden Erfahrungen hoch, die vorher noch nie aufgetaucht waren und die Klientin konnte sie verarbeiten und loslassen. Was mich aber noch viel mehr erstaunte, war, dass sich Themen, die wir vorher schon vollständig bearbeitet hatten, noch einmal öffneten und eine tiefere Ebene der Verarbeitung erreichten. Nachdem die zehn Minuten vorüber waren, hörte das Zucken auf, die Erstarrung löste sich und alles ging normal weiter. Ich hielt das für eine sehr interessante Erfahrung, aber nicht wirklich für so bedeutsam. Am nächsten Tag rief sie mich jedoch direkt aus dem Eislaufstadion an und erzählte mir, dass das Problem, an dem wir gearbeitet hatten - die Unfähigkeit, den dreifachen Rittberger zu springen - sich vollständig aufgelöst hatte. Und sie sprang den dreifachen Rittberger ohne jegliche Schwierigkeit. Das Problem ist seither nie wieder aufgetaucht.

R. S.: Das klingt fast nach Zauberei.

David Grand: Es klingt wohl nach Zauberei, aber es geht im wahrsten Sinne des Wortes um einen Zugang zum Gehirn und dorthin, wo das Problem im Gehirn zu finden ist.

R. S.: Ich vermute, das macht Brainspotting zu einer besonderen und therapeutisch tiefer gehenden Methode als zum Beispiel EMDR.

David Grand: Nun, das Besondere an Brainspotting ist tatsächlich, das menschliche Gesichtsfeld als Medium zu verwenden, um Zugang zu der im Gehirn gehaltenen negativen Erfahrung zu finden. Ein Merksatz, den ich geprägt habe, lautet: „Wohin wir schauen, beeinflusst, wie wir uns fühlen." Und jeder weiß das irgendwie, aber wir sind uns normalerweise dessen gar nicht bewusst, dass wir uns unterschiedlich fühlen, je nachdem in welche Richtung wir blicken, oder dass wir das, was wir tun oder denken, dann sehr unterschiedlich erleben. Mit Brainspotting - und großer Aufmerksamkeit - können wir die ganze Fülle der verschiedenen Positionen des Gesichtsfeldes nutzen, um entsprechende Positionen im Gehirn zu erreichen.

R.S.: Seit wann verwenden Sie Brainspotting als Behandlungsmethode?

David Grand: Ich habe Brainspotting 2003 entwickelt, als ich die geschilderte Beobachtung machte. Seither habe ich viele methodische Elemente für Brainspotting entwickelt. Ich bringe also je nach Klient unterschiedliche Elemente zum Einsatz. Und es ist sehr einfach, die verschiedenen Elemente von Brainspotting zu variieren und zu kombinieren und auch Brainspotting mit anderen therapeutischen Verfahren zu kombinieren. Brainspotting wurde für die Integration mit anderen Methoden und Verfahren entwickelt, die vom Therapeuten in der Regel schon wirksam verwendet werden.

R.S.: Sprechen Klienten leicht auf Brainspotting an, oder ist es manchmal schwer, ihnen zu erklären, wie das geht?

David Grand: Ich will zunächst betonen, dass Brainspotting, obwohl es einen direkten Zugang zum Gehirn ermöglicht, nicht zur Selbstanwendung gedacht ist, sondern zum Einsatz im Rahmen einer therapeutischen Beziehung. Es ersetzt nicht die therapeutische Beziehung, sondern ergänzt sie nur, indem sie dem Therapeuten eine zielgerichtetere und effektivere Arbeitsweise ermöglicht. In jeder Therapie, ganz besonders aber auch bei Brainspotting, kommt es auf die Fähigkeit des Therapeuten an, seinen Klienten zuzuhören und ihnen zu helfen, sich sicher zu fühlen und Vertrauen zu entwickeln.

R.S.: Welches Menschenbild steht hinter dieser Form der Therapie?

David Grand: Das ist eine äußerst wichtige Frage. Im menschlichen Gehirn gibt es Billiarden von Verbindungen. Eine Billiarde ist eine

Milliarde mal eine Million, das ist fast unendlich viel. Das Gehirn hat diese riesige Zahl an Verbindungen, weil es die Aufgabe hat, jede Körperzelle, jedes Körperorgan und jedes System im Körper zu beobachten, sogar sich selbst, um alle Funktionen regulieren zu können. Meistens funktioniert alles auch so. Aber wenn es einer Korrektur bedarf, sei es bei einer körperlichen Erkrankung oder einem emotionalen Problem, erkennt das Gehirn das Problem sofort und wird aktiv, um es zu korrigieren. Es gibt natürlich auch Ausnahmen bei körperlichen oder emotionalen Problemen, die das Gehirn nicht lösen kann. Das Gehirn findet dann zum Beispiel heraus, wo das Problem liegt, findet aber vielleicht keine Lösung, oder es erkennt nicht, wo im *System* das Problem lokalisiert ist. Mit *System* ist das Nervensystem gemeint, das nicht nur aus dem Gehirn, sondern auch aus der Wirbelsäule und den Nerven, die den gesamten Körper durchziehen, besteht.

Mit Brainspotting können wir tatsächlich die Fähigkeit des Gehirns nutzen, sich selbst bis hinunter auf die Zellebene zu beobachten und zu regulieren, während wir über die Augenposition eine Position im Gesichtsfeld fokussieren. Wir helfen dem Gehirn, herauszufinden, wo das Problem im Gehirn und im Körper sitzt. Und dann halten wir den Fokus dort, während das Gehirn das Problem löst, an dessen Lösung es vorher schon selbstständig gearbeitet hatte. Das ist ganz ähnlich wie beim Immunsystem, wo die Selbstheilungskräfte gelegentlich überfordert sind und dann eine medizinische oder andere Behandlung erforderlich wird.

Das Menschenbild von Brainspotting basiert also darauf, dass das Gehirn und das Nervensystem auf Selbstregulation angelegt ist und dass nur dann Hilfe von außen nötig ist, wenn in diesem Prozess der Selbstregulation und Selbstheilung eine Störung auftritt. Brainspotting bietet in solchen Fällen einen sehr spezifischen Ansatzpunkt.

R.S.: Welche Anwendungen gibt es für Brainspotting?

David Grand: Brainspotting wurde ursprünglich zur Behandlung psychischer Störungen wie psychischer Traumatisierungen, Angststörungen, depressiver Störungen und Störungen des Sozialverhaltens entwickelt. Da es mit Brainspotting so direkt möglich ist, das

Gehirn, das Nervensystem und den Körper zu erreichen, kann es aber auch sehr wirksam zur Behandlung somatoformer und psychosomatischer Störungen eingesetzt werden. Wir setzen Brainspotting auch bei Aufmerksamkeitsdefizitstörungen (ADHS), chronischer Müdigkeit, Fibromyalgie und chronischen Schmerzsyndromen ein sowie auch ganz grundsätzlich bei stressbezogenen Störungen.

Brainspotting bietet die Möglichkeit, damit den ganzen Ablauf der Behandlung zu gestalten oder diesen auch nur zu ergänzen, zum Beispiel bei Suchterkrankungen oder körperlichen Erkrankungen. Auch hier kann Brainspotting als ergänzende Methode dem Gehirn helfen, das Problem zu erkennen und zu verarbeiten. Brainspotting ist oft auch zur Vorbereitung auf eine Operation hilfreich, um den Körper auf die Operation vorzubereiten, um sich dabei besser entspannen zu können, den Eingriff leichter zuzulassen und sich danach schneller wieder davon erholen zu können.

R.S.: Was war bisher die bemerkenswerteste Erfahrung mit Brainspotting?

David Grand: Nun, es gibt immer wieder so viele bemerkenswerte Erfahrungen, sowohl in meiner eigenen Praxis als auch in den Praxen meiner Absolventen, dass wir da leicht aus einem ganzen Ozean von Erfahrungen fischen können. Eine, die mir gerade in den Sinn kommt, ist die eines Mannes, der elf Jahre alt war, als seine Mutter von seinem Stiefvater ermordet wurde. Er war damals im Internat und erfuhr die Geschichte erst drei Monate später. Er konnte sich seither nie mehr daran erinnern, wie seine Mutter ausgesehen hatte, auch nicht an ihr Gesicht, und er hatte auch kein Foto von ihr. Ich arbeitete mit ihm, als er Mitte sechzig war und Hypnose, Altersregression und viele andere Methoden ausprobiert hatte, ohne das Bild seiner Mutter wieder zu finden.

Während der Behandlung mit Brainspotting fand ich mit ihm den Punkt im Gesichtsfeld, der mit dem Punkt im Gehirn assoziiert war, wo das Bild seiner Mutter gespeichert war. Beim Fokussieren auf diesen Brainspot zeigten sich zunächst traumatische Erinnerungen und Verlusterfahrungen und viel Trauer. Nachdem diese jedoch verarbeitet waren, tauchte das Bild der Mutter nach 55 Jahren plötzlich wieder auf.

Andere Beispiele bieten Menschen, deren Leben eingeschränkt war, weil sie bestimmte Dinge nicht mehr tun konnten, wie etwa bei einer Phobie vor dem Autofahren oder einer Aufzugphobie. Wenn jemand mit Aufzugphobie im sechzigsten Stock eines Bürogebäudes arbeitet, dann muss er jeden Tag hundertzwanzig Stockwerke zu Fuß gehen oder sich in einem Zustand totaler Panik in den Aufzug zwingen und beides kann einem das Leben sehr schwer machen. Es gab Klienten, die viele Jahre lang an einer Aufzugphobie gelitten hatten und das Problem entweder schon nach wenigen einzelnen oder auch erst nach zehn bis zwanzig Sitzungen mit Brainspotting gelöst hatten. Dann gewinnen diese Menschen wieder ihr früheres Leben zurück und können wieder so funktionieren, wie sie es konnten, bevor das Problem aufgetaucht war.

Fahrangst (Amaxophobie) ist ein anderes gutes Beispiel, weil sie den Lebensalltag auch sehr behindert, besonders wenn man täglich auf der Autobahn zur Arbeit fahren muss. Es gab Klienten, die nach vielen von Fahrangst geprägten Jahren schon nach ein oder zwei Brainspotting-Sitzungen davon befreit waren.

Wir setzen Brainspotting auch im Coaching ein. Viele Menschen haben Angst davor, öffentlich zu reden. Es gibt ja den Witz darüber, dass diese Angst oft größer sei als die Angst vor dem Tod, so dass der Redner, der die Grabrede hält, den Toten dafür beneiden würde, dass er nicht mehr reden muss. So schlimm kann diese Angst tatsächlich sein.

Redeangst, diese Form der Bühnenangst, ist nie so einfach wie sie erscheint, weil dahinter traumatische oder andere negative Erfahrungen stehen, die die Person in ihrem Leben gemacht hat, oft seit frühester Kindheit. Ich habe mit Schauspielern gearbeitet, die nicht mehr auf die Bühne gehen konnten, wirklich begabte Schauspieler, die ihren Beruf liebten, und die nach Brainspotting wieder auf die Bühne zurückkehrten. Sie konnten ihre Karriere oft nicht nur fortsetzen, sondern erreichten mit Hilfe von Brainspotting eine neue Ebene künstlerischen Ausdrucks.

R.S.: Wie sind Sie dazu gekommen, in Europa zu lehren?

David Grand: Obwohl ich ein Amerikaner bin, ein New Yorker, war ich immer am Weltgeschehen interessiert und international orientiert. Im Alter von sieben Jahren nahmen meine Eltern meine Schwester und mich einen Monat lang aus der Schule, um mit uns Europa und den Mittleren Osten zu bereisen, was in mir einen tiefen Eindruck hinterlassen hat. Ich habe noch viele lebhafte Erinnerungen an die Bahnfahrten durch Belgien und Holland, an Paris und Italien, an Jugoslawien und Dubrovnik. Ich könnte noch mehr erzählen. Auf diese Weise habe ich den internationalen und multikulturellen Austausch sehr früh schätzen gelernt.

Glücklicherweise war ich schon vor meiner Arbeit mit Brainspotting als Ausbilder für *Natural Flow EMDR* in Europa, Südamerika und im Mittleren Osten. Ich war mir bei Brainspotting von Anfang an sicher, dass ich - als Amerikaner - nicht in die Falle tappen würde, Brainspotting als amerikanisches Phänomen zu entwickeln. Bei meiner Ausbildungstätigkeit in Europa und Südamerika kam es mir darauf an, nicht Amerika als Zentrum zu sehen, sondern dass jedes Land und jede Kultur ihre eigene Art und Weise, Brainspotting zu verstehen und anzuwenden entwickeln würde.

Eines meiner ersten internationalen Brainspotting-Trainings fand an dem von Oliver Schubbe geleiteten Institut für Traumatherapie in Berlin statt. Ein oder zwei Monate nach meiner Entdeckung von Brainspotting war ich schon bei einem von Oliver Schubbe veranstalteten Seminar auf der griechischen Insel Hydra. Ich erzählte ihm von Brainspotting, und schon im nächsten Jahr begann ich, Brainspotting in Berlin zu lehren.

Jedes Jahr holte Oliver Schubbe mich wieder nach Deutschland, um dort Brainspotting-Grundkurse (I) und Fortgeschrittenenkurse (II) zu lehren. Sie haben vorhin die Tatsache erwähnt, dass wir gerade ein Intensivseminar beendet haben. Das ist das am meisten fortgeschrittene Seminar, das ich anbiete. Diese Woche fand es zum ersten Mal in Berlin statt.

Oliver Schubbe hat in Deutschland, Österreich und der Schweiz inzwischen auch seinerseits über zweihundert Psychotherapeuten in Brainspotting ausgebildet. Unter seiner Leitung hat Brainspotting eine Form angenommen, die ich in meiner Sprache und Kultur nie hätte entwickeln können. Er holt mich immer wieder zurück nach Berlin, um die Entwicklung von Brainspotting gemeinsam auf eine neue Ebene zu bringen, immer mehr deutschsprachige Psychotherapeuten auszubilden und dadurch immer mehr deutschsprachige

Klienten zu erreichen. Auf diese Weise ist Brainspotting wirklich schon zu einem deutschen beziehungsweise deutschsprachigen Phänomen geworden.

R.S.: Auf welchen Gebieten wird Brainspotting eingesetzt?

David Grand: Brainspotting kann überall da eingesetzt werden, wo es um das menschliche Gehirn und Nervensystem geht und darum, Probleme zu lösen oder zu helfen, das Wohlbefinden zu erhöhen. Auch bei Leistungsthemen – ob es nun um sportliche oder kreative Leistungen geht – hat Brainspotting seinen festen Platz. Wir verwenden Brainspots, um über die Blickrichtung herauszufinden, wo das Problem oder das Trauma im Gehirn oder Körper aufrechterhalten wird. Wir können die Augenposition im Gesichtsfeld aber auch dazu einsetzen, um Talente oder andere Fähigkeiten eines Menschen zu lokalisieren.

Ich habe mit vielen Schauspielern daran gearbeitet, den Brainspot für eine bestimmte Rolle zu finden. Das nennen wir den Rollen-Spot. Es ist ziemlich faszinierend und sehr wirksam, wie ein Schauspieler, der vorher nur eine Vorstellung von seiner Rolle hatte, seine Rolle dann plötzlich in seinem Körper fühlt und spontan deren Biografie ausspinnt. Das ist dann nicht die eigene Biografie, sondern die der Rolle.

Schauspieler recherchieren, entwickeln und arbeiten oft die Geschichte ihrer Rolle aus, aber mit Brainspotting geschieht dies ganz spontan vom Gehirn und Körper her. Und tatsächlich entsteht es dadurch, dass sie die Stelle im Gehirn finden, die die Rolle repräsentiert. Das ist der Ort, von dem aus die Rolle ihre eigene Geschichte erzählen kann. In den USA und wahrscheinlich auch in Deutschland werden immer wieder Filme mit Schauspielern gezeigt, mit denen ich gearbeitet habe, und die mit Hilfe von Brainspotting tatsächlich ihre eigene Rolle entwickelt haben.

Brainspotting wird auch relativ viel im Bereich der Sportpsychologie eingesetzt. Eine Tatsache, die weitgehend unterschätzt wird, ist das Ausmaß von Leistungsproblemen bei professionellen Sportlern. Die Sportler und die Teams versuchen, die Leistungsprobleme nicht nach außen dringen zu lassen, so dass die Leute das nicht mitbekommen. Und die häufigste Ursache von Leistungsblockaden im

Sport sind Sportverletzungen. Jeder Sportler, der für den World Cup oder für Olympia trainiert, hat sehr früh zu trainieren begonnen und dann die ganze Kindheit und Jungend hindurch bis hin ins Erwachsenenalter immer wieder Verletzungen erlitten. Sportverletzungen sind häufig mit psychischen Traumatisierungen verbunden, die sich im Gehirn und Körper aufsummieren und irgendwann dann die Leistung beeinträchtigen.

Mit Brainspotting können wir nicht nur herausfinden, wo traumatisierende Gedächtnisinhalte im Gehirn oder im Körper festgehalten werden, sondern dasselbe natürlich auch bei Sportverletzungen. In einem zweiten Schritt kann Brainspotting Sportler aber auch unterstützen, ein höheres Leistungsniveau zu erreichen. Damit meine ich nicht nur, Leistungsblockaden zu überwinden, sondern tatsächlich ein höheres Niveau zu erreichen. Wir können diesen Effekt bei Schauspielern, Sängern, Tänzern, Musikern, Schriftstellern, Malern und anderen kreativen Künstlern gleichermaßen beobachten.

R.S.: Ich weiß, dass Sie selbst auch kreativ arbeiten, Sie produzieren diese bilateralen CDs. Warum verwenden Sie während Brainspotting außerdem noch bilaterale Musik?

David Grand: Das ist eine interessante Geschichte aus meiner Zeit als EMDR-Therapeut. Als kreativer EMDR-Therapeut habe ich alle möglichen Arten EMDR zu machen ausprobiert, und eine Variante war, Geräusche zu benutzen, die von einem zum anderen Ohr gingen. Damals gab es für EMDR nur primitive Tonkästchen, die ein rechts-links abwechselndes Klickgeräusch erzeugten. Das Klicken war stereotyp und ziemlich nervtötend. So überlegte ich mir also, richtig entspannende Musik oder Naturgeräusche aufzunehmen, um nicht nur den beruhigenden Effekt der bilateralen Stimulierung zu nutzen, sondern auch den beruhigenden und heilsamen Effekt der Musik. Ich fing also an und machte meine erste CD. Die Leute mochten sie und wollten neue Musik, und ich machte eine zweite CD. Inzwischen sind auf diese Weise acht CDs entstanden. Um es kurz zu machen: Die Musik-CDs waren eine Ergänzung zu den langsamen Augenbewegungen, um EMDR auf möglichst beruhigende Art und Weise einzusetzen.

Nachdem ich Brainspotting entdeckt und herausgefunden hatte, dass die Blickrichtung so eng mit inneren Prozessen verbunden ist und Traumata auflösen kann, verwendete ich zunächst keine bilaterale Musik mehr. Einige Klienten fragten dann aber: „Warum können wir nicht die Musik hören, während wir Brainspotting machen?" Und natürlich hatten sie Recht. Ich hörte also auf meine Klienten, sie brachten wieder ihre Kopfhörer mit in die Praxis, und ich beobachtete, dass Brainspotting - so wirksam es auch bereits war - noch effektiver wurde. Ich stellte fest, dass die Musik im Hintergrund bilateral wechseln und das Gehirn anregen kann, während der Klient mit den Augen einen bestimmten Brainspot fixiert, und dass beides gut zusammen passt und sich sogar gegenseitig verstärkt.

Es überrascht mich immer wieder, dass, egal in welches Land ich gehe und welche Kultur ich besuche, Brainspotting immer wieder genauso wirksam ist. Und egal wie verschieden die Menschen sind, wie verschieden ihre Biografien, ihre Kultur und Sprache sind, das Nervensystem ist grundsätzlich bei allen Menschen gleich. Die Probleme, die unser Nervensystem entwickelt, stammen von Stress und traumatischen Erfahrungen. Die Herausforderungen des Alltags spiegeln sich darin auf die gleiche Art, ob in Deutschland, Brasilien, der Türkei oder Kalifornien, und die Menschen reagieren - so verschieden sie sind - in genau der gleichen Art und Weise. Was immer wieder geschieht ist, dass das Erregungsniveau fällt, ihr Sicherheitsempfinden gestärkt wird, wie auch ihre Fähigkeit, sich zu entspannen. Die Erfahrung ist immer wieder die, dass, was auch immer vorher belastend war, nach und nach in den Hintergrund zu treten scheint. Die Probleme treten nach hinten, und die Menschen können ihr Leben fortsetzen. In jeder Sprache hören wir immer wieder dieselben Worte, das ist wirklich bemerkenswert und genau genommen sogar recht erstaunlich. Die Sache mit Brainspotting ist auch die: In meiner psychoanalytischen Ausbildung in den Siebzigern sprachen wir nie vom Gehirn. Unsere Lehrer lehrten uns nie etwas über das Gehirn, sondern alles war die Psyche oder die Persönlichkeit. Die Neunziger wurden dann das Jahrzehnt des Gehirns, und plötzlich nahm rasant zu, was über das Gehirn gelehrt wurde. Dies erweiterte sowohl das Wissen über das Gehirn, als auch das Verständnis der Psyche. Die Dinge entwickeln sich jedoch langsam. So sehr sich auch auf Gehirnfunktionen basierende Therapiemethoden entwickelten, so langsam näherten sie sich auch wieder dem Gehirn an. EMDR und andere Methoden in den späten Achtzigern und in den Neunzigern waren sehr wirksam und brachten die Entwicklung weiter. Aber sie waren nicht exakt genug, um herauszufinden, wo sich psychische Inhalte im Gehirn lokalisieren lassen. Es ist nicht sehr ökonomisch, jeden Klienten in einen Computertomografen zu stecken, weil solche Untersuchungen pro Aufnahme viel zu viel kosten. Wir sind jedoch in der Lage, das Gesichtsfeld zu nutzen, um das menschliche Gehirn zu scannen, um zu scannen, wo das Problem sitzt und wo die Stärken und die Überlebenskraft zu finden sind. In dieser Hinsicht ist EMDR schon sehr weit an der vordersten Front gehirnbasierter Methoden. EMDR ist eine Zusatzmethode. So sehr sich das Wissen über das Gehirn und über den Zugang zum Gehirn weiter entwickelt hat und so sehr bei Brainspotting spezielle Methoden eingesetzt werden, so beinhaltet Brainspotting doch immer noch die notwendigen Grundlagen von Psychotherapie, wie beispielsweise die therapeutische Beziehung, die Präsenz des Therapeuten für den Klienten und sich beim Zuhören wirklich in das hinein zu versetzen, was der Klient und wie er es zu sagen hat. Im Brainspotting verbindet sich die Kraft und Tradition guter Beziehungsarbeit mit einer ausgesprochen fokussierten, präzisen, tiefen und entsprechend wirksamen therapeutischen Arbeitsweise.

R.S.: Wie sehen Sie die Zukunft der Psychotherapie?

David Grand: Viele Menschen, die etwas entdecken, wollen es schützen, sie wollen davon profitieren, auch finanziell. Bei Brainspotting sehe ich das anders. Aus meiner Sicht ist Brainspotting nur eine Zwischenstation auf dem Weg zu weiteren Entdeckungen über die Funktion des Gehirns und therapeutische und andere wissenschaftliche Anwendungen. So wie für mich die Psychoanalyse zu EMDR und körperorientierte Verfahren wie *Somatic Experiencing* zu Brainspotting geführt haben, so weiß ich, dass Brainspotting andere zur nächsten Generation fokussierter Behandlungsmöglichkeiten führen wird, die sowohl die Beziehung und Bindung als auch das Gehirn einbeziehen werden. Ähnlich wie auf dem Gebiet der Informationstechnologie alles immer schneller vorangeht, so wird das auch mit unserem Verständnis des Gehirns geschehen. Und ich denke, es wird diesmal nicht wieder Jahrzehnte dauern, bis wir durch unser Verständnis des Gehirns neue Durchbrüche zum Verständnis und zur Auflösung emotionaler und psychologischer Probleme finden werden.

R.S.: Gibt es schon wissenschaftliche Untersuchungen über Brainspotting?

David Grand Brainspotting ist noch sehr, sehr neu, es begann erst 2003. Deshalb befindet sich die Forschung noch ganz am Anfang, die notwendige Forschung, mit der wir besser verstehen werden, wie effektiv Brainspotting ist und wie es funktioniert. Diese Forschung hat drei Ansatzpunkte, die psychologische Forschung, die funktionelle Hirnforschung und die Augenforschung. Am Institut für Medizin der Universität Pitsburg hat gerade eine Studie zur Untersuchung der Pupillenreaktion in Abhängigkeit von den Blickrichtungen begonnen. Die Pupillenerweiterung ist ein sehr genaues Maß für die neuronale Reaktion. Dies ist die erste physiologische Studie zu Brainspotting. Eine zweite Studie verwendet die Funktionelle Magnetresonanztomographie (fMRT). Hier können wir die Wirkung von Brainspotting nicht nur vorher und nachher vergleichen, sondern auch unmittelbar während des Scannens beobachten. Das Ziel ist, die Funktion des Gehirns während des Einsatzes von Brainspotting zu beobachten, um so ganz genau beobachten zu können, welche Wirkung Brainspotting im Gehirn erzielt. Ich bin mir sicher, dass dies nicht nur helfen wird, die Wirkweise von Brainspotting zu verstehen, sondern auch, dass wir dadurch die Funktionsweise des Gehirns besser als bisher verstehen werden. Ich bin mir sicher, dass die Untersuchung von Brainspotting und dessen Potential, Probleme lokalisieren und lösen zu können, ihrerseits wieder Neurologen und andere Hirnforscher zu neuen Ideen anregen wird.

R.S.: Vielen Dank, Herr Grand!

Quellen

Judith Lewis HERMAN, *Trauma and Recovery*, New York 1972.

Judith Lewis HERMAN, Die Narben der Gewalt. Traumatische Erfahrungen verstehen und überwinden, München 1993 (deutsche Ausgabe von *Trauma and Recovery)*.

Francine SHAPIRO, *Eye Movement Desentization and Reprocessing. EMDR. Basic Principles, Protocols, and Procedures,* New York/London ^{2}2001.

Jackson BROWNE, *Doctor, My Eyes,* 1970.

Bob MARLEY, Auszug aus *Redemption Song (Emanicipate yourself from mental slavery, None but ourselves can free our mind)*, 1980.

Bilaterale Musik: www.biolateral.com

Über den Autor

Dr. David Grand arbeitet als Psychotherapeut in privater Praxis und unterstützt als Coach Menschen bei ihren öffentlichen Auftritten, in Manhattan und Long Islands, New York. Er hat umfangreich EMDR gelehrt, sowohl auf nationaler als auch auf internationaler Ebene. Im Rundfunk *NBC Extra,* in der *New York Times,* in der *Washington Post* und in der *News Days* wurde über ihn berichtet. Er ist EMDR-Facilitator (Supervisor) und insbesondere auch Ausbilder am EMDR-Institut in den USA. Er promovierte im Bereich klinischer Sozialarbeit (Human Development) und wurde als Psychoanalytiker der *Society for Psychoanalytic Study and Research* auf Long Island ausgebildet.

Dr. Grand hat szenische Arbeit an der Schauspielschule *New Actors Workshop* gelehrt und hat als privater Coach für Schauspieler auf der Bühne, im Film und im Fernsehen gearbeitet. Er hat in Los Angeles, Miami und New York Fallbeispiele seiner Arbeit mit EMDR im Bereich Schauspiel vorgestellt. Er hat Berufs- und dabei auch Spitzensportler mit EMDR-Techniken bei der Verbesserung ihrer Leistung unterstützt.

Dr. Grand hat das Stück *Ich bin Zeuge* über seine Erfahrungen in der Behandlung von Hunderten von Klienten und deren 9/11-Erlebnissen geschrieben. *Ich bin Zeuge* wurde in Los Angeles und New York aufgeführt.

Dr. Grand hat die bahnbrechende Methode der *Bilateral Sound Recordings Music (bilaterale Musik-CDs)* entwickelt und produziert. Er ist Teil eines Forscherteams, das mit MRT-Techniken die Auswirkung von EMDR auf die Gehirnfunktionen wissenschaftlich untersucht.

Dr. Grand ist der ehemalige Vorsitzende des *Humanitarian Assistance Program* (HAP; deutsch: *Humanitäres Hilfsprogramm,* HHP).

In dieser Funktion hat er ehrenamtlich sowohl Trainingskurse für Psychotherapeuten in Nordirland durchgeführt als auch im Rahmen von HAP Trainingskurse für Therapeuten in innerstädtischen sozialen Brennpunkten in Long Island und Brooklyn, New York, koordiniert.